北京市预防接种工作技术规范

庞星火　卢　莉　主编

科学出版社

北　京

内容简介

本书是一本全面系统地介绍北京市预防接种工作技术规范的专著。全书共分23章，详细阐述了脊髓灰质炎、麻疹、风疹、流行性腮腺炎、白喉、百日咳、新生儿破伤风、流行性脑脊髓膜炎、流行性乙型脑炎、水痘、人狂犬病、甲型病毒性肝炎、乙型病毒性肝炎等13种疫苗针对传染病的监测技术与方法；介绍了疫苗、冷链系统、常规免疫接种、免疫效果与疫苗滴度、疑似预防接种异常反应等诸方面的管理规范、监测技术或监测方法；论述了预防接种门诊设置标准；同时还对预防接种工作管理制度、服务技术规范、资料存档规范做了介绍。

本书供从事免疫预防工作的预防接种人员、疾病预防控制人员和卫生行政人员使用，也可供临床医务人员和其他公共卫生工作者参考。

图书在版编目(CIP)数据

北京市预防接种工作技术规范 / 庞星火，卢莉主编. —北京：科学出版社，2019.11

ISBN 978-7-03-062459-8

Ⅰ. ①北… Ⅱ. ①庞… ②卢… Ⅲ. ①预防接种–技术操作规程–北京 Ⅳ. ①R186-65

中国版本图书馆CIP数据核字(2019)第208365号

责任编辑：罗 静 岳漫宇 / 责任校对：郑金红
责任印制：肖 兴 / 封面设计：刘新新

科学出版社 出版
北京东黄城根北街16号
邮政编码：100717
http://www.sciencep.com
天津文林印务有限公司 印刷
科学出版社发行 各地新华书店经销
*
2019年11月第 一 版 开本：720×1000 1/16
2019年11月第一次印刷 印张：25 3/4
字数：517 000

定价：198.00元

(如有印装质量问题，我社负责调换)

编写委员会

主　编：庞星火　卢　莉

副主编：潘静彬　李晓梅　索罗丹

编　委：（按姓氏汉语拼音排序）

陈　萌　崔德军　富继业　高　培　黄　芳
纪文艳　李　娟　李晓梅　刘　方　刘东磊
刘维祥　卢　莉　吕庆伟　马　蕊　苗　良
潘静彬　庞星火　彭兴慧　邵靖宇　孙　昊
索罗丹　王　怀　王凤双　王海红　王文胜
王中站　吴　疆　吴　涛　闫　乐　杨　娜
虞　睿　曾　阳　张合润　张曙光　张一华
张朱佳子　赵　丹　赵春艳　周　涛

编　审：孙美平

前　言

北京市 50 余年的预防接种工作实践经验和取得的瞩目成绩是预防接种工作的宝贵财富。《北京市预防接种工作技术规范》总结了北京市预防接种工作的成功经验，并适应规范化、信息化管理的需要，提出了更加完善、科学的预防接种管理模式。本书共 23 章，第 1～12 章分别介绍了脊髓灰质炎、麻疹、风疹、流行性腮腺炎、白喉、百日咳、新生儿破伤风、流行性脑脊髓膜炎、流行性乙型脑炎、水痘、人狂犬病、甲型病毒性肝炎和乙型病毒性肝炎 13 种传染病的监测管理技术和方法；第 13 章介绍了疫苗使用和管理规范，第 14 章介绍了疫苗储存和运输管理规范；第 15 章介绍了常规免疫接种率监测方案；第 16 章介绍了学龄前流动儿童强化查漏补种工作方案；第 17 章介绍了免疫规划信息报告管理工作方案；第 18 章介绍了免疫预防血清学和疫苗滴度监测规范；第 19 章介绍了疑似预防接种异常反应监测方案；第 20 章介绍预防接种门诊设置标准；第 21～23 章分别介绍了预防接种工作管理制度、预防接种服务技术规范和免疫预防资料存档规范。各章内容既相对独立又密切结合。

本书涵盖北京市预防接种工作执行的主要技术文件，供各级预防接种工作管理人员和服务人员使用。本书技术文件如与国家法律、法规和卫生健康主管部门有关规定出现不一致时，以后者为准。本书的编辑工作得到了北京市各级卫生健康主管部门、区疾病预防控制中心和基层预防接种人员的大力支持，并提出了极为宝贵的意见和建议，在此一并致谢。

由于编写人员水平有限，书中疏漏在所难免，欢迎广大读者和预防接种工作者批评指正，以便我们在将来的再版中加以修改和完善。

目　录

第 1 章　北京市急性弛缓性麻痹(AFP)病例监测方案

脊髓灰质炎(以下简称脊灰)是由脊髓灰质炎病毒引起的乙类法定报告传染病，主要传播方式为粪-口途径。病毒侵害脊髓灰质前角细胞的运动神经元，临床表现为肢体急性弛缓性麻痹(acute flaccid paralysis，AFP)，部分患者留有永久的肢体瘫痪后遗症。我国自 1959 年开始使用脊灰减毒活疫苗(OPV)，1978 年开始实施计划免疫，使脊灰发病率大幅下降，2000 年经世界卫生组织(WHO)证实实现了无脊灰目标。为做好维持无脊灰工作，2006 年卫生部下发了《全国急性弛缓性麻痹(AFP)病例监测方案》，北京市结合实际情况，相应制定了《北京市急性弛缓性麻痹(AFP)病例监测方案》(2007 年版)。2012 年根据卫生部下发的《脊髓灰质炎野病毒输入性疫情和疫苗衍生病毒相关事件应急预案(试行)》(卫办疾控发[2011] 60 号)和《关于启用急性弛缓性麻痹病例监测信息报告管理系统的通知》(卫发明电[2011] 40 号)等要求，对 2007 年版监测方案进行修订。2014 年北京市卫生和计划生育委员会(以下简称北京市卫计委)下发《北京市脊髓灰质炎疫苗序贯免疫策略实施工作方案》(京卫疾控字[2014] 72 号)，2016～2018 年根据监测工作中的变化再次修订，形成本方案。

1　监测目的

(1) 及时发现输入脊灰野病毒或脊灰野病毒病例，采取措施防止病毒传播，维持无脊灰状态。

(2) 及时发现脊灰疫苗衍生病毒(vaccine-derived poliovirus，VDPV)及其循环，采取措施控制其进一步传播。

(3) 评价预防接种工作质量，发现薄弱环节。

(4) 监测脊灰病毒变异情况，为调整疫苗免疫策略提供依据。

2　脊灰病例及监测病例定义与分类

AFP 病例分类参照 WHO 推荐的病毒学分类标准。北京市 AFP 病例分类专家诊断小组(以下简称市级分类诊断专家组)根据脊灰实验室检测结果，结合流行病学、临床等资料对 AFP 病例进行诊断分类(图 1-1)。

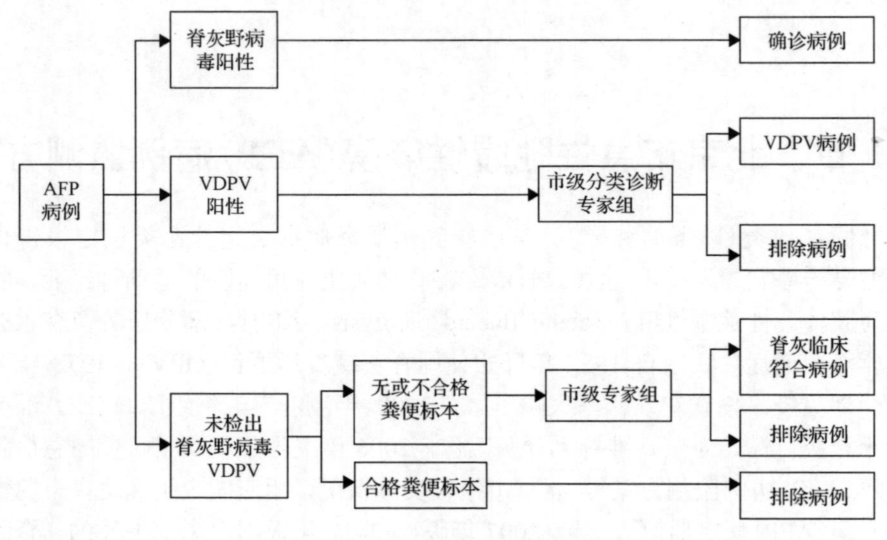

图 1-1 AFP 病例分类流程图

2.1 脊灰病例分类

2.1.1 脊灰野病毒确诊病例

脊灰野病毒检测阳性的 AFP 病例。

2.1.2 脊灰排除病例

(1) 采集到合格粪便标本，且未检测到脊灰野病毒和 VDPV 的 AFP 病例。

(2) 未采集粪便标本或采集粪便标本不合格、未检测到脊灰野病毒和 VDPV，无论麻痹 60 天随访时有无残留麻痹或死亡、失访，经市级分类诊断专家组审查，临床排除脊灰诊断的 AFP 病例。

2.1.3 脊灰临床符合病例

未采集粪便标本或采集粪便标本不合格、未检测到脊灰野病毒和 VDPV，无论麻痹 60 天随访时有无残留麻痹或死亡、失访，经市级分类诊断专家组审查，临床不能排除脊灰诊断的 AFP 病例。

2.1.4 VDPV 病例

粪便标本中分离出 VDPV，经市级分类诊断专家组审查，临床不能排除脊灰诊断的 AFP 病例。其中，VDPV 是指 Ⅰ 型和Ⅲ型脊灰病毒，与原始疫苗病毒 Sabin 株比较，VP1 编码区核苷酸序列变异≥10 个，且＜135 个（变异率＞1%，且＜15%）；Ⅱ型脊灰病毒，与原始疫苗病毒 Sabin 株比较，VP1 编码区核苷酸序列变异≥6

个，且＜135 个(变异率＞0.6%，且＜15%)。

2.2　监测病例分类

2.2.1　AFP 病例

所有 15 岁以下出现 AFP 症状的病例、任何年龄临床诊断为脊髓灰质炎的病例均为 AFP 病例。

AFP 不是一个单一的疾病种类，而是以急性起病、肌张力减弱、肌力下降和腱反射减弱或消失为主要特征的一组症候群。常见的 AFP 病例有以下疾病。

(1) 脊髓灰质炎。

(2) 吉兰-巴雷综合征(感染性多发性神经根神经炎，GBS)。

(3) 横贯性脊髓炎、脊髓炎、脑脊髓炎、急性神经根脊髓炎。

(4) 多神经病(药物性多神经病、有毒物质引起的多神经病、原因不明性多神经病)。

(5) 神经根炎。

(6) 外伤性神经炎(包括臀肌内药物注射后引发的神经炎)。

(7) 单神经炎。

(8) 神经丛炎。

(9) 周期性麻痹(包括低钾性麻痹、高钾性麻痹、正常钾性麻痹)。

(10) 肌病(包括全身型重症肌无力、中毒性、原因不明性肌病)。

(11) 急性多发性肌炎。

(12) 肉毒中毒。

(13) 四肢瘫、截瘫和单瘫(原因不明)。

(14) 短暂性肢体麻痹。

2.2.2　高危 AFP 病例

年龄小于 5 岁、脊灰疫苗免疫史少于 3 次或免疫史不详、未采集或未采集到合格粪便标本的 AFP 病例，或临床怀疑为脊髓灰质炎的病例。

2.2.3　聚集性临床符合病例

同一区或相邻区发现 2 例或 2 例以上的临床符合病例，发病时间间隔 2 个月以内。

2.2.4　VDPV 循环病例(cVDPVs)

如发生 2 例或 2 例以上相关的 VDPV 病例，则为 cVDPVs。

3 疫情报告

3.1 AFP 病例快速报告

3.1.1 电话报告

疫情责任报告人发现 AFP 病例后，应填写传染病报告卡，在 12 小时内电话报至医疗机构所属辖区的区疾病预防控制中心。区疾病预防控制中心接报后立即电话报告市疾病预防控制中心，由市疾病预防控制中心电话转至病例居住地/暂住地所属辖区疾病预防控制中心。区疾病预防控制中心应建立 AFP 病例专报登记制度，在接报后填写“急性弛缓性麻痹(AFP)病例接报登记表”(表 1-1)。

3.1.2 网络直报

疫情责任报告人电话报告同时应网络直报，如病例报告医疗机构所属辖区与病例居住地所属区一致，则“病例所属”选择“本地”，反之则选择“异地”。

病例报告医疗机构所属辖区的区疾病预防控制中心应在 24 小时内完成病例审核并纳入 AFP 病例监测信息报告管理系统(以下简称 AFP 监测系统)。如由本市其他区疾病预防控制中心调查处理则经网络转至相应区，如由外省疾病预防控制中心调查处理，则告知市疾病预防控制中心网转。经核实，如为错误报告或重卡的病例则取消纳入并删除。

3.2 AFP 病例旬报告

各医疗机构预防保健科应指定专人负责 AFP 病例旬报，于每旬 2 日前查阅上一旬有关科室的门诊病例登记或写有诊断病名的门诊处方、传染病报告登记及住、出院病例登记，核实 AFP 病例情况，按旬填写“急性弛缓性麻痹(AFP)病例旬报表”(表 1-2)，并上报医疗机构所属辖区的区疾病预防控制中心。

4 疫情调查处理

麻痹前在北京市居住 35 天及以上的 AFP 病例为本市 AFP 病例，其余属于异地 AFP 病例。异地 AFP 病例由病例在京暂住地所属辖区的区疾病预防控制中心负责组织开展调查处理，但最终归原居住地所属辖区的疾病预防控制中心管理。

4.1　本市 AFP 病例

4.1.1　个案调查

接报后 24 小时内，由病例居住地所属辖区的区疾病预防控制中心开展个案调查，在临床医生配合下，详细填写“急性弛缓性麻痹(AFP)病例个案调查表”(表 1-3)。调查完成 24 小时内在专病系统中填写个案调查信息。如发现脊灰疫苗零剂次或高危 AFP 病例，立即报告市疾病预防控制中心。调查按以下步骤进行。

(1) 核实诊断：如经调查证实为非弛缓性或非急性麻痹，或属于“急性弛缓性麻痹(AFP)病例个案调查表”(表 1-3)列出的排除情况，如外伤、肌肉疼痛不能行走、痉挛性麻痹、骨关节病或脑、脊髓占位性病变等，则上报市疾病预防控制中心后可诊断为非 AFP 病例，并在 AFP 监测系统中订正，“病例类型”选择“非 AFP”，“初步调查结果”中“是否是 AFP 病例”选择“否”，并注明类别。

(2) 了解病史：应了解麻痹发生时间，是否伴发热、腹泻，麻痹部位是否对称，是否疼痛，有无外伤史或注射史、脊灰疫苗免疫史、就诊过程等。

(3) 临床检查(咨询临床医生、查看病历)：重点检查肌力、肌张力、腱反射、肌萎缩和肢体活动情况。

(4) 填写个案调查表：完整、准确填写所有项目，避免缺项和漏项。如有调查表中未包括的症状或体征可用文字说明，调查时力求明确临床诊断。

4.1.2　病例随访

病例麻痹发生第 60～70 天由病例居住地所属辖区的区疾病预防控制中心负责随访，填写“急性弛缓性麻痹(AFP)病例麻痹 60 天后随访表”(表 1-4)，并于随访结束后 3 日内录入专病系统。随访必须见到病例本人，随访者最好为调查过该病例的人员。查体不能明确时，应请神经内科医生协助。首次个案调查时没有明确临床诊断的病例，力求在随访时能够得出明确诊断。

4.1.3　AFP 病例的病历摘抄及资料补充

区疾病预防控制中心应在病例出院后 30 天内，完成并上报“急性弛缓性麻痹(AFP)病例病历摘抄表(住院病例用)”(表 1-5)。如病例未住院，则摘抄“门诊病历”，填写“急性弛缓性麻痹(AFP)病例病历摘抄表(门诊病例用)”(表 1-6)。病历摘抄应详略得当，突出重点及病情变化，辅助检查不遗漏异常结果(附件 1-1)，以利于市级分类诊断专家组做出最终分类诊断。

市级分类诊断专家组进行分类诊断前 2 周内，应对病例进行资料补充。有残留麻痹的病例由区疾病预防控制中心再次随访，并将随访情况补充到病历摘抄表中报市疾病预防控制中心。高危 AFP 病例由市疾病预防控制中心通知北京儿童医院、北京大学第一医院或北京博爱医院，由医疗机构安排 2 名副主任医师以上职称的神经内科医生进行医学检查，填写“北京市高危 AFP 病例医学检查记录表”（表 1-7），加盖医疗机构公章后提供给市疾病预防控制中心。市疾病预防控制中心将病历摘抄与医学检查记录表一并递交给市级分类诊断专家组。

4.1.4 病例最终分类诊断

北京市卫生健康委员会（以下简称北京市卫生健康委）每年组织召开 2～4 次市级分类诊断专家组会议，对本市 AFP 病例进行最终分类诊断，并在 2 个工作日内通过专病系统上报分类诊断结果，工作内容和要求详见《省级 AFP 病例分类专家诊断小组工作规范》（卫疾控免疫[1999]第 63 号）。

4.2 异地 AFP 病例

异地 AFP 病例管理原则为暂住地属地化管理。

4.2.1 住院病例

由医疗机构负责填写“急性弛缓性麻痹（AFP）病例个案调查表”（表 1-3）和采集标本。

在京有暂住地的病例由暂住地所属辖区的区疾病预防控制中心收集调查表及标本，按规定时限及要求送市疾病预防控制中心，并对麻痹后第 60 天仍在本区的病例随访，如病例已离开本区要及时网转至病例居住地所属辖区的疾病预防控制中心。

在京无暂住地的病例由医疗机构所属辖区的区疾病预防控制中心收集调查表及标本，按规定时限及要求送市疾病预防控制中心，并对麻痹后第 60 天仍在本区的病例随访，如病例已离开本区要及时网转至病例居住地所属辖区的疾病预防控制中心。

4.2.2 非住院病例

在京有暂住地的病例由暂住地所属辖区的区疾病预防控制中心完成病例的调查处理及标本采集，病例管理要求同住院 AFP 病例。

在京无暂住地的病例由市疾病预防控制中心及时在专病系统中网转至病例居住地省级疾病预防控制中心。

异地 AFP 病例随访前离京返乡或随访完成后，区疾病预防控制中心及时电话上报市疾病预防控制中心，由市疾病预防控制中心网转至病例居住地省级疾病预防控制中心。

4.3　高危 AFP 病例和聚集性临床符合病例

区疾病预防控制中心在病例调查过程中发现高危 AFP 病例或聚集性临床符合病例，应立即上报市疾病预防控制中心，由市、区疾病预防控制中心共同处理，处理要求详见《高危 AFP 病例和聚集性临床符合病例调查指南》(附件 1-2)。

4.4　脊灰野病毒输入疫情和 VDPV 相关事件

发现脊灰野病毒输入疫情和 VDPV 相关事件应按照《北京市脊髓灰质炎野病毒输入性疫情和疫苗衍生病毒相关事件应急预案(试行)》(附件 1-3)的要求启动分级响应。对于病例除进行个案调查外，还应到病例居住地进行现场调查，了解当地脊灰疫苗接种情况，并结合其年龄、临床表现等特征，判定其危险性，决定其后续关注程度，处理要求详见《北京市脊髓灰质炎野病毒输入性疫情和疫苗衍生病毒相关事件应急处置技术方案(试行)》(附件 1-4)。

5　标本采集、运输和实验室检测

5.1　AFP 病例标本的采集

普通 AFP 病例采集 2 份粪便标本，高危 AFP 病例应采集 3 份粪便标本和脑脊液标本。

5.1.1　粪便标本

在麻痹出现后 14 天内采集 2 份粪便标本(高危病例采集 3 份)，每份标本时间间隔至少 24 小时，每份标本质量不少于 5 克(约为拇指末节大或标本盒容量的 1/2)，置于专用粪便标本盒内，–20℃保存。每份粪便标本采集后 7 天内，在冷藏条件下送市疾病预防控制中心脊灰实验室，送达时必须带冰且包装完整，供进行脊灰病毒分离培养和型别鉴定。

住院病例由医疗机构负责采集病例标本。非住院病例由病例居住地的地段医疗机构预防保健科负责采集病例标本。每份标本应标明姓名、采集日期、采集人、标本序号。

5.1.2　脑脊液标本

发现高危 AFP 病例时，就诊医疗机构负责采集病例脑脊液 1～2ml，应标明姓名、采集日期、采集人，区疾病预防控制中心于当日在冷藏条件下送市疾病预防控制中心脊灰实验室(如不能当日送检，需–20℃保存)，进行脊灰病毒分离培养和 PCR 检测。

5.2 接触者标本的采集

接触者定义：曾与处于传染期的病例共同生活、共用卫生间的人员，以及其他存在传染或共同感染可能性的人。

5.2.1 AFP 病例接触者

以下情况应采集 AFP 病例的 5 名近 6 周内未接种过脊灰减毒活疫苗的接触者(原则上优先采集 5 岁以下儿童)单份粪便标本。

(1)未采集到合格粪便标本的 AFP 病例。

(2)根据临床或流行病学资料高度怀疑为脊灰的 AFP 病例。

(3)未完成随访死亡的 AFP 病例。

5.2.2 VDPV、cVDPVs 和脊灰野病毒病例接触者

对于 VDPV、cVDPVs 和脊灰野病毒病例接触者标本的采集要求见《北京市脊髓灰质炎野病毒输入性疫情和疫苗衍生病毒相关事件应急处置技术方案(试行)》(附件 1-4)。

5.2.3 采集要求

由地段医疗机构预防保健科负责辖区内接触者标本采集，集体单位也可由单位属地医院预防保健科完成。所有标本应标明病例姓名、编号、接触者姓名、采集日期、采集人。每份标本质量不少于 5 克，置于专用粪便标本盒内，–20℃保存，每份粪便标本采集后 7 天内在冷藏条件下送市疾病预防控制中心脊灰实验室，进行脊灰病毒分离培养。

5.3 标本签收

(1)区疾病预防控制中心：收集标本时，须核对和检查标本标签，登记清楚，不可空项。送标本时，需填写“AFP 病例粪便标本送省级实验室检查申请表”(表 1-8)。

(2)市疾病预防控制中心：收到送达标本时，应及时进行标本登记、编号，并于–20℃保存备检。

5.4 检验结果反馈

市疾病预防控制中心脊灰实验室收到标本后，应在 14 天内将标本病毒分离检测结果反馈给同级流行病学监测人员和下级送检单位，并在检测结束后 2 个工作日内通过专病系统补充录入实验室检测结果。需要送国家脊灰实验室进行脊灰病

毒型内鉴定的，市疾病预防控制中心脊灰实验室应将国家鉴定结果及时反馈给同级流行病学监测人员和下级送检单位。

5.5　阳性标本的运送

市疾病预防控制中心在分离定型后 7 天内将脊灰病毒阳性分离物送达国家脊灰实验室进行型内鉴定。标本应冷冻运送，在送达国家脊灰实验室时必须带冰且包装完整。阳性标本运送要符合国家对标本运送的要求。

6　疫情监测

6.1　主动监测

6.1.1　主动监测医院

一级及以上综合性医院、神经专科医院、儿童医院、传染病医院、综合性中医医院等均为 AFP 主动监测医院。

6.1.2　主动监测科室

主动监测医院中易发现 AFP 病例的科室为主动监测科室，一般为：儿科、神经内科、内科、感染科、急诊科、骨科等，区疾病预防控制中心可根据实际情况增加监测科室。主动监测工作应覆盖以上科室的门诊(包括专家门诊、特需门诊等)和病房。

6.1.3　主动监测工作的内容

主动监测工作由主动监测医院的预防保健科设专人负责完成，每旬 1 次。监测人员应到主动监测科室查阅门诊日志、有诊断病名的门诊处方、出入院记录或病案，并与医务人员交谈，还可利用 ICD 编码查询 AFP 病例。填写“______医院急性弛缓性麻痹(AFP)病例主动监测旬访表”(表 1-9)记录监测结果，发现漏报 AFP 病例应立即报告。

6.1.4　疾病预防控制中心负责的主动监测医院

区疾病预防控制中心应选择辖区内 1 家或 2 家接诊量较大的医院作为主动监测点，由区疾病预防控制中心设专人每旬和医院监测人员共同完成主动监测工作。

各区主动监测医院包括：协和医院、北京市第六医院、北京儿童医院、北京大学第一医院、天坛医院、同仁医院、宣武医院、首都儿科研究所、朝阳医院、丰台区医院、711 医院、石景山医院、首钢医院、北京大学第三医院、海淀医院、门头沟区医院、京煤集团总医院、房山区第一医院、良乡医院、昌平区医院、大兴区医院、潞河医院、顺义区医院、平谷区医院、密云区医院、怀柔区第一医院、延庆区医院。

其余主动监测医院的主动监测工作由医院独立完成。

6.1.5　主动监测数据报告

(1) 主动监测医院：在每月 3 日前完成上一月“______医院急性弛缓性麻痹(AFP) 病例主动监测旬访表”(表 1-9)，并报至所属辖区的疾病预防控制中心。

(2) 区疾病预防控制中心：收集辖区内主动监测医院的“______医院急性弛缓性麻痹(AFP) 病例主动监测旬访表”(表 1-9)，按年度汇总成“______年______区急性弛缓性麻痹(AFP) 主动监测年汇总表”(表 1-10)，并在每年 1 月 15 日前上报市疾病预防控制中心。

6.2　主动搜索

6.2.1　搜索对象

国家卫生健康委规定的 14 类小于 15 岁的 AFP 病例，包括医院住院病例和门诊病例。

6.2.2　搜索医院

全市二级及以上医院，包括部队和厂矿医院。首都儿科研究所、北京儿童医院、北京大学第一医院由市疾病预防控制中心负责搜索，其他医院由区疾病预防控制中心负责搜索。

6.2.3　开展时间

每年 6～7 月完成对上一年度 AFP 病例的主动搜索工作。

6.2.4　步骤和内容

了解医院的基本情况、就诊情况及 AFP 监测工作培训情况。区疾病预防控制中心人员赴医院相关科室查阅门诊病例登记处方、传染病报告登记、入院和出院病例登记或通过医院的计算机管理系统检索上一年度全部病例，将发现的 AFP 病例与已报告 AFP 病例进行比较，统计漏报病例数并查寻漏报原因，防止再次发生漏报病例。工作内容和要求详见每年下发的“北京市 AFP 主动搜索方案”。

6.2.5　主动搜索数据报告

区疾病预防控制中心于每年 8 月上旬将搜索结果录入数据库，报至市疾病预防控制中心。各级疾病预防控制中心均应在每年 10 月底前完成本级主动搜索工作总结。

7　资料管理

7.1　数据管理

各级疾病预防控制中心应将全部 AFP 监测资料(电话报告记录、旬报、主动监测报表、个案调查表、随访表、AFP 病例专家分类诊断资料、高危 AFP 病例、聚集性临床符合病例等调查资料、AFP 病例标本送检表、AFP 病例标本实验室检测记录、AFP 病例标本实验室检测结果报告单等)至少每年度整理一次，归档保存。相关资料至少保存至全球证实消灭脊灰后。

7.2　信息反馈与交流

7.2.1　区疾病预防控制中心

每季度第一个月内完成上一季度 AFP 监测数据分析，内容应包括各项监测指标完成情况、存在问题和建议等，以简报或通报等方式反馈同级卫生健康主管部门、市疾病预防控制中心和辖区医疗机构。

7.2.2　市疾病预防控制中心

每季度完成上一季度 AFP 病例监测数据分析和反馈，并于每年 5 月前完成《北京市无脊髓灰质炎证实年度工作报告》，上报中国疾病预防控制中心(CDC)。

7.3　资料的分析利用

7.3.1　AFP 病例流行病学分布

各级疾病预防控制中心以本级为单位绘制病例分布散点图，统计 AFP 病例报告发病率，分析病例的年龄构成和时间分布。报告敏感度低的地区，需分析原因。

7.3.2　AFP 病例免疫史

计算 AFP 病例脊灰疫苗零剂次免疫、未全程免疫、全程免疫和免疫史不详所占比例，重点分析儿童未全程免疫原因和零剂次免疫的原因。

7.3.3 AFP 病例粪便标本采集及检测结果

计算未采集、采集单份、双份粪便标本病例所占比例，以及脊灰病毒分离阳性率、各型别分离数、非脊灰肠道病毒分离率等。

7.3.4 分析 AFP 监测系统的及时性、完整性

计算相关的监测指标，评价监测系统运转质量，分析存在的问题。各种指标见“9 监测指标评价”。

7.3.5 年度总结

各级疾病预防控制中心应于每年第一季度内完成本级上年度急性弛缓性麻痹病例流行病学监测总结，其中应包括 7.3.1～7.3.4 的全部内容，以及主动搜索的情况。

8 其他相关监测

8.1 常规接种率监测

按《北京市常规免疫接种率监测方案》进行脊灰疫苗接种率监测，以监测方案为准。

8.2 血清学和疫苗滴度监测

按《北京市免疫预防血清学与疫苗滴度监测规范》进行脊灰疫苗基础免疫阳性率监测、健康人群脊灰抗体水平监测和脊灰疫苗滴度监测，以每年监测方案为准。

8.3 健康儿童粪便标本监测

选择适宜年龄组健康儿童，采集粪便标本，进行健康儿童粪便带毒率监测，以每年监测方案为准。

9 监测指标评价

9.1 监测的敏感性

15 岁以下儿童非脊灰 AFP 病例报告发病率在 1/10 万以上。

9.2 监测的及时性

(1) AFP 病例报告后 24 小时内调查及时率 100%。

(2) AFP 病例 24 小时内纳入脊灰监测系统及时率 100%。

(3) AFP 病例麻痹 14 天内双份合格粪便标本采集率≥80%。

(4) 粪便标本采集信息 24 小时内录入率 100%。

(5) AFP 病例双份粪便标本 3 天内送达市疾病预防控制中心脊灰实验室及时率≥80%。

(6) AFP 病例每份粪便标本 7 天内送达市疾病预防控制中心脊灰实验室及时率 100%。

(7) 市疾病预防控制中心脊灰实验室 14 天内完成 AFP 病例粪便病毒分离及时率≥90%。

(8) 阳性分离物在 7 天内送国家脊灰实验室及时率≥80%。

(9) AFP 病例麻痹后 60 天随访调查率≥90%。

(10) AFP 病例麻痹后 70 天随访表专网录入率 100%。

(11) AFP 病例出院 30 天内病历摘抄上报及时率 100%。

(12) AFP 病例监测报告(包括“零”病例报告)及时率≥80%。

9.3　监测的完整性

(1) AFP 病例监测信息报告管理系统填写完整率 100%。

(2) 市疾病预防控制中心对高危 AFP 病例和聚集性临床符合病例调查处理率 100%。

(3) 市级 AFP 病例分类专家诊断小组对本地 AFP 病例的复核率 100%。

(4) 旬报完整性 100%：实际监测报告数/应监测报告数×100%(应报告数=报告点数×报告频率)。

(5) 主动监测报表完整性 100%：实际监测报告数/应监测报告数×100%(应监测报告数=报告点数×报告频率)。

9.4　实验室质控

(1) 市疾病预防控制中心脊灰实验室年度现场评估成绩≥80 分。

(2) 市疾病预防控制中心脊灰实验室 WHO 标准职能考核成绩≥80 分。

(3) 市疾病预防控制中心脊灰实验室检测 AFP 粪便标本数≥150 份。

(4) 市疾病预防控制中心脊灰实验室脊灰病毒定型正确率≥90%。

10　培训

10.1　市级培训

市疾病预防控制中心每年上半年举办“维持无脊灰状态”培训班，培训对象为全市二级及以上医院和各区卫健委防保科、疾病预防控制中心的相关人员，培训内容包括消灭脊灰工作进展、北京市 AFP 监测工作的要求和存在的问题等。会后完成简报，并将各医院到会情况反馈至各级卫生健康主管部门和区疾病预防控制中心。

10.2 区级培训

市疾病预防控制中心培训后 1 个月内，各区疾病预防控制中心完成本区脊灰培训工作，培训对象应包括辖区内所有医疗机构相关科室如医务处、儿科、感染科、神经内科、内科、急诊科、预防保健科等。培训情况以简报形式报至区卫生健康主管部门和各级医疗机构。培训教材、试卷、简报、照片等资料存档备查。

10.3 各级医疗机构培训

区疾病预防控制中心培训后 1 个月内，各级医疗机构完成本单位脊灰培训工作，培训对象应包括预防保健科、儿科、神经内科、感染科、病案室等相关各科室和人员，特别加强对进修医生的培训，加强培训后的考核，培训教材、试卷、简报、照片等资料存档备查。

11 各部门职责

11.1 各级医疗机构

(1) 设专人负责 AFP 病例报告管理，及时向区疾病预防控制中心进行报告。

(2) 制定本单位 AFP 病例监测报告程序和工作制度。

(3) 在疾病预防控制中心指导下组织开展 AFP 监测培训。

(4) 协助疾病预防控制中心进行 AFP 病例调查、标本采集、病例随访、主动监测、主动搜索、查漏补种工作。

(5) 收集、补充 AFP 病例的临床资料，提供给辖区疾病预防控制中心，协助其完成病历摘抄。

11.2 区疾病预防控制中心

(1) 负责汇总各医疗机构 AFP 病例的报告，及时上报市疾病预防控制中心（以下简称疾控中心）。

(2) 负责 AFP 病例调查处理、标本采集和运送、病历摘抄和病例随访等工作。

(3) 检查指导辖区内医疗机构开展主动监测工作。

(4) 每年对辖区内二级及以上医疗机构进行 AFP 病例主动搜索。

(5) 负责对辖区内各级医疗机构相关人员进行 AFP 监测培训。

(6)每季度对监测资料进行分析与评价，及时向本级卫生健康主管部门和市疾病预防控制中心报告，并向辖区内医疗机构反馈。

(7)对辖区内 AFP 病例监测工作开展督导、检查，评价监测质量，并向本级卫生健康主管部门和市疾病预防控制中心报告监测工作情况。

(8)每年第一季度内完成上年度急性弛缓性麻痹病例流行病学监测总结。

11.3　市疾病预防控制中心

(1)负责收集并分析各区疾病预防控制中心上报资料，对 AFP 病例实行个案管理。

(2)每年对市疾病预防控制中心负责主动搜索的医疗机构进行 AFP 病例主动搜索。

(3)培训区疾病预防控制中心和医疗机构人员。

(4)每季度对监测资料进行分析与评价，及时向本级卫生健康主管部门报告，并向区疾病预防控制中心反馈。

(5)组织对高危 AFP 病例、聚集性临床符合病例、VDPV 及其循环病例的调查和处理。

(6)整理病例分类诊断的资料，协助卫生健康主管部门完成 AFP 病例分类诊断专家会。

(7)检测 AFP 病例标本，提供实验室诊断依据，及时反馈结果。

(8)与国家和其他省(自治区、直辖市)沟通和信息交流，协调异地 AFP 病例报告、调查及其他相关事宜。

(9)每年完成《北京市无脊髓灰质炎证实年度工作报告》并上报中国疾病预防控制中心。

11.4　各级卫生健康主管部门

(1)负责对辖区内 AFP 监测的组织领导，保障工作经费，对辖区监测工作进行评估、督导与考核。

(2)组织对辖区医疗机构人员的培训。

(3)市卫健委负责组织专家对临床高度怀疑脊髓灰质炎的病例会诊，每年定期组织市级专家诊断组对所有 AFP 病例进行分类诊断。

表 1-1　急性弛缓性麻痹(AFP)病例接报登记表

编号：

<table>
<tr><td colspan="2">患者姓名：</td><td colspan="2">性别：</td><td colspan="2">出生日期/年龄：</td></tr>
<tr><td colspan="2">家长姓名：</td><td colspan="4">联系方式：</td></tr>
<tr><td colspan="6">家庭住址[包括省/市、地区、区、乡/(镇、街道)、村/(居)委会及门牌号等]
户口住址：
在京居住地址：</td></tr>
<tr><td colspan="2">来京日期：</td><td colspan="3">发病日期：</td><td>麻痹日期：</td></tr>
<tr><td colspan="3">就诊日期：</td><td colspan="3">就诊医院：</td></tr>
<tr><td colspan="6">麻痹情况(简单描述部位、肌力、肌张力、腱反射的情况)：</td></tr>
<tr><td colspan="6">是否住院：　如是，医院名称及住院科室
如否，病例去向 1. 在京居住　2. 离京返回原籍　3. 其他 ____________</td></tr>
<tr><td colspan="3">接诊医生：</td><td colspan="3">诊断病名：</td></tr>
<tr><td colspan="3">报告人：</td><td colspan="3">报告单位：</td></tr>
<tr><td colspan="3">报告日期和时间：</td><td colspan="3">接报人：</td></tr>
<tr><td colspan="6">备注(转报情况等)：</td></tr>
</table>

注意事项：

1. 表中各项务必填写清楚、齐全。
2. 医院发现病例后立即报告所属辖区疾控中心。
3. 区疾控中心接报后立即报至市疾控中心。
4. 市疾控中心通知病例在京居住地所属辖区区疾控中心。

表 1-2　急性弛缓性麻痹(AFP)病例旬报表

(　　年　　月　　日至　　年　　月　　日)

报告单位(盖章)：　　　　　　　　　　　　　　报告时间：　　年　　月　　日

病例编号	姓名	出生日期	性别	家庭住址	麻痹日期	调查日期	脊灰疫苗免疫史	粪便标本采集日期		麻痹 60 天随访	
								(1)	(2)	随访日期	是否残留麻痹
本旬报告病例：					本旬排除病例：				本旬确诊病例：		

填表说明：1. 家庭住址填写详细。

2. 所有报告病例编号与 AFP 监测信息报告管理系统一致。

填表人：

填表日期：

表 1-3　急性弛缓性麻痹(AFP)病例个案调查表

省级疾控中心收到本表时间　______年____月____日

一、编号

1. 病例编号　__________________________
2. 调查日期　______年____月____日
3. 调查单位　1. 区 CDC　2. 地级 CDC　3. 省级 CDC
4. 调查人　__________________________

二、基本情况

1. 患者姓名　__________________________
2. 性别　1. 男　2. 女
3. 民族　__________________________
4. 出生日期(公历)　______年____月____日
5. 如无出生日期，年龄　______岁____月
6. 居住状况　1. 散住　2. 集体(托、幼、学校)　3. 流动人口　4. 其他(请注明)__________　9. 不详
7. 患者详细地址　__________________________
8. 家长姓名　__________________________
9. 家长工作单位　__________________________
10. 家长电话号码　__________________________
11. 病例报告单位级别　1. 村级　2. 乡级　3. 县级　4. 地级　5. 省级
12. 病例报告单位名称　__________________________
13. 病例报告日期　______年____月____日
14. 是否为本市病例　1. 是　2. 否

　　如否，暂住地　__________________________

　　来京日期　______年____月____日

15. 麻痹 70 天内是否离京　1. 是　2. 否

　　如是，离京日期　______年____月____日

三、临床症状和体征

麻痹出现前症状：

1. 发热　1. 有　2. 无　9. 不知道
2. 腹泻　1. 有　2. 无　9. 不知道
3. 颈项强直　1. 有　2. 无　9. 不知道
4. 肌肉疼痛　1. 有　2. 无　9. 不知道
5. 3 天内注射史　1. 有　2. 无

　　如有，注射部位　1. 右上肢 2. 左上肢 3. 左下肢 4. 右下肢　5. 其他(请注明)____________

　　注射品名称　________________

6. 麻痹出现日期　______年____月____日

麻痹部位及程度:

7. 左上肢　0. 肌肉无收缩 1. 肌肉轻微收缩 2. 能水平运动 3. 能垂直运动 4. 能抵抗外力 5. 正常运动 9. 不详

8. 右上肢　编码同上

9. 左下肢　编码同上

10. 右下肢　编码同上

11. 呼吸困难　1. 严重 2. 中等 3. 轻微 4. 正常

12. 肢体感觉障碍　1. 有 2. 无 9. 不详

13. 大小便失禁　1. 有 2. 无

14. 巴彬斯基氏反射　1. 有 2. 无 9. 不能判断

15. 踝阵挛　1. 有 2. 无 9. 不能判断

16. 深部腱反射　1. 消失 2. 减弱 3. 正常 4. 亢进 9. 不能判断

17. 肌张力　1. 减低 2. 正常 3. 增强

18. 最初麻痹时伴发热　1. 有 2. 无 9. 不详

四、麻痹后就诊情况(含本次就诊)

1. 就诊次数　1. 1 次 2. 2 次 3. 3 次 4. ＞3 次

2. 本次就诊日期　______年____月____日

3. 本次就诊的诊断结果　1. AFP 2. 非 AFP 9. 无临床诊断

4. 麻痹后第一次就诊

　就诊地　1. 北京 2. 异地

　就诊单位　1. 村卫生所 2. 乡医院 3. 区医院 4. 地区医院 5. 省医院

　就诊单位名称　______________

　就诊日期　______年____月____日

　诊断结果　1. AFP 2. 非 AFP 9. 不详

　是否报告　1. 是 2. 否

　就诊日期　______年____月____日

　诊断结果　1. AFP 2. 非 AFP 9. 不详

　是否报告　1. 是 2. 否

5. 麻痹后第一次到县及县以上级医院就诊情况

　就诊地　1. 北京 2. 异地

　就诊单位　1. 村卫生所 2. 乡医院 3. 区医院 4. 地区医院 5. 省医院

　就诊单位名称　______________

　就诊日期　______年____月____日

诊断结果	1. AFP　2. 非 AFP　9. 不详
是否报告	1. 是　2. 否
就诊日期	______年____月____日
诊断结果	1. AFP　2. 非 AFP　9. 不详
是否报告	1. 是　2. 否
6. 如住院治疗	
医院类别	1. 村级　2. 乡级　3. 县级　4. 地区级　5. 省级
医院名称	________________________
病案编号	________________________

五、初步调查结果

1. 是否是 AFP 病例	1. 是　2. 否
如是	1. 脊灰　2. 吉兰-巴雷综合征 3. 横贯性脊髓炎　4. 创伤性神经炎 5. 其他(请注明)______　9. 待查
如否	1. 外伤　2. 肌肉疼痛不能行走 3. 痉挛性麻痹　4. 骨关节病 5. 其他(请注明)_______________

六、免疫史

1. 累计接种脊灰疫苗次数	_____________ 次，9. 不详
2. 接种脊灰疫苗依据	1. 接种证　2. 接种卡　3. 询问　4. 预防接种信息化系统
3. 麻痹前最近一次接种脊灰疫苗	
接种日期	______年____月____日
接种形式	1. 常规免疫　2. 强化免疫 3. 其他(请注明)_____　9. 不详
接种疫苗类型	1. 3 价 OPV　2. 2 价 OPV　3. 单价 OPV 4. Sabin 株 IPV　5. Salk 株 IPV　6. 其他(请注明)
接种疫苗剂次序号	脊灰疫苗接种第_______剂次
4. 采便前最近一次接种疫苗	
接种日期	______年____月____日
接种形式	1. 常规免疫　2. 强化免疫 3. 其他(请注明)_____　9. 不详
接种疫苗类型	1. 3 价 OPV　2. 2 价 OPV　3. 单价 OPV 4. Sabin 株 IPV　5. Salk 株 IPV 6. 其他(请注明)______
接种疫苗剂次序号	脊灰疫苗接种第_______剂次
5. 未全程免疫主要原因	1. 未接到通知　2. 生病不能接种　3. 无接种人员 4. 家长拒绝　5. 其他(请注明)_______________ 6. 未满周岁　9. 不详

6. 详细接种史

(1)第 1 剂次接种日期　______年____月____日

第 1 剂次接种形式　1. 常规免疫　2. 强化免疫　3. 其他(请注明)_____9. 不详

第 1 剂次接种疫苗类型　1. 3 价 OPV　2. 2 价 OPV　3. 单价 OPV　4. Sabin 株 IPV　5. Salk 株 IPV　6. 其他(请注明)______

(2)第 2 剂次接种日期　______年____月____日

第 2 剂次接种形式　1. 常规免疫　2. 强化免疫　3. 其他(请注明)_____ 9. 不详

第 2 剂次接种疫苗类型　1. 3 价 OPV　2. 2 价 OPV　3. 单价 OPV　4. Sabin 株 IPV　5. Salk 株 IPV　6. 其他(请注明)______

(3)第 3 剂次接种日期　______年____月____日

第 3 剂次接种形式　1. 常规免疫　2. 强化免疫　3. 其他(请注明)_____ 9. 不详

第 3 剂次接种疫苗类型　1. 3 价 OPV　2. 2 价 OPV　3. 单价 OPV　4. Sabin 株 IPV　5. Salk 株 IPV　6. 其他(请注明)______

(4)第 4 剂次接种日期　______年____月____日

第 4 剂次接种形式　1. 常规免疫　2. 强化免疫　3. 其他(请注明)_____ 9. 不详

第 4 剂次接种疫苗类型　1. 3 价 OPV　2. 2 价 OPV　3. 单价 OPV　4. Sabin 株 IPV　5. Salk 株 IPV　6. 其他(请注明)______

七、实验室资料

1. 第一份粪便标本

采集日期　______年____月____日

采集人姓名　________

采集人单位　______________________________

省实验室收到粪便日期　______年____月____日

标本是否带冰运送　1. 是　2. 否

标本状态　1. 好　2. 差

标本量　约______克，9. 不详

是否进行病毒分离　1. 是　2. 否

标本接种日期　______年____月____日

是否进行脊灰病毒分型　1. 是　2. 否

I 型病毒　1. 是　2. 否

II 型病毒　　1. 是　2. 否
III 型病毒　　1. 是　2. 否
其他肠道病毒　　1. 是　2. 否
检验结果报告日期　　_____年____月____日
国家实验室收分离物日期　　_____年____月____日
收到国家实验室结果日期　　_____年____月____日

2. 第二份粪便标本
采集日期　　_____年____月____日
采集人姓名　　________
采集人单位　　________________________
省实验室收到粪便日期　　_____年____月____日
标本是否带冰运送　　1. 是　2. 否
标本状态　　1. 好　2. 差
标本量　　约____克，9. 不详
是否进行病毒分离　　1. 是　2. 否
标本接种日期　　_____年____月____日
是否进行脊灰病毒分型　　1. 是　2. 否
I 型病毒　　1. 是　2. 否
II 型病毒　　1. 是　2. 否
III 型病毒　　1. 是　2. 否
其他肠道病毒　　1. 是　2. 否
检验结果报告日期　　_____年____月____日
国家实验室收分离物日期　　_____年____月____日
收到国家实验室结果日期　　_____年____月____日

3. 国家实验室鉴定结果
I 型脊灰野病毒　　1. 是　2. 否
II 型脊灰野病毒　　1. 是　2. 否
III 型脊灰野病毒　　1. 是　2. 否
I 型脊灰疫苗病毒　　1. 是　2. 否
II 型脊灰疫苗病毒　　1. 是　2. 否
III 型脊灰疫苗病毒　　1. 是　2. 否
I 型脊灰疫苗衍生病毒　　1. 是　2. 否
II 型脊灰疫苗衍生病毒　　1. 是　2. 否
III 型脊灰疫苗衍生病毒　　1. 是　2. 否
其他肠道病毒　　1. 是　2. 否

待定　　1. 是　2. 否

鉴定报告日期　　_____年____月____日

4. 高危病例标本

脑脊液采集日期　　_____年____月____日

省实验室收到脑脊液日期　　_____年____月____日

病毒分型结果

I 型病毒　　1. 是　2. 否

II 型病毒　　1. 是　2. 否

III 型病毒　　1. 是　2. 否

其他肠道病毒　　1. 是　2. 否

PCR 结果　　1. 阳性　2. 阴性

检验结果报告日期　　_____年____月____日

八、最后分类(省级填写)

1. 病例分类　　1. 脊灰确诊病例　2. 脊灰排除病例
3. 临床符合病例　4. 待定　5. VDPV 病例

2. 如为临床符合病例，依据：

无合格粪便标本或无标本　　1. 是　2. 否

发病 60 天后无其他病因仍残留麻痹　1. 是　2. 否

病例失访　　1. 是　2. 否

病例死亡　　1. 是　2. 否

省级专家诊断小组认定　　1. 是　2. 否

3. 如为脊灰排除病例，依据：　1. 临床不怀疑为脊灰(专家组认定)
2. 合格粪便标本，脊灰野病毒分离阴性
3. 合格粪便标本，脊灰野病毒和疫苗病毒分离均为阴性

4. 如为脊灰确诊病例，依据：　1. 本土野病毒病例　2. 输入野病毒病例
3. 输入野病毒再传病例　4. 待定

九、脊灰排除病例临床诊断

1. 吉兰-巴雷综合征　2. 横贯性脊髓炎
3. 创伤性神经炎　4. 其他(请注明)_____

十、查漏补种情况

急性弛缓性麻痹(AFP)病例个案调查表填表说明

急性弛缓性麻痹(AFP)病例个案调查表(简称个案表)由调查内容和选项组成(左栏、中栏)。调查选项部分除特别注明的项目外均采用画圈的形式，由调查人员填写。

个案表共有十大项内容，有些项目与“急性弛缓性麻痹(AFP)病例麻痹60天后随访表”(简称随访表)中的内容相同，例如：“1. 编号”“2. 基本情况”等均与个案表相同。在工作中这两份表格要认真填写，保持一致。

一、编号

1. 病例编号：与AFP病例监测信息报告管理系统中自动生成的编号一致。

2. 调查日期：填写公历时间；时间不详，则填写“99/99/99”，下同。

3. 调查单位：如果几个单位同时参加调查，按最高一级单位填写，如市级与区级疾控中心同时参加调查，则在地级的编码上画圈。

4. 调查人姓名：填写主要调查者姓名。

二、基本情况

1. 患者姓名：填写在相应栏内。

2. 性别：根据患者性别圈划相应数码。

3. 民族：填写患者本人的民族，“99”代表不详。

4. 出生日期：必须按公历年、月、日填写。

5. 如无出生日期或出生日期不详，则按麻痹发生时的实足年龄进行估算、填写，如患者为15月龄且1998年8月1日发病，则年龄栏填写1岁3个月，出生日期栏填写估计出生日期：1997年5月1日。

6. 居住状况：按表上具体情况填写，“9”为不详。

7. 患者详细住址：需详细填写，包括门牌号(便于随访查找)。

8. 家长姓名：填写患者父亲或母亲的姓名。

9. 家长工作单位：填写患者父亲或母亲的工作单位。

10. 家长电话号码：填写在相应栏内。

11. 病例报告单位级别：指患者麻痹后，进行报告的单位的级别。

12. 病例报告单位名称：按实际报告单位填写。

13. 病例报告日期：填写公历年、月、日。

14. 是否为本市病例：患者麻痹前在北京居住35天及以上为本市病例。

15. 麻痹70天内是否离京，本市病例和异地病例均应填写。

三、临床症状和体征

1～4. 麻痹前出现的症状要根据患者或其看护人提供的病史判断、填写。

5. 3天内注射史：指患者麻痹出现前3天内臀部注射史。

6. 麻痹出现日期：由家长或医生提供。注意麻痹日期，是指发生“麻痹”的日期，而不是出现其他体征的日期(如腹泻或肌肉痛等)，也不是自住院开始的日期。

7～10. 记录肢体麻痹部位及麻痹程度：根据临床医生检查的肌力分级结果，圈划相应数码。

11. 呼吸困难：根据临床检查判断呼吸困难的严重程度，并在相应分级中圈划相应数码值。

12～15. 记录肢体感觉障碍、大小便失禁、巴彬斯基氏反射和踝阵挛：根据神经学检查结果填写。

16. 深部腱反射：根据检查结果判断，消失、减弱、正常或亢进。“9”为不能判断。

17. 最初麻痹时伴有发热：指麻痹前后发热(体温升高在37.0℃以上)。

四、麻痹后就诊情况

1～3. 麻痹后就诊的一般情况：根据就诊的具体情况，圈划就诊次数、填写本次就诊时间及圈划诊断结果的相应数码。

4. 麻痹后第一次就诊。

就诊地：就诊医疗机构所在地区。

就诊单位：要求填写就诊单位的级别。第一次如在“村卫生所”就诊，圈划“1”，余类同。

就诊日期：同前的日期填写方法；若不详，填写“99/99/99”。

诊断结果：根据 AFP 的标准定义判断是否是 AFP 病例，圈划相应的数码。

是否报告：是否按照 AFP 监测要求进行报告，圈划相应的数码。

5. 麻痹后第一次到区县及以上级医院就诊情况。

就诊地：就诊医疗机构所在地区。

就诊单位：要求填写就诊单位的级别。

就诊日期：同前的日期填写方法；若不详，填写“99/99/99”。

诊断结果：根据 AFP 的标准定义判断是否是 AFP 病例，圈划相应的数码。

是否报告：是否按照 AFP 监测要求进行报告，圈划相应的数码。

6. 如住院治疗。

医院类别：圈划历次所住的最高一级医院。

医院名称：填写历次所住的最高一级医院名称。

病案编号：填写历次所住的最高一级医院的病案编号。

五、初步调查结果

该初步调查结果是在调查者接到本次 AFP 病例的报告后亲自查看患者后(区疾控中心调查员和医院临床医生合作)才能做出结论。

1. 是否是 AFP 病例：“是”，即 AFP 病例；“否”，即非 AFP 病例。

(1)如是(AFP 病例)：请按列出的病名圈划；“其他(请注明)”要求详细填写病名。

(2)如否(非 AFP 病例)：请按列出的病名圈划；“其他(请注明)”要求详细填写病名。

外伤：有明确的外伤史，麻痹只限于受伤的同一肢体。

因肌肉疼痛不能行走：儿童没有麻痹，但不能行走，几天后即恢复，表明是因肌肉疼痛而引起的症状。

痉挛性麻痹：通常是由脑或上运动神经元损伤造成的。脊灰病例不能引起这样的症状。

骨关节病：一般骨关节病，肢体活动将因疼痛受限，而下端肌肉是正常的。可询问患儿近期是否患过该种疾病。

此结果是在病例初步调查后完成的，不包括出现麻痹后 60 天随访结果或病毒分离结果等资料。

六、免疫史

1. 累积接种脊灰疫苗次数：应包括常规免疫和强化免疫中任何一次接种脊灰疫苗，应为发病前接种疫苗总次数。免疫史应注意是否属实，如有理由怀疑记录或回答有误，应进行核查并将正确的情况填写在调查表上。

2. 接种脊灰疫苗依据：有接种证则以证为准，无证以接种卡或预防接种信息化系统为准，无证无卡以询问为准。

3. 麻痹前最近一次接种脊灰疫苗。

(1)接种日期：尽量填写年、月、日信息，不详部分请填写 99。

(2)接种形式：按接种形式圈划相应数码。

(3)接种疫苗类型：“Sabin 株 IPV”和“Salk 株 IPV”根据疫苗所含病毒株区分，联苗或单苗均可，“其他”指除口服和肌肉注射外，使用其他方式接种的脊灰疫苗。

(4)接种疫苗剂次序号：包括所有类型的脊灰疫苗接种的顺序号。

4. 采便前最近一次接种疫苗。

(1)接种日期：尽量填写年、月、日信息，不详部分请填写 99。

(2)接种形式：按接种形式圈划相应数码。

(3)接种疫苗类型：“Sabin 株 IPV”和“Salk 株 IPV”根据疫苗所含病毒株区分，联苗或单苗均可，“其他”指除口服和肌肉注射外，使用其他方式接种的脊灰疫苗。

(4)接种疫苗剂次序号：包括所有类型的脊灰疫苗接种的顺序号。

5. 全程免疫的主要原因：如病例未完成全程免疫(指接种脊灰疫苗3次及3次以上)，则根据实际情况圈划一项主要原因；如为其他原因，请详细注明，如流动人口、超生儿童等。

6. 详细接种史：仅收集前4剂次接种情况。

七、实验室资料

实验室资料由区疾控中心采集粪便标本者和市脊灰实验室的工作人员填写，实验数据要及时填写调查表和录入专病系统。录入数据要与实验室的结果保持一致。

1. 第一份粪便标本[(1)～(3)项由区疾控中心填写；(4)～(17)项由市疾控中心脊灰实验室填写]。

(1)采集日期：填写年、月、日。

(2)采集人姓名。

(3)采集人单位。

(4)省级实验室收到粪便日期：同前。

(5)标本是否带冰运送：标本盒内如有未融化的冰，圈划“1”；如盒内无冰，则圈划“2”。

(6)标本状况：“好”表示标本在运输途中保存完好，容器无破漏；“差”表示标本在运输途中保存不好或变质发酵，或容器破漏。

(7)标本量：填写实际质量(克)或估计值。

(8)是否进行病毒分离：如果进行了病毒分离，圈划“1”；如未采集便标本或未进行标本的病毒分离，圈划“2”；后续各单元不填写。

(9)标本接种日期：同前。

(10)是否进行脊灰病毒分型：如开展了分型工作圈划“1”，否则，圈划“2”。

(11)～(14)项记录分型结果：

如只分离到I型脊灰病毒，则在I型病毒后圈划“1”；同时在II型、III型病毒后及其他肠道病毒后圈划“2”；如分离到II型病毒，则在II型病毒后圈划“1”，余类推。

如为I型与III型病毒的混合，则分别在I型和III型栏后圈划“1”，在II型病毒及肠道病毒后圈划“2”，余类推。

如未分离到病毒，则在I、II、III型病毒和其他肠道病毒后均圈划“2”。

如未进行病毒分离，暂时空缺，待实验结果出来后再补填。

(15)检验结果报告日期：指省级脊灰实验室向省站脊灰监测组报告实验结果日期。

(16)国家脊灰实验室收到分离物日期：应按国家脊灰实验室收到分离物标本的时间填写，即省级脊灰实验室送达时间。

(17)收到国家脊灰实验室结果日期：省级脊灰实验室收到国家脊灰实验室报告鉴定结果日期，填写方法同前。

2. 第二份粪便标本：各项内容填写与第一份粪便标本各对应项相同。

3. 国家脊灰实验室鉴定结果：

(1)毒株性质：填写方法同上。以国家脊灰实验室最终结果为准。

(2)国家脊灰实验室鉴定报告日期：以国家脊灰实验室报告最终结果日期为准。

八、最后诊断及分类(由市疾控中心填写)

各省要按照国家卫生健康委员会的要求审查病例资料，结合流行病学、病毒学监测及随访资料对AFP病例进行最后诊断和分类。根据AFP病例分类标准，对所有病例做出以下五项分类。

1. 病例分类：按照分类诊断专家会结论填写。

2. 如为临床符合病例，依据：按照调查表所列出的五项内容逐个填写。

3. 如为脊灰排除病例，依据：按照调查表所列出的二项内容选择一项填写。

4. 如为脊灰确诊病例，依据：按照调查表所列出的四项内容选择一项填写。

说明：(1)本土野病毒病例：在一个地区内发生，与传入病例无关，或与流行病学有联系但发生在第二代的病例及以后的病例。凡不能证明为传入传播的病例，均为本土病例。

(2)输入野病毒病例：有证据证明在境外已经感染，症状出现在进入该地后最长潜伏期以内，而又与当地病例无流行病学联系的病例，或发生的首例野毒病例，经实验证明其野毒株为境外传入。

(3)输入野病毒再传病例：是指由传入病例引起的第二代以后的病例。

(4)待定：无法归如以上三种病例的脊灰确诊病例。

九、脊灰排除病例临床诊断

根据分类诊断专家会结果选择，如为其他，需注明具体临床诊断。

十、查漏补种情况

根据实际开展情况记录。

表 1-4　急性弛缓性麻痹(AFP)病例麻痹 60 天后随访表

1. 编号	
a. 病例编号	______________
2. 基本情况	
a. 患者姓名	________
b. 性别	1. 男　2. 女
c. 出生日期	____年____月____日
d. 患者详细住址	__________________
3. 麻痹 60 天后随访	
a. 是否进行病例随访	1. 是　2. 否
b. 随访单位	1. 区县级 2. 地区级 3. 省级
c. 随访日期	____年____月____日
d. 随访人姓名	____________
e. 病例死亡	1. 是　2. 否
如是，死亡日期	____年____月____日
f. 病例失访	1. 是　2. 否
g. 是否残留麻痹，	1. 是　2. 否
如否，恢复时间	____年____月____日
如是，麻痹部位	
h. 左上肢	1. 不能运动　2. 轻微运动 3. 能水平运动　4. 能垂直运动 5. 能抵抗外力运动　6. 正常运动
i. 右上肢	1. 2. 3. 4. 5. 6. (与“h. 左上肢”编码相同)
j. 左下肢	1. 2. 3. 4. 5. 6. (与“h. 左上肢”编码相同)
k. 右下肢	1. 2. 3. 4. 5. 6. (与“h. 左上肢”编码相同)
l. 肢体感觉障碍	1. 有　2. 无　3. 不知道
部位(请注明)	__________________
m. 如有大小便失禁，持续时间	______ 天
n. 巴彬斯基氏反射	1. 有　2. 无　9. 不能判断
o. 踝阵挛	1. 有　2. 无　9. 不能判断
p. 肌肉萎缩	1. 有　2. 无　9. 不能判断
部位(请注明)	__________________
q　肌张力	1. 减低　2. 正常　3. 增高

r. 深部腱反射异常	1. 是　2. 否　　9. 不能判断
如果异常	
跟腱	1. 消失 2. 减弱 3. 正常 4. 亢进 9. 不详
膝	1. 消失 2. 减弱 3. 正常 4. 亢进 9. 不详
肱二头肌	1. 消失 2. 减弱 3. 正常 4. 亢进 9. 不详
s. 行走能力	1. 不能行走　2. 需协助行走 3. 不需协助行走，但跛行 4. 未到行走年龄，不能判断 5. 正常行走　9. 不详
t. 病例临床诊断结果	________________
u. 检查医师	1. 疾控中心医师　2. 儿科医师　3. 神经内科医师 4. 其他(请注明)
v. 随访表录入专病系统时间	______年____月____日

急性弛缓性麻痹(AFP)病例麻痹60天后随访表填表说明

随访表是个案表的一部分，在进行病例60天随访时填写本表，完成后应将个案表和随访表装订在一起，形成一份完整的调查表。

1、2两项的填写方法同个案表对应项目，其内容要保持一致。

3. 麻痹60天后随访。

a. 是否进行病例随访：如进行随访圈划“1”；否则圈划“2”。

b. 随访单位：选择填写；如果有几个随访单位，则填写最高一级单位。

c. 随访日期：同前。

d. 随访人姓名：填写主要随访人姓名。

e. 病例死亡：随访发现病例死亡圈划“1”；否则圈划“2”。

f. 病例失访：随访发现病例失访圈划“1”；否则圈划“2”。

g. 是否残留麻痹：随访发现病例有残留麻痹圈划“1”；否则圈划“2”。

麻痹部位：要经过神经学检查后确定残留麻痹的部位，并与最初的麻痹部位进行比较。

h～k. 记录四肢残留麻痹情况，并对肢体肌力进行判断，圈划出数码选项。此部分内容同个案表。

l. 肢体感觉障碍：有肢体感觉障碍圈划“1”；否则圈划“2”；请注明部位。

m. 如有大小便失禁，持续时间：以天计算。

n. 巴彬斯基氏反射：阳性记录为“有”，阴性记录为“无”，无法判断记录为“9”。

o. 踝阵挛：阳性记录为“有”，阴性记录为“无”，无法判断记录为“9”。

p. 肌肉萎缩：有肌肉萎缩圈划“1”，否则圈划“2”，无法判断记录为“9”。并记录萎缩的部位。

q. 肌张力：根据检查结果选择。

r. 深部腱反射异常：阳性记录为“有”，阴性记录为“无”，无法判断记录为“9”。如果异常：确定跟腱、膝或肱二头肌三处反射异常情况，并将检查结果填入调查表。

s. 行走能力：按照所列出的6种行走情况的判断标准，根据检查结果，选择合适的选项填写。不能行走是指：会行走，但因生病而不能行走；未到行走年龄，不能判断：是指不到行走年龄，不会走路，因此不能判断行走情况。

t. 检查医师：按调查随访表列出的选项填写。

u. 病例临床诊断结果：填写最高级别医院诊断结果。

v. 随访表录入专病系统时间：与专病系统自动生成时间一致。

表 1-5　急性弛缓性麻痹(AFP)病例病历摘抄表(住院病例用)

病例：

1. 基本情况

病例编号		病案编号		医院名称	
患者姓名		性　　别		出生日期	
家庭住址					
户　　籍			就诊情况		
麻痹日期		报告日期		脊灰疫苗接种次数	
末次日期		入院日期		出院日期	
入院诊断		出院诊断			

2. 主诉：

3. 现病史：

4. 阳性症状和体征：

5. 上级医生查房

查房日期	医生姓名	诊断意见

6. 出院情况：

7. 临床化验与辅助检查

项　　目	日　　期	报告结果	报告单位

8. 麻痹 60 天后随访(如无残留麻痹注明恢复时间)：

9. 脊灰实验室检查

粪便肠道病毒分离	

10. 会诊结论

病例分类	
临床诊断	

表 1-6　急性弛缓性麻痹（AFP）病例病历摘抄表（门诊病例用）

病例：

1. 基本情况

病例编号		病案编号		医院名称	
患者姓名		性　　别		出生日期	
家庭住址					
户　　籍		就诊情况	门诊病例		
麻痹日期		报告日期		脊灰疫苗接种次数	
末次日期		就诊日期		初步诊断	

2. 主诉：

3. 现病史：

4. 阳性症状和体征：

5. 就诊医生诊断

就诊日期	医院及医生	门诊记录

6. 就诊情况：

7. 临床化验与辅助检查

项　　目	日　　期	报告结果	报告单位

8. 麻痹 60 天后随访（如无残留麻痹注明恢复时间）：

9. 脊灰实验室检查

粪便肠道病毒分离	

10. 会诊结论

病例分类	
临床诊断	

表 1-7　北京市高危 AFP 病例医学检查记录表

姓名		性别		年龄	岁　月　天
病史：					
就诊及治疗情况：					
体格检查(重点为神经系统和运动系统体格检查)：					
辅助检查：					
医学检查结论(重点为临床诊断及与鉴别诊断)：					

专家签字：　　　　　　　　　　　　　检查日期：　　年　　月　　日

检查单位(公章)：

表 1-8　AFP 病例粪便标本送省级实验室检查申请表

<table>
<tr><td colspan="3">1. 基本情况
姓名：_________　性别：________　出生日期：____/____/____
户口详细地址：____
标本性质：(AFP 病例/接触者)</td></tr>
<tr><td>病例编号：____________________
麻痹日期：_____/_____/_____
脊灰疫苗接种次数：_____
最后一次接种日期：_____/_____/_____</td><td colspan="2">接触者编号：____________________
病例姓名/编号：__________________
接触日期：______/_____/_____
脊灰疫苗接种次数：_____
最后一次接种日期：_____/_____/_____</td></tr>
<tr><td colspan="3">2. 标本情况
标本份数：_____</td></tr>
<tr><td>第一份便标本
a 采便日期：___/___/____
b 采集人姓名：____________
c 采集人单位：____________
d 保存状态：(1) 冰冻保存 (2) 4～8℃保存　(3) 未冷藏
e 送检日期：___/___/___
f 送检人姓名：_____________
g 省实验室收标本日期：
___/___/___
h 收标本人姓名：__________
i 标本运送状态：(1) 冰未融化 (2) 冰已化或未加冰
j 标本质量：________克</td><td>第二份便标本
a 采便日期：___/___/____
b 采集人姓名：____________
c 采集人单位：____________
d 保存状态：(1) 冰冻保存 (2) 4～8℃保存　(3) 未冷藏
e 送检日期：___/___/___
f 送检人姓名：_____________
g 省实验室收标本日期：
___/___/___
h 收标本人姓名：__________
i 标本运送状态：(1) 冰未融化 (2) 冰已化或未加冰
j 标本质量：________克</td><td>第三份便标本
a 采便日期：___/___/____
b 采集人姓名：____________
c 采集人单位：____________
d 保存状态：(1) 冰冻保存 (2) 4～8℃保存　(3) 未冷藏
e 送检日期：___/___/___
f 送检人姓名：_____________
g 省实验室收标本日期：
___/___/___
h 收标本人姓名：__________
i 标本运送状态：(1) 冰未融化 (2) 冰已化或未加冰
j 标本质量：________克</td></tr>
</table>

注：g～j 由省级实验室填写，其余各项由标本送检单位填写。

表 1-9　＿＿＿＿＿医院急性弛缓性麻痹(AFP)病例主动监测旬访表

＿＿＿年＿＿月　　　　　　　　　　　　　　　　　监测人：＿＿＿

	访问日期	被访视单位负责人签字	访问科室	被访问医务人员	查阅病例数	AFP 病例例数	漏报 AFP 病例数
上旬							
			小计				
中旬							
			小计				
下旬							
			小计				
总　计			—				

表 1-10　______年______区急性弛缓性麻痹(AFP)主动监测年汇总表

医院名称	医院类型 1. 省、部级 2. 地、市级 3. 县、区级 4. 其他系统(如部队、厂矿、企业等)	医院级别 1. 一级 2. 二级 3. 三级	监测科室数	监测病例总数	可疑 AFP 病例数	AFP 病例总数
合　计						

附件 1-1　高危 AFP 病例和聚集性临床符合病例调查指南

1　背景与目的

目前，世界各国消灭脊灰工作进展不同，仍有一些与我国相邻的国家存在脊灰野病毒流行，导致 2011 年我国新疆发生脊灰野病毒输入疫情。北京市作为国际化大都市，外来流动人口众多，存在脊灰野病毒输入的风险，新疆脊灰疫情期间就曾在北京监测到脊灰野病毒健康携带者。通过对高危急性弛缓性麻痹（AFP）病例和聚集性脊灰临床符合病例监测与调查处理，及时发现 VDPV、脊灰疫苗衍生病毒循环（cVDPVs）和脊灰野病毒病例，迅速采取应急措施，确保本市维持无脊灰状态。

2　病例定义

2.1　高危 AFP 病例

凡满足下列条件，均定义为高危 AFP 病例：①年龄小于 5 岁、脊灰疫苗免疫次数少于 3 次或免疫史不详、未采或未采集到合格粪便标本的 AFP 病例；②临床怀疑为脊髓灰质炎的病例。

2.2　聚集性临床符合病例

同一区或相邻区发现 2 例或 2 例以上的临床符合病例，发病时间间隔 2 个月以内。

3　病例的确定

3.1　高危 AFP 病例

3.1.1　医疗机构确定

根据报告 AFP 病例和高危 AFP 病例定义对照，直接确定是否出现了高危 AFP 病例，发现高危 AFP 病例应立即报告医疗机构所属辖区的疾控中心。

3.1.2 疾控中心确定

各级疾控中心要及时分析 AFP 病例监测信息报告管理系统中的病例，及时发现高危 AFP 病例。

3.2 聚集性临床符合病例

北京市 AFP 病例分类专家诊断小组要定期对报告的 AFP 病例进行诊断分类，确定聚集性临床符合病例。跨省界的聚集性临床符合病例，通过全国的 AFP 病例监测资料分析获得。

4 调查工作的要求

4.1 成立调查小组

发现高危 AFP 病例、聚集性临床符合病例后，市、区疾控中心要及时组织调查小组，成员包括熟悉 AFP 监测的流行病学专家、熟悉 AFP 分类诊断的儿科或神经内科医生。

4.2 病例调查

及时对病例进行现场流行病学调查。调查小组要对病例进行医学检查，首先核实诊断，确定是否属于调查范围内病例。要了解病例发病过程、治疗情况、脊灰疫苗免疫史等情况，对所调查对象拍摄影像资料，记录病例残留麻痹情况和现场调查工作，调查了解周围儿童 AFP 发生情况，分析发病原因和脊灰野病毒感染的可能性。区疾控中心要详细填写 AFP 病例个案调查表，及时完成初步调查报告及进展报告，并将全部资料上报市疾控中心。

在病例随访时对有可能被最终分类为临床符合病例者进行充分调查，尽可能收集详细完整的资料。

4.3 标本的采集、运输和实验室检测

4.3.1 粪便标本

⑴及时采集病例 3 份粪便标本，每份间隔至少 24 小时。

⑵采集病例居住地周围 5～10 名近 6 周内未接种脊灰减毒活疫苗的接触者（原则上优先采集 5 岁以下儿童）单份粪便标本。

⑶每份标本质量不少于 5 克，置于专用粪便标本盒内，–20℃保存，采集齐后 3 天内且每份便 7 天内在冷藏条件下送市疾控中心脊灰实验室进行脊灰病毒分离培养。

(4) 实验室收到标本后，要及时进行病毒分离和型别鉴定工作，发现脊灰病毒要尽早送国家脊灰实验室进行型内鉴定。

4.3.2　脑脊液标本

采集脑脊液 1～2ml，标明姓名、采集日期、采集人，区疾控中心于当日冷藏条件下送市疾控中心脊灰实验室(如不能当日送检，需–20℃保存)，由市疾控中心脊灰实验室进行脊灰病毒分离培养和 PCR 检测。

4.4　聚集性临床符合病例开展脊灰疫苗接种率调查

在病例所在村居(或可能的感染地点)开展脊灰疫苗接种率调查。采用入户调查的方法，调查至少 30 名 5 岁以下儿童，若本村居儿童不足 30 名，要调查此年龄段的所有儿童。内容包括本村居人口数、5 岁以下儿童人口数，调查儿童姓名、出生日期、接种卡证、免疫规划内疫苗接种日期，具体参照接种率调查方案。

5　疫源地消毒

疫源地消毒由地段医疗机构预防保健科负责。

具体方法：①患者粪便及排泄物消毒：用 20%漂白粉乳剂或 0.5%～2%过氧乙酸拌匀，静置 2 小时倾倒。②便器消毒：用 2%～3%漂白粉澄清液浸泡 2 小时倾倒。③受污染的食物、被褥、玩具和餐具等消毒：根据情况采用煮沸或高压蒸汽消毒，或 20%氯胺、漂白粉澄清液浸泡 30 分钟。④家具、门窗和地面消毒：用 30%漂白粉澄清液或 0.5%过氧乙酸擦洗、喷洒。

6　脊灰疫苗查漏补种

根据患者的活动范围确定查漏补种的地区，一般以村或居委会为单位进行，对学龄前儿童进行调查，填写“AFP 病例监测查漏补种疫苗免疫登记表”(附表 1-1)，如发现脊灰疫苗漏种应立即进行补种。地段内查漏补种工作由病例地段医疗机构预防保健科负责，调查后上报“AFP 病例监测查漏补种疫苗人数汇总表”(附表 1-2)。

7　AFP 病例的主动搜索

在病例发生地所在乡镇所有医疗机构和病例所在乡镇进行 AFP 病例的主动搜索工作，调查了解本地儿童和病例周围儿童 AFP 病例的发生情况。

8　调查资料的管理

8.1　资料保存

市、区疾控中心要保存调查的各种原始资料，每个病例一个文件夹，妥善保管。

8.2　资料报告

在完成调查后，市、区疾控中心要对调查进行总结，完成初步调查报告和结案报告并报上级疾控中心，报告要求包括病例基本情况、发病及就诊经过、免疫史、接触史、病例居住地概况及辖区免疫预防服务情况、实验室检测结果、查漏补种、主动搜索、消毒等各项工作的完成情况等。

附表 1-1　AFP 病例监测查漏补种疫苗免疫登记表

北京市________区________乡(镇、街道)________村(居)委会　　填表人________　　填表日期________

编号	儿童姓名	出生日期	家长姓名	联系电话	在本村居住累计时间≥2月	无接种卡	无接种证	脊灰					含麻类疫苗漏种	流脑漏种	百白破漏种	乙脑漏种	乙肝漏种
								零剂次	漏种1剂	漏种2剂	漏种3剂	漏种4剂					
1																	
2																	
3																	
4																	
5																	
6																	
7																	
8																	
9																	
10																	
11																	
12																	
13																	
14																	
15																	

说明：满足此项填“√”，不满足此项填“×”。

附表 1-2　AFP 病例监测查漏补种疫苗人数汇总表

北京市________区________乡(镇、街道)________村(居)委会　　填表人________　　填表日期________

统计分类		儿童在本村居住的累计时间	调查人数	接种卡		接种证		脊灰疫苗			含麻类疫苗		流脑零剂次		百白破零剂次		乙脑零剂次		乙肝零剂次	
				无卡	补卡	无证	补证	漏种		补种	漏种	补种	漏种	补种	漏种	补种	漏种	补种	漏种	补种
								零剂次	非零剂次											
出生年份	0岁	<2月																		
		≥2月																		
	1岁	<2月																		
		≥2月																		
	2岁	<2月																		
		≥2月																		
	3岁	<2月																		
		≥2月																		
	4岁	<2月																		
		≥2月																		
	5岁	<2月																		
		≥2月																		
	6岁及以上	<2月																		
		≥2月																		
合计		<2月																		
		≥2月																		

说明：本表根据附表 1-1 汇总。

附件 1-2 急性弛缓性麻痹(AFP)病例病历摘抄要求和常见错误

1 病例摘抄表的基本格式与内容要求

1.1 字体要求

中文：仿宋_GB2312，小四。

英文和数字：Times New Roman，小四。

1.2 基本情况

病例编号与 AFP 专病系统中病例编号一致，不是报告卡编号。

日期格式为 2012.1.1。

诊断名称要抄全，按照医生所写格式，不要随意篡改。

1.3 门诊病例

“病案编号”填“—”。

门诊病例“现病史”“阳性症状和体征”“就诊情况”不能过于简单，要根据门诊病历记录和流调情况补充。

1.4 现病史

写明发病的过程，不需有阳性症状和体征。例如，“患儿于入院前 11 天无明显诱因出现发热，体温最高 39℃，无畏寒、寒战……。入院前 8 天体温恢复正常，咳嗽减轻，……，就诊于……，考虑“……”。入院前 2 天患儿出现双下肢无力，……，就诊于……，门诊以“吉兰-巴雷？”收入院。

1.5 阳性症状和体征

写明查体情况，不需记录实验室检查，应放在“临床化验和辅助检查”。重点要记录完全神经系统检查和运动系统检查及其他异常情况。

1.6 上级医师查房

不需写“病情好转，巩固治疗”“每周至少测 2 次血压，2 周后神经专业门诊复诊，病情有变化随时就诊”等医嘱。

需要摘抄医生的诊断、病情变化有关的记录，以及辩症的过程和依据，如“患儿今日查体……，诱发电位提示外周神经存在损伤，结合症状，考虑吉兰-巴雷综合征的可能性大，给予丙球治疗”。

查房医生提到的临床检查相对重要，应找到相应的化验单，并抄入“临床化验和辅助检查”。

1.7 临床化验与辅助检查

以“：”分隔名称和结果，两结果之间以“，”分隔，有异常项要标注“↑”和“↓”，特殊检查要标注标准值，单位不可空。

基础检查：需抄写血常规、尿常规、便常规、血生化。异常值一定要抄，如无异常只抄写基本项即可，如血常规基本正常就抄写 WBC(中性、淋巴)、RBC、PLT、HGB 等。

重要检查：需抄写肌电图、CT、MRI、脑脊液(常规、生化、病毒五项、OB、抗体……)、血清抗体等。标本或检查要注明来源，如“EB 病毒 IgM(–)”，应注明是血中还是脑脊液中；“MRI 长 T1、长 T2……”，应注明是什么部位的核磁共振。

特征性检查：

考虑有感染、结核、风湿——血沉检查。

吉兰-巴雷综合征——脑脊液、肌电图检查。

肌炎——有前驱感染史，常有腓肠肌和胸大肌压痛、血沉快、肌电图阳性率不高，肌酶(CK、CK-MB、LDH、HBD1)有特征性变化。

脊髓前角损伤——膝反射弱或消失。

轴索病变——肌电图波幅底。

低钾血症——心电图出现 U 波，血生化的钾值。

心因性疾病——在摘抄中要记录患儿性格、家庭、学习等方面情况。

1.8 出院情况

重点记录神经系统检查、运动系统检查和其他异常情况。

1.9 60 天随访

不能提前或推迟。

如无残留麻痹，注明恢复时间，如麻痹××天后恢复，或某年某月某日恢复。

如有残留麻痹，要在会诊前再次随访，查看恢复情况。

1.10　脊灰实验室检查

如采集了脑脊液或密切接触者的便标本，应在“脊灰实验室检查”中注明结果。

1.11　病例分类和临床诊断不填写，在专家会上讨论

2　其他相关要求

(1) 摘抄中的所有信息要与专病管理系统中一致，常见错误有麻痹时间、是否发热、神经系统症状、采便日期、便结果等情况与系统中录入的流调情况不符。

(2) 如患儿曾多次就诊或既有门诊病历又有住院病历时，摘抄中要体现就诊过程，每次就诊情况都要描述，结合实际情况摘抄最翔实、最能体现患儿最终诊断的资料完成摘抄。

(3) 出院诊断中提到的疾病，在病历摘抄过程中要体现诊断过程和依据。

(4) 肌肉萎缩要写明尺寸、测量部位、健肢周长、患肢周长。

(5) 发病前有肌肉注射史的要注明接种时间、接种部位(哪侧)、接种药物等信息。

(6) 写好的摘抄要反复阅读检查错误，如“迟(弛)缓性麻痹”“驰(弛)缓性麻痹”“吉兰-巴雷综合症(征)”“心音(因)性疾病”等。

3　参加会诊要求

(1) 参加会诊时带齐病例流行病学调查、病历与照片、随访等所有资料，以备回答专家提问。

(2) 参加会诊前认真梳理病例情况，归纳重点，组织语言，汇报时声音洪亮，语速不要过快，汇报重点，不用逐字逐句，每例病例汇报时间为 2 分钟以内。

(3) AFP 病历摘抄经科主任审阅后，需填写《北京市×年×月 AFP 病例专家会诊一览表》，并加盖单位公章后上交。

(4) AFP 病历摘抄及《北京市×年×月 AFP 病例专家会诊一览表》电子版文件通过 OA 系统上报市疾控中心。

(5) 区疾控中心免疫预防科科长与 AFP 监测人员要同时参会。

附件 1-3　北京市脊髓灰质炎野病毒输入性疫情和疫苗衍生病毒相关事件应急预案（试行）

1　总则

脊髓灰质炎（以下简称脊灰）曾是严重危害人类健康的传染病。我国政府一直高度重视消灭脊灰工作，通过各级政府及广大医疗卫生人员的不懈努力，于 2000 年实现了无脊灰目标，并维持无脊灰状态至今。

由于世界各国消灭脊灰工作进展不同，目前在我国周边仍有一些国家存在脊灰野病毒流行。此外，脊灰疫苗衍生病毒及其产生的脊灰疫苗衍生病毒循环事件，也给我国维持无脊灰工作带来挑战。

北京市自 1984 年报告最后 1 例野病毒病例至今已连续多年没有脊灰野病毒病例报告。但由于外来人口的高度流动性，局部地区仍存在免疫空白或接种率低等情况，以致我市依然存在脊灰野病毒和脊灰疫苗衍生病毒输入传播的风险。

1.1　编制目的

为快速有效应对控制北京市脊灰野病毒输入性疫情和脊灰疫苗衍生病毒传播等事件（以下简称脊灰相关事件），最大限度地减轻脊灰相关事件造成的危害，维持无脊灰状态，保障公众身体健康和生命安全，维护社会稳定，特制定本预案。

1.2　工作原则

以人为本、预防为主；依法规范、科学防控；分级响应、有序应对；公开透明、维护稳定。

1.3　编制依据

《中华人民共和国突发事件应对法》《中华人民共和国传染病防治法》《突发公共卫生事件应急条例》《国家突发公共卫生事件应急预案》《脊髓灰质炎野病毒输入性疫情和疫苗衍生病毒相关事件应急预案（试行）》《北京市突发公共卫生事件应急预案（简本）》等法律法规和相关预案。

1.4　适用范围

本预案适用于北京市各级卫生健康主管部门及各级各类医疗卫生机构开展脊

灰相关事件的调查和应急处置工作。

1.5 事件分级

根据事件性质、危害程度、波及范围，将脊灰相关事件分为四级。

Ⅰ级事件：出现全市广泛流行的脊灰野病毒疫情；或国家卫生健康委员会要求启动Ⅰ级应急响应的脊灰相关事件。

Ⅱ级事件：出现单例输入性脊灰野病毒病例或局限传播；或出现脊灰疫苗衍生病毒循环病例关联到两个及以上区；或国家卫生健康委员会要求启动Ⅱ级应急响应的脊灰相关事件。

Ⅲ级事件：出现脊灰疫苗衍生病毒循环病例局限于单个区；或在外环境、健康人群中发现脊灰野病毒。

Ⅳ级事件：发现脊灰疫苗衍生病毒病例、携带者。

2 组织管理

2.1 组织机构

市、区两级卫生行政部门在同级人民政府领导下，统一指挥、协调脊灰相关事件应急处置工作。

各级各类医疗卫生机构实行脊灰相关事件应急处置主要领导负责制和责任追究制。

市、区两级卫生行政部门成立由流行病学、临床医学和实验室检验等相关专业人员组成的脊灰相关事件应急处置技术专家组。

农村乡镇和城市社区卫生服务机构协助开展本地区的脊灰相关事件应急处置工作。

2.2 职责分工

2.2.1 卫生健康主管部门职责

(1)北京市卫生健康委负责指挥、协调、管理辖区内的脊灰相关事件应急处置工作，制订应急预案，组织开展社会动员、技术指导、培训演练、物资储备、督导检查和风险评估等工作。

(2)各区级卫生健康主管部门负责落实辖区内的脊灰相关事件应急处置各项措施，制订应急预案，组织开展社会动员、技术指导、培训演练、物资储备、风险沟通、督导检查等工作。

(3) 各级卫生健康主管部门要加强与相关部门的信息沟通和协调配合，必要时建立多部门共同参与的联防联控机制。

2.2.2 医疗卫生机构职责

(1) 疾病预防控制机构职责。北京市疾病预防控制中心负责制订北京市技术方案，开展督导与培训，汇总、分析、报送和利用相关信息，开展风险评估和效果评价，加强网络实验室质量控制，收集、检测、送检本辖区的病毒标本，保障实验室生物安全。

区级疾病预防控制中心负责落实各项技术措施，开展督导培训、健康教育和风险沟通，汇总、分析、报送监测信息，协助开展调查处置，采集、运送标本，环境消毒、保障实验室生物安全。

(2) 医疗机构职责。各级医疗机构负责病例的报告和救治工作，配合疾病预防控制中心开展流行病学调查、标本采集工作、医院内感染控制及污染物消毒。负责本机构内有关人员的培训工作，加强急性弛缓性麻痹病例监测等工作。

(3) 卫生监督机构职责。负责对本辖区医疗卫生机构的疫情报告、疫情控制措施落实及消毒隔离制度执行等工作的卫生监督和执法检查。

3 监测与报告

各级各类医疗卫生机构依据《脊髓灰质炎诊断标准》(WS 294—2016)和《北京市急性弛缓性麻痹病例监测方案》，对急性弛缓性麻痹病例进行常规监测，并按照北京市疾病预防控制中心的统一规定和要求进行报告。

北京市疾病预防控制中心在接到中国疾病预防控制中心通报发现脊灰野病毒或脊灰疫苗衍生病毒病例后要立即报告北京市卫生健康委，并通报相关区疾病预防控制中心。

北京市卫生健康委接到北京市疾病预防控制中心报告后立即通报相关区卫生健康主管部门。

4 应急处置

4.1 分级响应

发现脊灰相关事件后，各级卫生健康主管部门按照分级响应的原则，做出相应级别的应急反应。同时，根据事件发展趋势和防控工作的需要，适时调整反应级别，以有效控制疫情和减少危害。

(1) 对Ⅰ级脊灰相关事件的应急响应：启动《北京市突发公共卫生事件应急预

案(简本)》特别重大事件级别的各项应急响应措施。

(2)对Ⅱ级脊灰相关事件的应急响应：北京市政府成立由分管副市长任组长，成员包括北京市卫生健康委、北京市疾病预防控制中心及相关单位主要负责人的脊灰相关事件应急处置领导小组和技术指导组(由流行病学、病毒学、应急处理和临床医学等专家组成)。领导小组办公室设在北京市政府，技术指导组办公室设在北京市疾病预防控制中心。启动Ⅱ级应急响应后，领导小组和技术指导组实行每日例会制度，领导小组办公室负责统一协调和督促各成员单位落实例会各项事项。

(3)对Ⅲ级脊灰相关事件的应急响应：北京市卫生健康委成立由主任担任组长的应急处置领导小组和技术指导组(由流行病学、病毒学、应急处理和临床医学等专家组成)。领导小组办公室设在北京市卫计委，技术指导组办公室设在北京市疾病预防控制中心。发生地区级人民政府应当成立由各有关部门组成的疫情应急处置领导小组，按照要求认真履行职责，落实有关控制措施。

(4)Ⅳ级脊灰相关事件的应急响应：北京市卫生健康委负责成立流行病学调查小组。成员包括流行病学、儿科或神经内科医生和实验室专家，负责病例的个案调查、接种率调查、急性弛缓性麻痹监测系统运转评价等流行病学相关调查分析、总结及报告。

4.2 响应措施

(1)流行病学调查与风险评估。接到脊灰相关事件报告后，疾病预防控制中心要及时组织开展病例个案调查、标本采集和检测、脊灰疫苗接种率评估、急性弛缓性麻痹病例主动搜索等工作，评估脊灰相关事件风险。

(2)开展应急接种。北京市卫生健康委根据风险评估和专家论证结果，决定是否开展本市脊灰疫苗应急接种活动。

开展应急接种的范围、目标人群、时间应当由专家组根据实际情况论证确定。为确保应急接种的效果，要做好督导和接种率快速评估，对于接种率未达到95%的地区应当进行查漏补种工作。

(3)健康教育与风险沟通。根据报告的脊灰相关事件的危害性和紧急程度，由北京市卫生健康委发布、调整和解除预警信息。通过媒体开展脊灰预防等知识的宣传普及活动，提高公众对预防接种的认知水平和参与意识。与媒体和公众做好风险沟通工作。

(4)其他措施。发现脊灰野病毒病例或脊灰疫苗衍生病毒病例后，各级医疗卫生机构要做好患者治疗、医院内感染控制、密切接触者追踪调查、污染物消毒、加强急性弛缓性麻痹病例监测等工作。

4.3　响应终止

发现脊灰相关事件，在采取相应的响应措施后，连续 3 个月内如无新发病例或在外环境、健康人群中未发现脊灰野病毒，经专家论证评估提出应急响应终止的建议，报北京市卫生健康委批准。响应终止后进入维持无脊灰常规工作状态。

5　保障措施

5.1　技术保障

完善各级监测体系，健全实验室网络，改进实验室检验技术和方法；加强能力建设和技术培训，提高临床诊断和鉴别诊断能力，提高流行病学调查处置、实验室检测能力。

5.2　物资储备与资金保障

各级卫生健康主管部门合理安排疾病预防控制、医疗救治和卫生应急工作经费，做好个人防护用品、消杀药械等各类应急物资储备及医疗救治、流行病学调查、标本采集运送和实验室检测等工作。北京市卫计委做好脊灰疫苗、检测试剂储备工作。

附件 1-4　北京市脊髓灰质炎野病毒输入性疫情和疫苗衍生病毒相关事件应急处置技术方案(试行)

为落实卫生部《脊髓灰质炎野病毒输入性疫情和疫苗衍生病毒相关事件应急预案(试行)》(卫办疾控发[2011] 60 号)的要求，科学、有序、及时、有效处置脊髓灰质炎(以下简称脊灰)野病毒输入性疫情和疫苗衍生脊灰病毒相关事件，维持我市无脊灰状态，根据《中国疾病预防控制中心关于印发〈脊髓灰质炎野病毒输入性疫情和疫苗衍生病毒相关事件应急处置技术方案(试行)〉的通知》(中疾控发[2012] 208 号)的要求，特制定本技术方案。

1　目的

及时发现脊灰野病毒、疫苗衍生脊灰病毒(VDPV)、脊灰疫苗高变异株，并规范相关事件调查处置方法，快速阻断病毒的传播。

2　适用范围

本技术方案适用于脊灰野病毒、VDPV、脊灰疫苗高变异株相关事件的报告、调查和应急处置工作。

3　定义

脊灰野病毒、VDPV、免疫缺陷者疫苗衍生脊灰病毒(iVDPV)、脊灰疫苗高变异株及相关病例，以及脊灰疫苗衍生病毒循环(cVDPVs)、脊灰疫苗高变异株循环的定义参照相关诊断标准。

4　监测与报告

按照《北京市急性弛缓性麻痹(AFP)病例监测方案》，对急性弛缓性麻痹病例进行常规监测，并开展密切接触者、健康人群和环境脊灰病毒监测。

4.1　脊灰野病毒、VDPV 和 cVDPVs

市疾病预防控制中心接到中国疾病预防控制中心发现脊灰野病毒(包括在环境或健康人群、AFP 病例标本中发现)、cVDPVs、VDPV 病例或携带者通报后，应立即报告市卫生健康委。

4.2　脊灰疫苗高变异株及其循环

市疾病预防控制中心接到中国疾病预防控制中心发现脊灰疫苗高变异株及其循环的通报后，应在 24 小时内报告市卫生健康委。

5　调查处置

5.1　成立技术指导组和调查小组

(1) 发现脊灰野病毒、cVDPVs 或脊灰疫苗高变异株循环，市卫生健康委组织成立由流行病学、病毒学、卫生应急和临床医学等专家组成的技术指导组，负责分析、预测疫情，指导现场调查处理工作。发现脊灰疫苗变异株循环，调查处置原则等同脊灰疫苗高变异株循环。

(2) 发现 VDPV 病例或携带者，市卫生健康委组织成立调查小组，成员包括流行病学、儿科或神经内科专家和实验室专家，负责病例的个案调查、诊断，开展接种率调查，评价 AFP 病例监测系统质量等工作。

(3) 发现脊灰疫苗高变异株病例，市疾病预防控制中心组织成立流行病学调查小组，负责病例的个案调查，开展接种率调查，评价 AFP 病例监测系统运转等工作。

5.2　现场调查与病例核实

发现相关病例后，区疾病预防控制中心配合调查小组赴现场开展调查，并对病例进行医学检查，核实诊断。

(1) 重点调查病例发病过程、治疗情况、脊灰疫苗免疫史、发病前 35 天内的旅行史和接触史。对于脊灰野病毒病例或 cVDPVs 病例，需了解病例可能排毒期(便标本检测阴性前)的活动范围、接触情况。

(2) 分析发生的可能原因及可能波及的范围，分析高危 AFP 病例聚集性、脊灰临床符合病例聚集性、AFP 病例聚集性(同一区或相邻区一个月内发生 2 例及 2 例以上 AFP 病例)。

(3) 了解密切接触者及周围儿童中近年 AFP 病例的发生情况。

(4) 若临床怀疑 iVDPV 时，在取得知情同意后，进行定量免疫球蛋白或细胞免疫功能测定。

(5)拍摄病例影像资料，记录残留麻痹情况和现场调查工作进展。

发现预警病例，要关注病例标本采集送检情况、诊断分类、转归等，发现聚集性 AFP 病例，要重点关注病例之间的流行病学、病毒学联系。

5.3 标本采集

5.3.1 病例或携带者便标本

病例或携带者所在的医院负责采集便标本，采集后冷冻保存并通知辖区疾病预防控制中心，由辖区疾病预防控制中心按要求送市疾病预防控制中心实验室检测。

(1)脊灰野病毒阳性者，每间隔 7 天采集 1 次粪便标本，直至连续 3 次采集的标本病毒分离或 PCR 检测阴性为止。

(2)VDPV 阳性者，每间隔 7 天采集 1 次粪便标本，直至连续 2 次采集的标本病毒分离或 PCR 检测阴性为止。

当确定为 iVDPV 时，前 2 个月每间隔 14 天采集 1 次粪便标本，从第 3 个月开始，每间隔 1 个月采集 1 次粪便标本，直至连续 3 次标本病毒分离或 PCR 检测阴性为止。

(3)脊灰疫苗高变异株病例，每间隔 14 天采集 1 次粪便标本，直至连续 2 次标本病毒分离或 PCR 检测阴性为止。

(4)在病例搜索时发现近 45 天内麻痹的 AFP 病例，采集双份粪便标本进行病毒分离或病毒核酸检测。

5.3.2 接触者或健康人群便标本

区疾病预防控制中心负责采集一定数量近 6 周内未接种过脊灰减毒活疫苗的接触者(接触者定义：曾与处于传染期的病例共同生活、共用卫生间的人员；处置过病例的医护人员或检验过标本的实验室检测人员及其他存在传染或共同感染可能性的人)粪便标本。原则上优先采集 5 岁以下儿童粪便标本。

(1)发现脊灰野病毒、cVDPVs、脊灰疫苗病毒高变异株循环病例，在病毒可能传播的地区，至少采集 50 名接触者或健康人群的粪便标本，其中每例脊灰野病毒病例或 cVDPVs 病例采集 5～10 名接触者的粪便标本。

(2)VDPVs 病例或携带者、脊灰疫苗高变异株病例，应采集 5～10 名接触者的粪便标本。

如出现较大规模传播或已实施强化免疫，重点是采集 AFP 病例的标本以核实疫情，仅在 AFP 病例未采到合格便或已死亡无法采便等情况下采集其接触者便标本以协助诊断。

5.4 标本运送和检测

(1) 便标本采集后 24 小时内，由区疾病预防控制中心将便标本冷藏运送至市疾病预防控制中心实验室进行检测。市疾病预防控制中心在 7 天内将脊灰病毒阳性分离物送中国疾病预防控制中心进行型内鉴别和基因测序。怀疑为脊灰野病毒的阳性分离物应于 24 小时内上送。运送应严格按照国家生物安全有关规定执行。脊灰实验室应在要求时限内完成检测，在检测结束后 1 个工作日内将检测结果录入 AFP 病例监测信息报告管理系统。

(2) 对于来自脊灰野病毒流行地区或其他怀疑为脊灰野病毒导致的 AFP 病例，分离脊灰病毒的同时要进行病毒核酸分子生物学检测，核酸检测为阳性的标本要及时送中国疾病预防控制中心。

(3) 一旦发现脊灰野病毒，市疾病预防控制中心应就地封存标本及分离物，并严格按照相关生物安全规范要求进行后续工作。

(4) 发现脊灰野病毒或 VDPV 时，国家脊灰实验室应对省级脊灰实验室进行综合评估，必要时对既往阴性标本进行复核。

5.5 开展接种率评估

(1) 充分利用现有资料，初步估算脊灰疫苗接种率。

(2) 根据发现病例的情况、流行病学调查结果判断可能的感染或传播地区，并视以下不同情形，由相关区疾病预防控制中心在一定范围内开展脊灰疫苗接种率快速调查工作。

①发现脊灰野病毒病例或 cVDPVs 病例或脊灰疫苗变异株循环病例（包括异地来京病例），北京市各区采取按容量比例概率抽样（PPS）法各调查 210 名 5 岁以下儿童的脊灰疫苗接种情况。

②在环境或健康人群中发现脊灰野病毒，所在区及相邻区采取 PPS 法各调查 210 名 5 岁以下儿童的脊灰疫苗接种情况。

③发现 VDPV 病例或携带者、脊灰疫苗高变异株病例，需在病例或携带者居住村（居）委会进行接种率普查，同时在病例所在乡（镇、街道）及邻近乡（镇、街道）每个乡级单位至少调查 30 名 5 岁以下儿童，并在辖区内流动儿童聚集地调查 30 名 5 岁以下儿童。

(3) 根据工作需要，可制订专门的方案，对适龄人群开展血清脊灰抗体水平调查，评估人群免疫屏障。

5.6　AFP 病例主动搜索

5.6.1　医疗机构的 AFP 主动搜索

相关区疾病预防控制中心在医院的配合下查阅近 2 年医疗机构相关科室的门诊日志、出入院记录或病案等，调查有无漏报 AFP 病例，并记录主动搜索结果，跟踪漏报病例诊断情况。

(1)发现脊灰野病毒病例、cVDPVs 病例或脊灰疫苗高变异株循环病例，对全市各级各类医疗机构开展 AFP 病例主动搜索。

(2)发现 VDPV 病例或携带者，或在环境或健康人群中发现脊灰野病毒，对所在区及相邻区的各级各类医疗机构开展 AFP 病例主动搜索。

(3)发现脊灰疫苗高变异株病例，对病例所在区的各级各类医疗机构开展 AFP 病例主动搜索。

如有必要，可根据病例波及范围和年龄分布情况，进一步扩大 AFP 病例主动搜索地区、病例年龄及时间范围。

5.6.2　社区 AFP 病例主动搜索

(1)发现脊灰野病毒病例或 cVDPVs 病例，由市卫生健康委组织在全市范围开展 AFP 病例社区搜索工作。

(2)发现 VDPV 病例或携带者，或在环境或健康人群中发现脊灰野病毒，所在区及相邻区卫生健康委负责组织开展AFP病例(包括目前残留麻痹病例)社区搜索工作。

5.6.3　病例复核和漏报病例管理

发现脊灰野病毒病例或 cVDPVs 病例时，市卫生健康委组织市级脊灰专家诊断小组应对病例区及相邻区近2年的AFP病例，特别是对残留麻痹病例进行复核。必要时，请国家级技术指导小组专家参与指导。

对于漏报的 AFP 病例尽可能随访并明确临床诊断，当年的病例应纳入 AFP 病例监测报告信息管理系统。

5.7　疫情处理原则

5.7.1　风险评估

(1)发现脊灰野病毒、VDPV、脊灰疫苗高变异株时，调查小组要利用既往资料及专题调查资料，动态开展风险评估工作，提出防控工作建议。

(2) 风险评估包括分析病例的临床、流行病学和病毒学信息，结合既往脊灰疫苗接种情况、AFP 病例监测系统工作质量、当地卫生状况、人力资源和人口流动状况等，必要时开展接种率调查和人群血清抗体水平调查，初步评估病毒输入传播风险和危害，提出疫情发生地、其他地区的流行病学调查和控制传播的建议。结合应急强化免疫等措施落实情况，进行动态风险评估，以便适时调整相关措施。

5.7.2　开展应急强化免疫

北京市卫生健康委根据风险评估的结果，决定是否开展脊灰疫苗应急强化免疫(或查漏补种)活动，制定并下发方案，决定开展脊灰疫苗应急强化免疫(或查漏补种)的地区、目标人群、时间和轮次、间隔。

(1) 发现 VDPV 病例或携带者，需要开展应急强化免疫(或查漏补种)时，至少以区为单位，开展两轮。接种对象为 5 岁以下儿童或结合实际适当扩大年龄组。

(2) 发现脊灰野病毒病例、cVDPVs 病例、脊灰疫苗高变异株循环病例，以及在环境或健康人群中发现脊灰野病毒，尽快开展应急接种工作。需要开展应急强化免疫(或查漏补种)时，至少以全市为单位，开展两轮。接种对象为 5 岁以下儿童或结合实际适当扩大年龄组。

(3) 根据疫情进展及应急强化免疫的效果、风险评估情况，综合确定或调整应急强化免疫的轮次、范围和接种对象。

应急强化免疫活动期间要做好社会动员、安全接种、督导和接种率快速评估，接种率未达到 95%的地区应进行查漏补种工作。

5.7.3　加强 AFP 病例监测

发现脊灰野病毒病例、cVDPVs 病例、脊灰疫苗高变异株循环病例时，需要加强 AFP 病例监测。主要工作包括以下几方面。

(1) 各级各类医疗机构发现 AFP 病例，要及时通过网络直报系统进行报告，相关病例流调信息、标本采集运送和检测信息、随访信息要及时网络报告。

(2) 各级各类医疗机构立即启动 AFP“零病例周报告周分析”制度(必要时日报告日分析)，及时发现病例，确保高敏感性。

(3) 按照 AFP 病例监测方案的要求，市疾病预防控制中心要评价各区 AFP 病例监测指标，并重点分析 AFP 病例流行病学分布、免疫史、高危 AFP 病例和临床符合病例的调查结果。

(4) 市卫生健康委应及时组织 AFP 病例分类诊断专家小组对 AFP 病例进行最终分类。

(5) 市疾控中心实验室应优先检测重点地区 AFP 病例的粪便标本，尽快将脊灰病毒阳性分离物和指定的粪便原始标本送中国疾病预防控制中心进行型内鉴别和标本复核。

(6)加强口岸监测，防范病毒输入/输出。市卫生健康委联合相关部门在输入风险大的口岸，对 15 岁以下入境儿童进行登记、查验脊灰疫苗免疫史，对免疫史不详或漏种儿童给予 1 剂脊灰疫苗接种，并向儿童监护人予以明确的健康风险提示，如出现急性弛缓性麻痹症状，应及时就医并告知诊治医生。

5.7.4 隔离消毒与个人防护

医疗机构要做好脊灰野病毒和 VDPV 病例/携带者及脊灰疫苗高变异株循环病例的隔离、医院内感染控制及卫生医疗人员的个人防护工作。

5.7.5 病例或健康携带者的接触者的医学观察

辖区卫生健康委负责指派专人对脊灰野病毒和 VDPV 病例/携带者及脊灰疫苗高变异株循环病例周围存在感染风险的人群，如家庭成员、托幼机构或学校的同学等，进行医学观察 35 天。一旦出现麻痹症状，及时上报市卫生健康委，并安排病例隔离治疗。

5.7.6 健康教育

(1)专业人员在采集标本、开展脊灰疫苗接种率调查和 AFP 病例社区主动搜索时，可同时开展健康教育，引导公众形成良好的个人卫生习惯，告知儿童家长出现肢体麻痹症状要主动就医。

(2)发现疫情后，市卫生健康委要按照相关要求，主动发布疫情及防控进展信息，通过媒体开展脊灰预防等知识的宣传普及活动，提高公众对预防接种的认知水平和参与意识。

5.8 评估

5.8.1 评估防控措施落实情况

(1)AFP 病例监测：发生脊灰野病毒病例、cVDPVs 病例、脊灰疫苗高变异株循环病例疫情，启动应急响应期间，疫情相关地区 15 岁以下儿童 AFP 病例报告发病率要达到 2/10 万，确保监测报告系统的敏感性和及时性。

(2)应急强化免疫：目标人群的接种率达到 95%以上。

5.8.2 评估防控措施效果

在发现 cVDPVs 或脊灰野病毒疫情时，在 AFP 监测系统保持高敏感性的基础上，最后 1 例病例发生麻痹 3 个月后无新发病例，可结合脊灰病毒环境监测、人群脊灰抗体水平调查结果，经综合风险评估后可终止应急响应。结束应急响应后，仍需继续加强维持无脊灰工作。

6 资料管理

各级疾病预防控制中心应及时将相关调查处置资料进行汇总、分析、整理、归档，分析发生的原因和流行特点，总结经验和教训，在完成调查处理后一个月内报上级疾病预防控制中心及同级卫生健康主管部门。

第 2 章　北京市麻疹和风疹联合监测方案

麻疹是由麻疹病毒引起的急性呼吸道传染病，是乙类法定报告传染病。患者是唯一的传染源，发病前 2 天至出疹后 5 天均有传染性，经呼吸道飞沫传播，人群普遍易感，病后可获得持久性免疫力。中国自 1965 年开始使用麻疹疫苗，1978 年实施计划免疫，使麻疹发病率大幅度下降。2005 年世界卫生组织西太平洋区域提出 2012 年消除麻疹的目标，我国对此积极响应。卫生部于 2006 年 11 月和 2010 年 7 月下发了《2006～2012 年全国消除麻疹行动计划》（卫疾控发[2006] 441 号）和《2010～2012 年全国消除麻疹行动方案》（卫疾控发[2010] 65 号），对麻疹控制提出新要求。北京市从 1998 年制定麻疹监测方案，并于 2010 年和 2012 年二次修订了麻疹监测方案。

风疹是由风疹病毒引起的急性呼吸道传染病，为丙类法定报告传染病。患者是唯一传染源，出疹前后传染性强，以呼吸道飞沫传播为主，人群普遍易感，感染后可获得持久性免疫力，也可通过胎盘垂直传播使胎儿受感染并可在出生后发生先天性风疹，患病新生儿也可作为传染源。北京市 2005 年首次制定《北京市风疹管理规范》，2007 年修订为《北京市风疹监测方案》，2010 年进一步修订了该监测方案。

2012 年 4 月世界卫生组织发布《2012～2020 全球麻疹和风疹战略计划》，该计划提出 2015 年实现区域性麻疹和风疹/先天性风疹综合征（CRS）消除目标，2020 年至少在世界卫生组织的 5 个区域实现消除麻疹和风疹目标。2014 年，根据国务院《卫生事业发展“十二五”规划》（国发[2012] 57 号）、国家卫生计生委办公厅《关于进一步加强麻疹监测工作的通知》（国卫办疾控函[2013] 484 号），中国疾病预防控制中心下发了新的《全国麻疹监测方案》，将风疹纳入麻疹监测范畴。根据《全国麻疹监测》方案要求，2015 年北京市对《北京市麻疹监测方案（2010 版）》和《北京市风疹监测方案（2010 版）》进行了修订。现依据《2018 年中华人民共和国卫生行业标准——麻疹诊断（WS 296—2017）》进行修订，形成本方案。

第一部分　麻疹和风疹联合监测定义

1　监测目的

（1）及时发现麻疹、风疹、CRS 病例，采取针对性措施，预防和控制疫情。

(2) 掌握麻疹、风疹、CRS 流行病学特征，分析人群免疫状况，确定易感人群，加强预测预警。

(3) 了解麻疹、风疹病毒学特征，追踪病毒来源、传播轨迹。

(4) 评价麻疹、风疹疫苗预防控制效果，为适时调整消除麻疹和控制风疹策略提供依据。

2 监测病例定义与分类

2.1 监测病例定义

发热、出疹，伴咳嗽、卡他性鼻炎、结膜炎、淋巴结肿大、关节炎/关节痛症状之一者，或传染病责任疫情报告人怀疑为麻疹或风疹的病例。

2.2 监测病例分类

2.2.1 实验室确诊病例

(1) 实验室确诊麻疹病例。符合下面条件之一的监测病例，为实验室确诊麻疹病例。①血标本检测麻疹 IgM 抗体阳性者；②病原学标本检测麻疹病毒核酸阳性或分离到麻疹病毒者；③恢复期血清麻疹 IgG 抗体滴度比急性期有≥4 倍升高，或急性期抗体阴性而恢复期抗体阳转者。

(2) 实验室确诊风疹病例。符合下面条件之一的监测病例，为实验室确诊风疹病例。①血标本检测风疹 IgM 抗体阳性者；②病原学标本检测风疹病毒核酸阳性或分离到风疹病毒者；③恢复期血清风疹 IgG 抗体滴度比急性期有≥4 倍升高，或急性期抗体阴性而恢复期抗体阳转者。

2.2.2 临床诊断病例

(1) 流行病学联系病例。①流行病学联系麻疹病例。监测病例无标本或标本不合格，但与实验室确诊麻疹病例有流行病学关联。②流行病学联系风疹病例。监测病例无标本或标本不合格，但与实验室确诊风疹病例有流行病学关联。

(2) 临床符合病例。①临床符合麻疹病例。具备发热、出疹并伴有咳嗽、卡他性鼻炎或结膜炎症状之一，或传染病责任疫情报告人怀疑为麻疹的监测病例，无标本或标本不合格，与实验室确诊麻疹病例无流行病学关联，未明确诊断为其他疾病者。②临床符合风疹病例。具备发热、出疹并伴淋巴结肿大、关节炎/关节痛症状之一，或传染病责任疫情报告人怀疑为风疹的监测病例，无标本或标本不合格，与实验室确诊风疹病例无流行病学关联，未明确诊断为其他疾病者。

2.2.3 排除麻疹风疹病例

符合下面条件之一的监测病例，为排除麻疹风疹病例。

(1) 血标本检测麻疹和风疹 IgM 结果均为阴性，且无其他麻疹或风疹实验室检测阳性结果者。

(2) 无标本或标本不合格，与实验室确诊麻疹/风疹病例无流行病学关联，且明确诊断为其他疾病者(需在流行病学调查表的备注中注明最终诊断名称)。

监测病例分类示意图见图 2-1。有关含麻疹成分减毒活疫苗相关病例的诊断标准见附件 2-1 的 8.2。

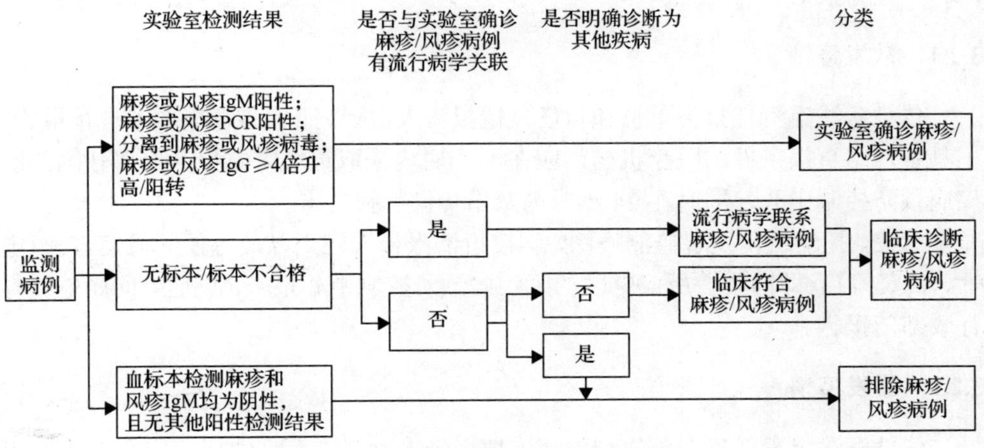

图 2-1 监测病例分类流程图

3 疫情报告

3.1 疫情分类

3.1.1 散发疫情

各病例间发病时间和地点无明显联系，表现为散在发生。

3.1.2 暴发疫情

麻疹暴发疫情指：①以村、居委会、学校或其他集体机构为单位，10 日内发生 2 例及以上麻疹监测病例，②以乡(镇、社区、街道)为单位，10 日内发生 5 例及以上麻疹监测病例，③以县为单位，1 周内麻疹发病水平超过前 5 年同期平均发病水平 1 倍以上。

风疹暴发疫情指：以村、居委会、学校或其他集体机构为单位，2 周内发生 5 例及以上风疹监测病例。

3.1.3 突发公共卫生事件

麻疹突发公共卫生事件是指：同一学校、幼儿园、自然村寨、社区、建筑工地、厂矿等集体单位，1 周内发生 10 例及以上麻疹实验室确诊或临床诊断病例。

风疹突发公共卫生事件是指：同一学校、幼儿园、自然村寨、社区、建筑工地、厂矿等集体单位，1 周内发生 10 例及以上风疹实验室确诊或临床诊断病例。

3.2 疫情报告

3.2.1 散发疫情

传染病法定责任报告单位和责任疫情报告人，应按照网络直报要求进行报告，不具备网络直报条件的医疗机构，应在 6 小时内采取最快方式报至所属辖区的区疾病预防控制中心，同时在 24 小时内寄出传染病报告卡。

学校、托幼机构发现监测病例，学校疫情报告人应当以最方便的通信方式(电话、传真等)立即向学校所属辖区的区疾病预防控制中心报告，同时，向属地教育行政部门报告。

3.2.2 暴发疫情

传染病法定责任报告单位和责任疫情报告人发现暴发疫情后，应在 2 小时内以电话方式逐级向上级疾病预防控制中心和同级卫生健康主管部门报告。

3.2.3 突发公共卫生事件

区卫生健康主管部门核实并认定发生突发公共卫生事件后，区疾病预防控制中心应在 2 小时内以电话方式向市疾病预防控制中心报告，同时上报调查报告，并进行网络直报。市疾病预防控制中心接到报告后 2 小时内报告市卫生健康主管部门。

第二部分　麻疹疫情调查处理

4 调查程序

4.1 散发疫情

接到麻疹监测病例报告后 24 小时内到达现场，由病例现住址所属辖区的区疾病预防控制中心和地段医疗机构预防保健科共同开展现场流行病学个案调查，并填写“北京市麻疹监测病例流行病学个案调查表”（表 2-1），各变量要准确、有依据。以下 10 个变量中任何一项空缺或不准确，均被认为个案调查不完整：病例姓名、性别、出生日期、现住址、含麻疹/风疹成分疫苗接种史、出疹日期、报告日期、调查日期、血标本采集日期、可能的感染地，填表说明见附件 2-1。

4.2 暴发疫情和突发公共卫生事件

接到报告后，病例现住址所属辖区的区疾病预防控制中心、地段医疗机构预防保健科应立即到达现场并调查处理疫情。疫情规模达到较大及以上级别突发公共卫生事件，或出现 2 例及以上死亡病例时，市疾病预防控制中心应参与调查。

每起暴发疫情和突发公共卫生事件的全部病例均应进行流行病学个案调查，填写“北京市麻疹监测病例流行病学个案调查表”（表 2-1）；首次现场调查处理后，1 天内完成初次调查报告，同属一起暴发疫情的病例，在监测信息报告管理系统中应通过赋予相同的暴发编码进行关联，7 天内填写“北京市麻疹暴发疫情信息汇总表”（表 2-2）；最后 1 例发病后 21 天内未出现新病例，则疫情结束；疫情结束后 2 天内完成疫情结案报告，内容包括：疫情发现和报告过程，病例基本情况、既往免疫史、发病情况、就医情况和主要临床症状，病例主动搜索，疫情发生地及周边地区 8 月龄至 14 岁儿童的含麻疹成分疫苗接种情况，所采取的控制措施和效果评价，疫情预测，存在的主要问题，以及结论和建议。突发公共卫生事件应撰写事件进程报告。

4.3 死亡病例

病例罹患麻疹后死亡的病例均为麻疹死亡病例。接到报告后，病例现住址所属辖区的区疾病预防控制中心、地段医疗机构预防保健科应立即到达现场调查处理疫情。全部死亡病例均应进行流行病学个案调查，填写“北京市麻疹监测病例流行病学个案调查表”（表 2-1）、查询病例死亡前的门诊和住院记录，了解死亡原因。现场调查处理后 1 天内完成调查报告，内容包括：病例发现和报告过程，病例基本情况、既往免疫史和健康状况，麻疹发病情况、就医情况、主要临床症状，病历摘抄（含治疗情况、并发症、死亡原因等），以及所采取的麻疹控制措施和效果评价。

5 疫情控制措施

5.1 隔离传染源和主动搜索

嘱患者到传染病医院住院治疗，在家隔离治疗时应尽量减少与他人接触。患者隔离至出疹后4天(出疹当天视为第零天)，并发肺部感染者延长至14天。区疾病预防控制中心要对当地各级医疗单位，特别是基层医疗机构开展病例主动搜索，开展社区(村居)病例主动搜索，对出现疫情的托幼机构和学校核查晨午检记录和缺课记录，对出现疫情的用工单位核查务工人员进出登记和健康状况等记录。

5.2 切断传播途径

对室内环境进行消毒，室内湿式扫除，开窗通风使病毒迅速排出室外。麻疹潜伏期为7～21天(平均10天左右)，集体单位医学观察期应截至最后1例病例发病后21天，期间禁止集体活动，减少病毒传播。暴发疫情和突发公共卫生事件的首次消毒，必须由区疾病预防控制中心消毒专业人员到达现场进行指导。

各级各类医疗机构要按照《医疗机构传染病预检分诊管理办法》的有关要求，对具有发热、出疹等症状的患者进行预检分诊；严格执行《医院感染管理规范》和《消毒管理办法》，收治麻疹病例的医疗机构必须具备隔离条件，独立设区，病房内通风良好；认真落实消毒措施，加强医务人员的个人防护，避免发生麻疹的医院感染。

5.3 保护易感人群

接种疫苗是预防麻疹最有效的措施，对8月龄至14岁儿童，应尽快开展含麻疹成分疫苗的查漏补种；对15～45岁、5年内未明确接种过含麻疹成分疫苗且无明确麻疹病史者，尽快应急接种麻疹疫苗，并填写“麻疹暴发疫情应急接种记录表”(表2-3)，3天内疫苗补种率或接种率应达到95%以上。在未做出实验室诊断前开展应急接种的，建议采用麻疹-风疹联合疫苗。在麻疹疫情发生地及周边地区快速调查30名8月龄至14岁儿童的含麻疹成分疫苗接种情况(以接种证、接种卡或预防接种信息系统为准)，评价常规免疫情况。

5.4 开展健康教育

要把预防控制麻疹知识的宣传和普及作为科普知识宣传的重要内容，纳入当地健康教育规划。利用预防接种日和其他公众聚会活动，组织开展多种形式的健康教育，向公众宣传消除麻疹策略和措施，使公众了解麻疹的危害、传播途径与预防方法，鼓励其自觉接种疫苗。

6 标本采集与检测

6.1 血标本

医疗机构在发现监测病例时，负责采集出疹后28天内静脉血2～3ml，无菌操作分离血清（血清量≥0.5ml），于 2～8℃保存于无菌微量离心管内；于血标本采集后 24 小时内送到麻疹风疹网络实验室检测；麻疹风疹网络实验室接到监测病例血清标本后，暴发疫情应于 24 小时内、散发病例应于 72 小时内报告结果。出疹后 3 天内采集的血标本检测麻疹、风疹 IgM 抗体均为阴性，且未明确诊断为其他疾病者，病例现住址所辖的区疾病预防控制中心应在出疹后 4～28 天采集第 2 份血标本。麻疹风疹网络实验室检测的所有病例血清标本于–20℃保存 1 年，以备市疾病预防控制中心麻疹风疹实验室质量控制抽检。

已加入本市麻疹风疹网络实验室的医疗机构应填写“麻疹风疹监测病例血标本送检及实验室检测结果登记表”（表 2-4），于 24 小时内在冷藏条件下将血清送至本机构麻疹风疹实验室，同时检测麻疹和风疹 IgM 抗体。检测结果应填入表 2-4 并传真至本机构所属辖区的区疾病预防控制中心，由后者负责将其转至病例现住址所辖的区疾病预防控制中心。必要时，市疾病预防控制中心麻疹风疹实验室将对检测结果进行复核。

尚未加入本市麻疹风疹网络实验室的医疗机构，应立即电话通知所属辖区的区疾病预防控制中心，同时填写“麻疹风疹监测病例采血报告登记表”（表 2-5）；区疾病预防控制中心接到电话报告后，填写“麻疹风疹监测病例采血接报登记表”（表 2-6），并通知病例现住址所属辖区的区疾病预防控制中心取样。后者收取血标本后，填写“麻疹风疹监测病例血标本送检及实验室检测结果登记表”（表 2-4），于 24 小时内在冷藏条件下送区疾病预防控制中心麻疹风疹实验室，进行麻疹和风疹 IgM 抗体的同时检测，并将检测结果填入表 2-4。必要时市疾病预防控制中心麻疹风疹实验室对检测结果进行复核。

未就诊病例由流行病学个案调查人员负责采集血标本，填写“麻疹风疹监测病例血标本送检及实验室检测结果登记表”（表 2-4），于 24 小时内在冷藏条件下将血清送至病例现住址所属辖区的区疾病预防控制中心麻疹风疹网络实验室，同时检测麻疹和风疹 IgM 抗体，检测结果填入表 2-4。必要时，市疾病预防控制中心麻疹风疹实验室对检测结果进行复核。

6.2　咽拭子和尿液标本

为掌握麻疹病毒基因型变化及其动态分布情况，各区应按照监测连续性和代表性的原则，采集 10%的病例病原学标本（全年病例不足 10 例的区每年至少采集 3 例散发疫情的麻疹监测病例病原学标本）。对于暴发疫情，应至少采集 5 例咽拭子或尿液标本进行病原学监测，病例小于 5 例者应全部采集。怀疑为含麻疹成分疫苗相关病例应采集病原学标本。

采集出疹前 5 天到出疹后 5 天（不含出疹当日）的咽拭子标本置于病毒保存液中，或尿液标本（10～50ml，最好收集晨尿）置于无菌管中。以上标本 2～8℃保存，并填写“麻疹风疹监测病例病原学标本送检及实验室检测结果登记表”（表 2-7），于标本采集后 24 小时内在冷藏条件下送区疾病预防控制中心麻疹风疹实验室。区疾病预防控制中心麻疹风疹实验室收到病原学标本后，暴发疫情应于 24 小时内、散发疫情应于 72 小时内完成核酸检测并报告结果。

麻疹核酸检测阳性标本，区疾病预防控制中心麻疹风疹实验室应于 14 天内完成基因分型测序实验并将基因序列报送市疾病预防控制中心麻疹风疹实验室；同时于 28 天内完成病毒分离鉴定并报告结果，7 天内将病毒分离阳性培养物送市疾病预防控制中心麻疹风疹实验室。

市疾病预防控制中心麻疹风疹实验室收到基因序列后进行基因型别鉴定，并于 3 天内送国家麻疹风疹实验室复核，并按国家要求及时将病毒分离阳性培养物送国家麻疹风疹实验室。

标本采集和运送方法见附件 2-2。

7 实验室监测

7.1 网络实验室

现阶段北京市麻疹风疹网络实验室由市、区疾病预防控制中心麻疹风疹实验室、北京地坛医院麻疹风疹实验室、北京佑安医院麻疹风疹实验室、北京儿童医院麻疹风疹实验室和首都儿科研究所附属儿童医院麻疹风疹实验室组成，主要承担麻疹、风疹病原学检测和血清学检测任务。所有麻疹风疹网络实验室必须通过市疾病预防控制中心组织的职能考核认证后，其检测结果才被认可。有条件的其他医疗机构，根据属地管理原则，由属地区疾病预防控制中心考核认证合格，也可加入麻疹风疹网络实验室。

7.2 生物安全

按照卫生部《人间传染的病原微生物名录》（卫科教发[2006] 15 号），麻疹病毒的危害程度分类为第三类，临床标本和麻疹病毒阳性分离物均按 B 类包装运输，病毒培养和未经培养的感染性材料的操作应在 BSL-2 级实验室进行。灭活材料和无感染性材料的操作可在 BSL-1 级实验室进行。

7.3 质量控制

每年市疾病预防控制中心麻疹风疹实验室向其他麻疹风疹网络实验室发放血清及核酸考核盲样，后者收到考核样品 7 个工作日内上报检测结果。每年各麻疹风疹网络实验室向市疾病预防控制中心麻疹风疹实验室送检麻疹、风疹 IgM 抗体阳性和双阴性血清标本及麻疹、风疹核酸阳性和双阴性病原学标本进行再证实，并填写“麻疹风疹血清/核酸标本送检上级实验室再证实表”（表 2-8）。

市疾病预防控制中心麻疹风疹实验室，接受国家疾病预防控制中心麻疹风疹实验室的现场认证。区疾病预防控制中心麻疹风疹实验室和医疗机构麻疹风疹实验室接受市疾病预防控制中心麻疹风疹实验室的现场认证。

8　疫情监测

8.1　常规监测

各区疾病预防控制中心完成麻疹监测病例个案调查后，在 24 小时内将流行病学调查信息录入“麻疹监测信息报告管理系统”和“麻疹监测病例流行病学调查补充数据库”。

麻疹风疹网络实验室（含北京地坛医院、北京佑安医院、北京儿童医院和首都儿科研究所附属儿童医院）将实验室检测结果于 72 小时内反馈至病例现住地所辖的区疾病预防控制中心，对于跨区就诊的病例，医疗机构与区疾病预防控制中心应加强协调，做好数据接报和转报登记。

实验室检测结果由区疾病预防控制中心于检测完成后 24 小时内录入“麻疹监测信息报告管理系统”。区疾病预防控制中心根据流行病学信息和实验室检测结果对病例进行最终分类，所有监测病例在报告后 10 日内应完成病例分类的审核订正，全年所有监测病例均应在下一年 1 月 31 日前完成订正。

区疾病预防控制中心每月下载“麻疹监测信息报告管理系统”数据，并核对“麻疹监测病例流行病学调查补充数据库”，按照病例姓名将 2 个数据库合并后，于每月 10 日前上报截至上个月的累计合并数据库。

各级疾病预防控制中心应定期对辖区内麻疹监测资料进行汇总，综合分析麻疹发病特征，评价人群免疫水平，发现免疫接种薄弱地区和人群，提出相关工作建议，并及时将信息反馈至下级单位，报同级卫生健康主管部门和上级疾病预防控制中心。

8.2　主动监测

8.2.1　主动监测医疗机构及科室

医疗机构应每旬开展相关科室的主动监测，监测科室应为易发现麻疹监测病例的科室，一般为：儿科、内科、感染科、皮肤科、急诊科等，包括门诊（专家门诊、特需门诊等）和病房。

8.2.2 主动监测内容

医疗机构应指定专人负责，每旬开展 1 次。监测人员应到主动监测科室查阅门诊日志、有诊断病名的门诊处方、出入院记录或病案，并与医务人员交谈，结合利用 ICD 编码查询麻疹病例，填写“麻疹监测病例主动监测旬访登记表”(表 2-9)，记录监测结果。如发现漏报的麻疹监测病例，应立即报告。

8.2.3 疾病预防控制中心负责的主动监测医疗机构

区疾病预防控制中心应设置辖区内 1 或 2 家接诊量较大的医疗机构作为疾病预防控制中心主动监测点，设专人每旬和医疗机构监测人员共同完成主动监测工作。

区疾病预防控制中心主动监测医疗机构包括：协和医院、北京市第六医院、北京儿童医院、北京大学第一临床医院、天坛医院、同仁医院、宣武医院、首都儿科研究所、朝阳医院、丰台区医院、711 医院、石景山医院、首钢医院、北医三院、海淀医院、门头沟区医院、京煤集团总医院、房山区第一医院、良乡医院、昌平区医院、大兴区医院、潞河医院、顺义区医院、平谷区医院、密云区医院、怀柔区第一医院、延庆区医院。

其余医疗机构的主动监测工作由医疗机构独立完成，各级疾病预防控制中心定期对医疗机构主动监测工作进行检查指导、督导评估。

8.2.4 主动监测数据报告

(1) 主动监测医疗机构：每月 3 日前完成上月“麻疹主动监测旬访登记表”，上报至辖区疾病预防控制中心。

(2) 区疾病预防控制中心：收集辖区内主动监测医疗机构的“麻疹主动监测旬访登记表”，按季度汇总成“麻疹主动监测季度汇总表”(表 2-10)，于下一季度第 1 个月 15 日前报市疾病预防控制中心。

9 其他相关监测

按《北京市常规免疫接种率监测方案》进行含麻疹成分疫苗的接种率监测，按《北京市免疫预防血清学与疫苗滴度监测规范》进行麻疹-风疹联合减毒活疫苗初免成功率监测和健康人群麻疹抗体水平监测。

10　风险评估与预警

各区疾病预防控制中心应协助卫生健康主管部门开展风险评估，分析利用历年麻疹疫情、疫苗接种率及人群麻疹抗体水平调查等信息，对本地区麻疹疫情发生发展趋势进行预测、预警。

11　各级职责

11.1　卫生健康主管部门

市、区级卫生健康主管部门负责组织与协调本级各相关部门开展麻疹监测工作，落实所需经费，保证监测工作顺利开展。

11.2　市疾病预防控制中心

为全市麻疹监测工作提供技术指导和相关培训；建立和完善本市的麻疹监测网络；指导和参与暴发疫情调查；对全市监测数据进行收集、整理、定期分析和反馈；开展麻疹监测病例标本检测和结果反馈；对全市麻疹风疹实验室网络进行考核；对全市麻疹监测系统进行管理和质量控制；组织开展麻疹免疫水平、疫苗效价和免疫成功率监测工作；对全市麻疹监测系统运转状况进行督导、评价。

11.3　区疾病预防控制中心

为本辖区麻疹监测工作提供技术指导和相关培训；开展麻疹监测病例的流行病学调查和信息录入；指导和参与麻疹暴发疫情调查；组织实施麻疹监测病例标本的收集、采集和运送；开展麻疹监测病例标本检测和结果反馈；定期对辖区内医疗单位开展麻疹监测病例的主动监测；对本辖区监测数据进行收集、整理、定期分析和反馈；组织开展麻疹免疫水平、疫苗效价和免疫成功率监测工作；对本辖区的麻疹监测系统运转状况进行督导、评价。

11.4　医疗机构

负责麻疹监测病例的报告和就诊病例的标本采集工作，协助各级疾病预防控制中心完成流行病学调查、处理和标本运送工作；每旬完成麻疹监测病例的主动监测工作；配合区疾病预防控制中心完成麻疹监测病例的主动搜索工作；对本单位医护人员进行培训；负责本单位医护人员含麻疹成分疫苗接种工作；严格按照有关要求对患者进行隔离和医疗救治，避免医疗机构感染的发生。

加入本市麻疹风疹网络实验室的医疗机构按照要求开展病例标本检测和结果

反馈工作。

12　评价指标

12.1　监测系统敏感性

以市为单位，排除麻疹风疹病例报告发病率达到2/10万；以区为单位，排除麻疹风疹病例报告发病率达到2/10万。

12.2　监测系统及时性

(1)麻疹监测病例24小时完整调查率达到100%。

(2)所有麻疹监测病例血清及核酸标本采集后24小时内送达麻疹风疹网络实验室的送达率达到100%。

(3)散发疫情病例血清及核酸实验室检测结果72小时内报告率达到100%，暴发疫情病例血清及核酸实验室检测结果24小时内报告率达到100%。

(4)麻疹核酸检测阳性标本，实验室基因分型测序实验结果14天内报告率达到100%，病毒分离鉴定结果28天内报告率达到100%，病毒分离阳性培养物7天内送检率达到100%。

(5)完成“北京市麻疹监测病例流行病学个案调查表”(表2-1)后，区疾病预防控制中心24小时录入“麻疹监测信息报告管理系统”率达到100%。

(6)实验室检测完成后，区疾病预防控制中心24小时内录入“麻疹监测信息报告管理系统”率达到100%。

12.3　监测系统特异性

(1)麻疹监测病例血标本采集率达到100%。

(2)麻疹病例实验室确诊率达到100%。

(3)麻疹暴发疫情血清学确诊率达到100%。

(4)麻疹暴发疫情病原学标本采集率达到100%。

(5)北京市麻疹监测病例流行病学个案调查表完整填写率达到100%。

(6)麻疹监测病例主动监测完成和结果及时上报率达到100%。

(7)麻疹病例现住址、工作地、就学地的准确定位率达到100%。

12.4　免疫接种率

本市儿童含麻疹成分疫苗基础免疫合格接种率和1.5岁加强免疫合格接种率均≥98%；流动儿童含麻疹成分疫苗基础免疫合格接种率和1.5岁加强免疫合格接种率均≥95%。

12.5　以区为单位麻疹-风疹联合减毒活疫苗初免成功率≥85%

有关监测指标的说明见附件 2-3。

第三部分　风疹疫情调查处理

13　调查程序

13.1 散发疫情

接到风疹监测病例报告后 48 小时内到达现场。由病例现住址所属地段医疗机构预防保健科开展现场流行病学个案调查并组织采集病例标本。现场填写“北京市风疹监测病例流行病学个案调查表”（表 2-11），各变量要准确、有依据。以下 10 个变量中任何一项空缺或不准确，均被认为个案调查不完整：病例姓名、性别、出生日期、现住址、含麻疹/风疹成分疫苗接种史、出疹日期、报告日期、调查日期、血标本采集日期、可能的感染地，填表说明见附件 2-4。

13.2　暴发疫情和突发公共卫生事件

接到报告后，病例现住址所属辖区的区疾病预防控制中心、地段医疗机构预防保健科 24 小时内到达现场并处理疫情。疫情规模达到较大及以上级别突发公共卫生事件，或出现 2 例及以上死亡病例时，市疾病预防控制中心应参与调查。

每起暴发疫情和突发公共卫生事件的全部病例均应进行流行病学个案调查，填写“北京市风疹监测病例流行病学个案调查表”（表 2-11）；暴发疫情首次现场调查处理后 1 天内完成初次调查报告；同属一起暴发疫情的风疹病例，在监测信息报告管理系统中应通过赋予相同的暴发编码进行关联；最后 1 例发病后 21 天内未出现新病例，则疫情结束。疫情结束后 2 天内完成疫情结案报告，内容包括：疫情发现和报告过程，病例基本情况、既往免疫史、发病情况、就医情况和主要临床症状，所采取控制措施和效果评价，疫情预测，存在的主要问题，以及结论和建议。突发公共卫生事件应撰写事件进程报告。每年年底将暴发疫情和突发公共卫生事件进行汇总分析，填写《北京市风疹暴发疫情汇总表》（表 2-12）。

14　疫情控制措施

14.1　隔离传染源

建议患者到传染病医院住院治疗，在家隔离治疗时应尽量减少与他人接触，特别是避免与孕妇接触。风疹患者隔离至出疹后 4 天(出疹当天视为第零天)，有合并症者延长至第 10 天。

14.2　切断传播途径

对室内环境进行消毒，室内湿式扫除，开窗通风使病毒迅速排出室外。风疹潜伏期为 14～21 天，集体单位医学观察期应截至最后 1 例病例发病后 21 天，期间禁止集体活动，减少病毒的传播范围。散发疫情的消毒由地段医疗机构预防保健科负责指导；暴发疫情和突发公共卫生事件的首次消毒，必须由区疾病预防控制中心专业消毒人员到达现场进行指导。

各级各类医疗机构要按照《医疗机构传染病预检分诊管理办法》的有关要求，对具有发热、出疹等症状的患者进行预检分诊；严格执行《医院感染管理规范》和《消毒管理办法》，收治风疹病例的医疗机构必须具备隔离条件，独立设区，病房内通风良好；认真落实消毒措施，加强医务人员的个人防护，避免发生风疹的医院感染。

14.3　保护易感人群

接种疫苗是预防风疹的有效措施，对 8 月龄至 14 岁儿童，应尽快开展含风疹成分疫苗的查漏补种；对 15～45 岁、5 年内未明确接种过含风疹成分疫苗且无明确风疹病史者，尽快开展应急接种。3 天内疫苗补种率或接种率应达到 95%以上。接种时应掌握疫苗接种禁忌证。

14.4　开展健康教育

组织开展多种形式的健康教育，向公众宣传预防风疹策略和措施，使其了解风疹的危害、传播途径与预防方法。加强对所辖区域的托幼园所、学校等集体单位定期开展传染病疫情报告培训和防病知识宣传。

15　标本采集与检测

15.1　血标本

医疗机构在发现风疹监测病例时，负责采集从出疹到出疹后 28 天血标本 2ml，无菌操作分离血清(血清量≥0.5ml)，于 2～8℃保存于无菌微量离心管内；风疹监测病例血标本采集后 24 小时内送到麻疹风疹网络实验室检测；麻疹风疹网络实验室接到监测病例的血清标本后，暴发疫情应于 24 小时内、散发病例应于 72 小时内报告结果。出疹后 3 天内采集的血标本检测麻疹、风疹 IgM 抗体阴性或可疑的病例，病例现住址所属辖区的区疾病预防控制中心应在出疹后 4～28 天采集第 2

份血标本。麻疹风疹网络实验室检测的所有病例血清标本于–20℃保存 1 年，以备市疾病预防控制中心麻疹风疹实验室质量控制抽检。

已加入本市麻疹风疹网络实验室的医疗机构应填写“麻疹风疹监测病例血标本送检及实验室检测结果登记表”（表 2-4），于 24 小时内在冷藏条件下将血清送至本机构麻疹风疹实验室，同时检测麻疹和风疹 IgM 抗体。检测结果应填入表 2-4 并传真至本机构所属辖区的区疾病预防控制中心，由后者负责将其转至病例现住址所属辖区的区疾病预防控制中心。必要时，市疾病预防控制中心麻疹风疹实验室对检测结果进行复核。

尚未加入本市麻疹风疹网络实验室的医疗机构应立即电话通知所属辖区的区疾病预防控制中心，同时填写“麻疹风疹监测病例采血报告登记表”（表 2-5）；区疾病预防控制中心接到电话报告后，填写“麻疹风疹监测病例采血接报登记表”（表 2-6），并通知病例现住址所属辖区的区疾病预防控制中心取样。后者收取血标本后，填写“麻疹风疹监测病例血标本送检及实验室检测结果登记表”（表 2-4），于 24 小时内在冷藏条件下送达区疾病预防控制中心麻疹风疹实验室，进行麻疹和风疹 IgM 抗体的同时检测，并将检测结果填入表 2-4。必要时市疾病预防控制中心麻疹风疹实验室对检测结果进行复核。

未就诊病例由流行病学个案调查人员负责采集血标本，填写“麻疹风疹监测病例血标本送检及实验室检测结果登记表”（表 2-4），于 24 小时内在冷藏条件下将血清送至病例现住址所属辖区的区疾病预防控制中心麻疹风疹网络实验室，同时检测麻疹和风疹 IgM 抗体，检测结果填入表 2-4。必要时，市疾病预防控制中心麻疹风疹实验室将对检测结果进行复核。

15.2　咽拭子和尿液标本

各区应按照监测连续性和代表性的原则，采集 10%的病例病原学标本（全年病例不足 10 例的区每年至少采集 3 例散发疫情的风疹监测病例病原学标本）。每起风疹暴发疫情应至少采集 5 例咽拭子或尿液标本进行病原学监测。

采集出疹前 5 天到出疹后 5 天（不含出疹当日）的咽拭子标本置于病毒保存液中或尿液标本（10～50ml，最好收集晨尿）置于无菌管中，2～8℃保存，填写“麻疹风疹监测病例病原学标本送检及实验室检测结果登记表”（表 2-7），标本采集后 24 小时内在冷藏条件下送达区疾病预防控制中心麻疹风疹网络实验室。区疾病预防控制中心麻疹风疹网络实验室在接到病原学标本后，7 日内应完成风疹病毒核酸检测并报告检测结果。风疹核酸检测阳性标本，还应由区疾病预防控制中心麻疹风疹实验室在 28 天内完成病毒分离鉴定并反馈结果，7 天内将病毒分离阳性培养物送市疾病预防控制中心麻疹风疹实验室，后者在 14 天内送国家麻疹风疹实验室。

标本采集和运送方法见附件 2-2。

16 实验室监测

16.1 网络实验室

现阶段北京市麻疹风疹网络实验室由市、区疾病预防控制中心麻疹风疹实验室、北京地坛医院麻疹风疹实验室、北京佑安医院麻疹风疹实验室、北京儿童医院麻疹风疹实验室和首都儿科研究所附属儿童医院麻疹风疹实验室组成，主要承担麻疹风疹病原学检测和血清学检测任务。所有麻疹风疹网络实验室必须通过市疾病预防控制中心组织的职能考核认证，其检测结果才被认可。有条件的其他医疗机构，根据属地化管理的原则，经区疾病预防控制中心考核认证合格，也可加入麻疹风疹网络实验室。

16.2 生物安全

按照卫生部《人间传染的病原微生物名录》(卫科教发[2006] 15 号)，风疹病毒的危害程度分类为第三类，临床标本和风疹病毒阳性分离物均按 B 类包装运输，病毒培养和未经培养的感染性材料的操作应在 BSL-2 级实验室进行。灭活材料和无感染性材料的操作可在 BSL-1 级实验室进行。

16.3 质量控制

参考麻疹网络实验室质量控制。

17 疫情监测

17.1 常规监测

病例现住址所属地段医疗机构预防保健科开展现场流行病学个案调查后，区疾病预防控制中心在 48 小时内将流行病学调查信息录入“麻疹监测信息报告管理系统”。麻疹风疹网络实验室(含北京地坛医院、北京佑安医院、北京儿童医院和首都儿科研究所附属儿童医院)将实验室检测结果于 72 小时内反馈至病例现住地所辖的区疾病预防控制中心，对于跨区就诊的病例，医疗机构与区疾病预防控制中心要加强协调，做好数据接报和转报登记。

实验室检测结果由区疾病预防控制中心于检测完成后 24 小时内录入“麻疹监测信息报告管理系统”。区疾病预防控制中心根据流行病学信息和实验室检测结果对病例进行最终分类，原则上所有风疹监测病例在报告后 10 日内应完成病例分类的审核订正，全年所有风疹监测病例均应在下一年 1 月 31 日前完成订正。

各级疾病预防控制中心应定期对辖区内风疹监测资料进行汇总，综合分析风疹发病特征，评价人群免疫水平，及时将监测结果与建议反馈至同级卫生健康主管部门。

17.2　先天性风疹综合征(CRS)监测

17.2.1　CRS 监测病例定义与分类

(1)临床诊断病例

小于 1 周岁婴儿，同时具备下列两项临床表现：

①白内障和/或先天性青光眼；②先天性心脏疾病；③听力损失；④色素视网膜病。

或具备上述临床表现之一，且伴有下列之一者：

①紫癜；②脾(肿)大；③小头畸形；④智力缺陷；⑤脑膜脑炎；⑥放射性骨病；⑦黄疸(出生后 24 小时内)。

(2)实验室诊断病例

CRS 临床诊断病例，且具备下列之一者：

①血清标本风疹 IgM 抗体阳性(1 个月内未接种含风疹成分减毒活疫苗)。

②咽拭子或尿液等病原学标本中分离到风疹病毒。

③病原学标本检测到风疹病毒基因。

(3)先天性风疹感染(CRI)

小于 1 周岁婴儿未见 CRS 临床表现，且 1 个月内未接种含风疹成分减毒活疫苗，但其血清 IgM 抗体检测为阳性或病原学检测风疹病毒阳性者。

17.2.2　监测对象

在北京市就诊(无论户籍所在地是否为北京市)的 1 周岁以内符合 CRS 监测病例定义的婴儿均作为监测对象。

17.2.3　病例报告

(1)CRS 监测医疗机构

二级及以上综合医院、儿童医院、产科医院、妇幼保健院、五官科(眼、耳)专科医院、新生儿听力筛查中心等开展 CRS 监测。

(2)报告方式

医疗机构发现 CRS 监测病例后，24 小时内电话报至辖区疾病预防控制中心，同时填写“先天性风疹综合征(CRS)监测病例报告卡”(表 2-13)。区疾病预防控制中心接到报告后立即电话报告市疾病预防控制中心，市疾病预防控制中心电话转至病例居住地/暂住地辖区疾病预防控制中心。各级病例接报人员在接到报告后，应立即填写“先天性风疹综合征(CRS)监测病例报告卡”(表 2-13)。

17.2.4 病例调查处理

病例现住址为北京市的病例视为北京市 CRS 病例，其余属于异地 CRS 病例。

(1)北京市 CRS 病例

病例现住址所属辖区疾病预防控制中心接到病例报告后，应在 48 小时内对病例开展个案调查，在临床医生配合下，详细填写“先天性风疹综合征(CRS)监测病例个案调查表”(表 2-14)，完成病例的标本采集和检测工作，对 CRS 和 CRI 确诊病例每月随访 1 次，采集病原学标本，填写“先天性风疹综合征(CRS)监测病例随访表”(表 2-15)，直至连续两次间隔 1 个月病原学标本检测风疹病毒阴性。

(2)异地 CRS 病例

病例在京有暂住地的，由暂住地所属辖区疾病预防控制中心在 48 小时内对病例开展个案调查，在临床医生配合下，详细填写“先天性风疹综合征(CRS)监测病例个案调查表”(表 2-14)，完成病例的标本采集和检测、后期随访工作。病例在京无暂住地的由报告单位所属辖区疾病预防控制中心负责开展相关工作。病例因返回原籍等原因失访，标记为失访病例。

17.2.5 疫情控制措施

患儿可长期排毒，在医疗机构对 12 月龄以内婴儿采取接触隔离措施，婴儿病后 3 个月尿液和咽拭子标本的风疹病毒培养结果阴性，方可取消隔离。在家隔离治疗时应尽量减少与他人特别是无免疫史的孕妇接触。对室内环境进行消毒，室内湿式扫除，开窗通风使病毒迅速排出室外。所有接触过患儿的易感人群，对 8 月龄至 14 岁儿童，应尽快开展含风疹成分疫苗的查漏补种；对 15～45 岁、5 年内未明确接种过含风疹成分疫苗且无明确风疹病史者，尽快开展应急接种。

17.2.6 标本采集、运输和实验检测

(1)血标本

医疗机构发现 CRS 监测病例后，采集 CRS 患儿的血标本 1ml，全血在 2～8℃保存，24 小时内分离血清，血清标本于无菌离心管内 2～8℃保存，采集后 3 天内在冷藏条件下送区疾病预防控制中心实验室，检测风疹 IgM 抗体。

(2)咽拭子或尿液标本

医疗机构发现 CRS 监测病例后，采集患儿咽拭子标本，置于病毒保存液 2～8℃保存，24 小时内在冷藏条件下送区疾病预防控制中心实验室，进行病毒分离培养和 PCR 鉴定。不能及时送检的于–20℃以下冻存。或采集患儿尿液标本 10～50ml，

采集中段尿，置无菌容器内于 2～8℃保存，24 小时内在冷藏条件下送区疾病预防控制中心实验室，进行病毒分离培养和 PCR 鉴定。不能及时送检的标本于 2000r/min、4℃离心 20 分钟，收集沉淀，–20℃以下冻存。

17.2.7　资料管理

(1) CRS 监测病例报告卡分别由报告单位和记录单位保存。流行病学调查原始资料由区疾病预防控制中心保存，实验室检测原始记录由检测单位保存。

(2) 流行病学个案调查表由区疾病预防控制中心于每月 10 日前内上报市疾病预防控制中心。

17.2.8　主动监测

(1) 主动监测医疗机构每季度开展本院的 CRS 监测病例主动搜索。

(2) 开展主动监测时，监测人员应到监测医疗机构的儿科、产科、五官科(眼、耳)的门诊和病房、病案室等，查阅门诊日志、出入院记录或病案，并与医务人员交谈，主动搜索 CRS 监测病例，并填写“先天性风疹综合征(CRS)监测病例主动监测登记表”(表 2-16)。

主动监测记录由监测单位保存备查。

(3) 如发现漏报的 CRS 病例，应按要求立即进行报告。

18　其他相关监测

按《北京市常规免疫接种率监测方案》进行含风疹成分疫苗的接种率监测，按《北京市免疫预防血清学与疫苗滴度监测规范》进行麻疹-风疹联合减毒活疫苗初免成功率监测和健康人群风疹抗体水平监测。

19　各级职责

19.1　卫生健康主管部门

市、区级卫生健康主管部门负责组织与协调本级各相关部门开展风疹和 CRS 监测工作，落实所需经费，保证监测工作顺利开展。

19.2　市疾病预防控制中心

为全市风疹监测工作提供技术指导和相关培训；建立和完善本市的风疹和 CRS 监测网络；指导和参与暴发疫情调查；对全市监测数据进行收集、整理、定期分析和反馈；开展风疹监测病例标本检测和结果反馈；对全市麻疹风疹实验室网络进行考核；对全市风疹和CRS监测系统进行管理和质量控制；组织开展风疹免疫水平和免疫成功率监测工作；对全市风疹和 CRS 监测系统运转状况进行督导、评价。

19.3　区疾病预防控制中心

为本辖区的风疹监测工作提供技术指导和相关培训；开展风疹监测病例的流行病学信息录入，以及CRS病例的流行病学调查、随访；指导和参与风疹暴发疫情调查；组织实施风疹监测病例、CRS病例标本的收集；开展风疹监测病例、CRS病例标本检测和结果反馈；对本辖区监测数据进行收集、整理、定期分析和反馈；组织开展风疹免疫水平、疫苗效价和免疫成功率监测工作；对本辖区的风疹和CRS监测系统运转状况进行督导、评价。

19.4　医疗机构

负责风疹监测病例、CRS病例的报告和就诊病例的标本采集工作，完成风疹病例流行病学调查，协助区疾病预防控制中心完成CRS病例流行病学调查，完成疫情处理和标本运送工作，完成CRS主动监测工作；对本单位医护人员进行培训；严格按照有关要求对患者进行隔离和医疗救治，避免医院感染的发生。

加入本市麻疹风疹网络实验室的医疗机构按照要求开展病例标本检测和结果反馈工作。

20　评价指标

20.1　监测系统敏感性

(1) 以市为单位，排除麻疹风疹病例报告发病率达到 2/10 万；以区为单位，排除麻疹风疹病例报告发病率达到2/10万。

(2) 以区为单位，CRS监测病例报告率≥0.1‰。

20.2　监测系统及时性

(1) 风疹监测病例和CRS监测病例48小时完整调查率达到100%。

(2) 风疹散发病例和 CRS 监测病例实验室血清检测结果 72 小时内反馈率100%，风疹暴发病例实验室血清检测结果24小时内反馈率100%。

(3) 风疹疑似病例流行病学个案调查表由区疾病预防控制中心48小时录入麻疹监测信息报告管理系统率100%。

(4) 风疹监测病例和CRS监测病例血清标本采集后24小时送到麻疹风疹网络实验室的送达率达到100%。

(5) 收到风疹 IgM 检测结果后 24 小时内录入麻疹监测信息报告管理系统率 100%。

(6) 收到风疹病毒核酸检测结果后 24 小时内录入麻疹监测信息报告管理系统率 100%。

(7) 收到风疹病毒分离培养结果后 24 小时内录入麻疹监测信息报告管理系统率 100%。

(8) 风疹病毒分离阳性培养物 7 天内送检率 100%。

20.3　监测系统特异性

(1) 风疹监测病例血标本和病原学标本采集率达到 100%。

(2) 风疹病例实验室确诊率达到 100%。

(3) 风疹监测病例病原学标本核酸检测率和结果报告率达到 100%。

(4) 风疹核酸检测阳性病例病毒分离鉴定率达到 100%。

(5) 风疹核酸检测阳性病例的病毒分离鉴定结果 28 天内报告率达到 100%。

(6) CRS 监测病例首次流行病学调查血标本采集率达到 100%。

(7) CRS 监测病例首次流行病学调查病原学标本采集率达到 100%。

(8) CRS 监测病例实验室确诊率达到 100%。

(9) CRS 监测病例病原学标本核酸检测率达到 100%。

(10) 本市居住 CRS 监测病例随访率达到 100%。

(11) 以区为单位，辖区内 CRS 监测医疗机构 CRS 主动监测登记表上报率达到 100%。

第四部分　附表和附件

21　附表

表 2-1　北京市麻疹监测病例流行病学个案调查表

表 2-2　北京市麻疹暴发疫情信息汇总表

表 2-3　麻疹暴发疫情应急接种记录表

表 2-4　麻疹风疹监测病例血标本送检及实验室检测结果登记表

表 2-5　麻疹风疹监测病例采血报告登记表(医疗机构用)

表 2-6　麻疹风疹监测病例采血接报登记表(区疾控中心用)

表 2-7　麻疹风疹监测病例病原学标本送检及实验室检测结果登记表

表 2-8　麻疹风疹血清/核酸标本送检上级实验室再证实表

表 2-9　麻疹监测病例主动监测旬访登记表

表 2-10　麻疹主动监测季度汇总表
表 2-11　北京市风疹监测病例流行病学个案调查表
表 2-12　北京市风疹暴发疫情汇总表
表 2-13　先天性风疹综合征(CRS)监测病例报告卡
表 2-14　先天性风疹综合征(CRS)监测病例个案调查表
表 2-15　先天性风疹综合征(CRS)监测病例随访表
表 2-16　先天性风疹综合征(CRS)监测病例主动监测登记表

22　附件

附件 2-1　麻疹监测病例流行病学个案调查表填表说明
附件 2-2　标本采集和运送方法
附件 2-3　监测指标说明
附件 2-4　风疹监测病例流行病学个案调查表填表说明

表 2-1　北京市麻疹监测病例流行病学个案调查表

一、报告卡信息

1.1　传染病报告卡卡片编号：__________________

1.2　患者姓名*：________(患儿家长姓名：________)

1.3　身份证号：______________________________

1.4　性别*：　□男　□女

1.5　出生日期*：______年____月____日

如出生日期不详，实足年龄*：___年龄单位：□岁　□月　□天

1.6　患者工作单位：______________________________　联系电话：____________

工作单位(就学单位)经度：____________　纬度：____________

1.7　患者现住址属于*：□本县区　□本市其他县区　□本省其他地市

□外省　□港澳台　□外籍

1.8　患者现住址(详填)*：___________省___________地(市)__________县(区)

__________乡(镇、街道)___________村(居)委会_______(门牌号)

现住址经度：____________　纬度：____________

1.9　患者职业*：

□幼托儿童　□散居儿童　□学生(大中小学)　□教师　□保育员及保姆

□餐饮食品业　□商业服务　□医务人员　□工人　□民工

□农民　□牧民　□渔(船)民　□干部职员　□离退人员

□家务及待业　□其他　□不详

1.10　病例分类*：□疑似病例　□实验室诊断病例　□临床诊断病例

1.11　发病日期*：20______年____月____日

1.12　诊断日期*：20______年____月____日_______时

1.13　死亡日期：20______年____月____日

1.14　疾病名称：法定传染病：____________

1.15　填卡医生：____________

1.16　报告单位：____

1.17　接触者有无相同症状：□无　□有

1.18　备注：____

二、流行病学调查信息

2.1　报告日期*：20______年_____月____日

失访：□是(原因：______________)　□否

2.2　调查日期*：20______年_____月____日

2.3　户籍所在地*：□中国内地(大陆)　□中国香港　□中国澳门　□中国台湾

□其他国家：________

户籍地址(大陆户籍填写)*：_____省______地(市)_______县(区)_______乡(镇、街道)

户籍地相对现住址类型：□本县区　□本市其他县区　□本省其他地市

□外省　□港澳台　□外籍

如非本县区，发病时在现住址居住时间*：□<7 日　□7～21 日

□22 日至 3 月(不含)　□≥3 月

(注：如为外籍或港澳台病例，则选择在中国大陆居住时间)

如小于 3 个月，则来本县区前居住所在地*：_______省______地(市)_______县(区)

2.4　是否出生在北京：□是　□否

如否，出生省份：_______省

来京时的年龄：____________岁

2.5　是否有孩子：□是　□否

如是，8 月龄至 6 岁年龄的孩子数：_____

目前是否与孩子共同居住：□是　□否

2.6　发病前 2 个月内离京次数：________次

2.7　是否在集体单位(如学校、幼儿园、工厂等)：□是　□否　□不详

如是，所在集体单位具体名称：__________________________

集体单位地址为：_______县(区)______乡(镇、街道)________村(居)委会

如集体单位为托幼机构或学校，则其性质为：□公立　□私立　□其他(__________)

是否在教委注册：□是　□否

2.8　患者职位描述(单位、部门、岗位名称等)：_____________________________________

2.9　发热*：　□是　□否　□不详

如是，发热日期*：20______年____月____日

最高温度_____℃

2.10　出疹*：　□是　□否　□不详

如是，出疹日期*：20______年____月____日

2.11　其他临床症状*：

咳嗽　□是　□否　□不详

卡他症状(鼻塞、流涕、喷嚏等)　□是　□否　□不详

结膜炎　□是　□否　□不详

口腔黏膜斑(柯氏斑)　□是　□否　□不详

淋巴结肿大　□是　□否　□不详

关节炎/关节疼痛　□是　□否　□不详

2.12　是否有其他并发症*：　□是　□否　□不详

具体为 □肺炎　□腹泻　□肠炎　□脑炎　□脑膜炎　□耳炎　□其他：________

2.13　住院*：□是　□否　□不详

如是，医院名称*：________________________

疫苗种类：
1=麻疹/风疹单苗
2=麻-风联合
3=麻-腮-风联合
4=麻-腮联合
5=麻-腮-风-水痘联合
6=不详

2.14　含麻疹成分疫苗接种剂次*：□0 剂　□1 剂

□2 剂　□≥3 剂　□不详

免疫史来源：□接种证　□接种卡　□信息系统

□家长或本人回忆

如接种过，a. 第 1 剂接种时间：______年____月____日

疫苗种类：____

b. 第 2 剂接种时间：______年____月____日　疫苗种类：___

c. 最后一剂接种时间：______年____月____日　疫苗种类：___

如为＜15 岁儿童且未按照免疫程序完成应接种剂次数(注：8～17 月龄应已接种 1 剂，≥18 月龄应已接种 2 剂)，其主要原因：□没必要接种　□不知道要接种

□不知道接种地点　□未到接种时间或接种年龄　□有接种禁忌(________)

□其他(原因：______________)　□不详

2.15　含风疹成分疫苗接种剂次*：□0 剂　□1 剂　□2 剂　□≥3 剂　□不详

如接种过，a. 第 1 剂接种时间：______年____月____日　疫苗种类：___

b. 第 2 剂接种时间：______年____月____日　疫苗种类：___

免疫史来源：□接种证　□接种卡　□信息系统　□家长或本人回忆

2.16　出疹前 7～21 天是否去过医院*：　□是　□否　□不详

医院名称				
日期				

2.17　发病前 7～21 天是否离京：□是　□否

2.18　发病前 2 天到出疹后 5 天就医情况：□是　□否

若是，医院名称(多个医院依次填写)：________________________

科室名称(多个科室依次填写)：________________________

2.19　是否与实验室确诊麻疹病例有流行病学关联*：□是　□否　□不详

是否与实验室确诊风疹病例有流行病学关联*：□是　□否　□不详

2.20　是否为已怀孕妇女：□是　□否　□不详；

若是，发病时怀孕周数：______

2.21　是否为麻疹暴发疫情中的病例*：　□是　□否

2.22　是否为一起新的暴发*：　□是　□否

暴发编码：□□□□□□-□□□□-□□□

[县区国标码(6 位)+ 年份(4 位)+ 编号(3 位)]

2.23　可能的感染地*：□中国内地(大陆)　□中国香港　□中国澳门　□中国台湾

□其他国家：____　□不详

如为中国大陆，具体为：________省 ________地(市) ________县(区)

详细感染地来源(尽可能具体到地区及单位)____

详述判断依据(尤其阐明出疹前 7～21 日详细活动情况)：__________________________

____

2.24　个案调查备注：____

三、标本采集情况

3.1　是否采集第一份血清标本*：　□是　　□否　(跳到第 3.3 项)

采集日期：______年____月____日

3.2　是否采集第二份血清标本*：　□是　　□否

采集日期：______年____月____日

3.3　是否采集病原学检测标本*：　□是　　□否　(跳到第 4.1 项)

a. 咽拭子：　　□是　　□否　　采集日期：20______年____月____日

b. 尿液标本：　□是　　□否　　采集日期：20______年____月____日

c. 其他标本：_____________　　采集日期：20______年____月____日

四、血清学实验室检测结果

4.1　第一份血标本收到日期*：20______年____月____日

麻疹 IgM*：□阳性　□阴性　□未检测　风疹 IgM *：□阳性　□阴性　□未检测

检测单位：______　检测结果报告日期*：20______年____月____日

4.2　第二份血标本收到日期*：20______年____月____日

麻疹 IgM*：□阳性　□阴性　□未检测　风疹 IgM*：□阳性　□阴性　□未检测

检测单位：______　检测结果报告日期*：20______年____月____日

4.3　是否采集急性期和恢复期血进行麻疹 IgG 抗体检测：□是　□否

如是，第二份血麻疹 IgG 抗体是否≥4 倍升高或阳转：□是　□否　□未检测

第二份血风疹 IgG 抗体是否≥4 倍升高或阳转：□是　□否　□未检测

检测单位：______　检测结果报告日期*：20______年____月____日

五、核酸检测结果

5.1　是否开展核酸检测*：□是　□否

5.2　病原学标本收到日期*：20______年____月____日

5.3　标本类型(可多选)*：□咽拭子　□尿　□其他：__________

5.4　检测方法(可多选)*：□荧光定量 RT-PCR　□RT-PCR　□RT-RFLP　□其他：______

5.5　麻疹核酸检测结果为*：□阳性　□阴性　□未检测

人 RNaseP 基因检测结果为：□阳性　□阴性　□未检测

5.6　风疹核酸检测结果为*：　□阳性　□阴性　□未检测

人 RNaseP 基因检测结果为：　□阳性　□阴性　□未检测

检测单位：＿＿＿＿＿＿　检测结果报告日期*：20＿＿年＿＿月＿＿日

六、病毒分离结果

6.1　病原学标本收到日期*：20＿＿年＿＿月＿＿日

6.2　标本类型(可多选)*：　□咽拭子　□尿　□其他：＿＿＿＿＿＿

6.3　病毒分离所用细胞*：　□Vero-Slam 细胞　□其他：＿＿＿＿＿＿

6.4　分离鉴定结果*：□麻疹病毒阳性　□风疹病毒阳性　□阴性　□其他：＿＿＿＿＿＿

检测单位*：＿＿＿＿＿＿　检测结果报告日期*：20＿＿年＿＿月＿＿日

七、基因型鉴定

7.1　基因型鉴定标本收到日期*：20＿＿年＿＿月＿＿日

7.2　标本类型*(可多选)：　□病毒分离物　□PCR 阳性产物　□其他：＿＿＿＿＿＿

7.3　麻疹病毒基因型鉴定结果*　□阳性　□阴性　□未检测

如为阳性，基因型：＿＿＿＿＿＿　毒株命名：＿＿＿＿＿＿

7.4　风疹病毒基因型鉴定结果*　□阳性　□阴性　□未检测

如为阳性，基因型：＿＿＿＿＿＿　毒株命名：＿＿＿＿＿＿

检测单位*：＿＿＿＿＿＿　检测结果报告日期*：20＿＿年＿＿月＿＿日

八、病例最终分类：

(区县疾病预防控制中心根据实验室检测及流行病学调查结果订正报告卡 1.10 和 1.14 项)

8.1　监测病例分类*：

□实验室确诊麻疹病例　□实验室确诊风疹病例

□流行病学联系麻疹病例　□流行病学联系风疹病例

□临床符合麻疹病例　□临床符合风疹病例

□排除麻疹风疹病例　，　□待分类

8.2　是否为与接种疫苗相关的发热出疹：　□是　□否

8.3　麻疹病例感染来源*：□本土病例　□输入病例　□输入相关病例　□感染来源不详病例

判定依据*：＿＿＿＿＿＿＿＿＿＿＿＿＿＿＿＿

九、疫情处理情况

9.1　是否开展麻疹病例入户主动搜索：　□是　□否

主动搜索覆盖总人口数：＿＿＿＿＿＿　搜索到未就诊的发热出疹病例数：＿＿＿＿＿＿

未就诊的发热出疹病例是否与报告的病例有关系：　□是　□否

如是，具体关系属于：□亲属　□同学　□同事　□其他＿＿＿＿＿＿

9.2　是否开展麻疹病例学校或单位的主动搜索：　□是　□否
搜索到未就诊的发热出疹病例数：______
未就诊的发热出疹病例是否与报告的病例有关系：　□是　□否
如是，具体关系属于：□亲属　□同学　□同事　□其他：______

9.3　是否开展居住地、就学地和工作地所属医院的主动搜索：□是　□否
搜索到未报告的麻疹监测病例数：______
未报告的麻疹监测病例是否与报告的病例有关系：　□是　□否
如是，具体关系属于：□亲属　□同学　□同事　□其他：______

9.4　是否开展含麻疹成分疫苗应急接种：□是　□否
如是，开始接种日期：　20____年____月____日
完成接种日期：　20____年____月____日
应急接种地区范围：______(居住地)
应急接种年龄范围：____岁(或不足 1 岁填月龄____月龄)～____岁
应急接种目标人数：　实际应急接种人数：
应急接种地区范围：______(就学地)
应急接种年龄范围：____岁(或不足 1 岁填月龄____月龄)～____岁
应急接种目标人数：　实际应急接种人数：
应急接种地区范围：______(工作地)
应急接种年龄范围：____岁(或不足 1 岁填月龄____月龄)～____岁
应急接种目标人数：　实际应急接种人数：
应急接种地区范围：______(其他)
应急接种年龄范围：____岁(或不足 1 岁填月龄____月龄)～____岁
应急接种目标人数：______实际应急接种人数：______

调查人员签字：______　调查单位：______

附件 2-1　麻疹监测病例流行病学个案调查表填表说明

第一部分　个案流行病学调查

一、传染病报告卡信息

该部分是传染病报告卡的内容，按照报告卡要求进行填写。如果病例已经在传染病监测信息报告管理系统中上报，将病例纳入专病管理后该部分内容会直接推送到麻疹监测信息报告管理系统，无需重复录入。但在个案流行病学调查时须同时调查该部分信息，以对传染病报告卡中不准确的内容进行订正，订正后的内容会自动推送回传染病监测信息报告管理系统。标注*的为规定必须录入内容。其中：

1.1　传染病报告卡卡片编号：由系统自动生成，可作为识别病例的唯一代码。

1.2　家长姓名：＜15 岁的患儿要求填写患者家长姓名。

1.5　出生日期：出生日期与年龄栏只要选择一栏填写即可，尽量填写出生日期。本表中的日期均为公历日期，以下同。

1.7　患者现住址属于：用于标识患者现住地址与就诊医院所在地区的关系。

1.8　患者现住址：按照《传染病信息报告管理规范》（卫办疾控发[2006] 92 号）和《传染病监测信息网络直报工作与技术指南（2005 年试行版）》，病例现住址指该病例发病时实际居住的地址，可以是家庭地址，也可以是寄宿地址或宾馆、旅店，应详细填写到村民组（门牌号）。病例如有一处以上住址时，应填写患病期间最容易随访到的住址。发病时间以变量 1.11 为准。病例在旅途中发病的，现住址以该次旅行出发前的居住地为准。病例的现住地址与感染地（2.24 项）不一定相同。

1.10　病例分类：初次录入报告卡时按照最初诊断进行填写。县级疾病预防控制中心必须在该病例的流行病学调查和标本实验室检测完成后，根据相应结果订正病例分类。

1.11　发病日期：应为最早出现麻疹相关症状的日期。

1.14　疾病名称：初次录入报告卡时按照最初诊断进行填写。在该病例的流行病学调查和实验室检测完成后，县级疾病预防控制中心必须根据相应结果核实、订正此处疾病名称。疾病名称为其他传染病中的“其他“和其他疾病时需具体明确。

1.18　备注：用户可填写一些文字信息，如传染途径、最后确诊非传染病病名等。

二、个案流行病学调查信息

2.1　报告日期：为县级疾病预防控制中心以任何形式收到病例报告的日期。

2.2　调查日期：为县级疾病预防控制中心组织调查人员对病例进行现场个案调查日期。

2.3　病例户籍：为该病例户口登记所在地的属性。

户籍地址(中国大陆籍病例填写)：如果病例户籍为中国大陆，应具体询问到乡镇。

户籍地相对于现住址类型：该变量在现场调查时无需填写，录入麻疹监测信息报告管理系统时，系统将自动根据户籍地和现住址所在地进行判断。

如非本县区，发病时在现住址居住时间：指病例发病时在现住址所在县区(1.8项)居住时间长短。

2.7　是否在集体单位：应询问病例是否来自学校、幼儿园、工厂等集体单位。如果是，则详细填写所在集体单位名称，以便详细调查其所在单位发病情况。

2.9　是否发热：是指腋温≥37.5℃，如未测量体温，以家长或成人病例自我判断为主。发热日期填写最早出现发热的时间。

2.10　是否出疹：指出现红色斑丘疹。出疹日期是指皮肤开始出疹的日期。

2.11　其他临床症状：如果有咳嗽、卡他症状(鼻塞、流涕、喷嚏等上呼吸道症状)、结膜炎(畏光、流泪、结膜炎症状)、口腔黏膜斑、淋巴结肿大(耳后、颈后和枕后)、关节炎/关节疼痛等症状，则在相应项目选择“是”；无相应症状，则选择“否”；否则填写“不详”。

2.14　含麻疹/风疹成分疫苗接种史。

该项为麻疹风疹个案调查核心内容，调查时应查看接种证，确实不能出示接种证的，应查询接种卡/信息系统核实，完整填写相应信息。

如为＜15 岁儿童，调查人员应现场判断适龄儿童是否完成了相应年龄段应接种含麻疹成分疫苗剂次数，如否，应询问未接种/未全程接种原因。

2.16　出疹前 7～21 日是否去过医院：应详细询问患者在出疹前的医疗机构暴露史。

2.19　是否与实验室确诊病例有流行病学关联：该选项由调查人员经核实有关信息后判断并填写。“流行病学关联”是指在出疹前 7～21 日，直接接触过其他实验室确诊病例，或存在以下情况：①与其他实验室确诊病例在同一个村、社区、学校或其他集体单位；②参加过同一个集体活动，如集市或其他集会等；③到访过有实验室确诊病例就诊的医疗机构。

2.21　是否为一起麻疹或风疹暴发疫情的病例：是指该病例是否为某一起暴发疫情中的病例，对于暴发被确定之前已报告的同一起暴发疫情中的病例，需要修订相应病例的该条信息并补填暴发编码。

如是，是否为一起新的暴发：如果是一起新确认的暴发疫情，系统将按照县区国标码(6 位)+年份(4 位)+编号(3 位)进行编码，按暴发顺序依次编号；如果该病例是已有暴发的病例，则从下拉菜单选填所属暴发疫情的编码。

2.23　可能的感染地：调查人员应详细了解病例的流行病学史，判断该患者最可能感染麻疹病毒的地方。

详细感染地来源：如判断在中国大陆本土感染，应尽量具体了解到相应县区及可能的集体单位。

详述判断依据：此处可详细阐述调查人员判断感染地来源的所有必要依据，推断要有客观依据。

2.24　个案流行病学调查备注：调查人员可将现场个案调查时获知的其他信息做详细备注。

三、标本采集情况

3.1、3.2　采集血标本：指监测病例出疹后采集的血标本。

3.3　是否采集病原学标本：指监测病例出疹后采集的用于病原学检测的标本。

第二部分　实验室检测结果与监测病例分类

四至七部分内容，根据实验室反馈的检测结果录入。

4.1、4.2　血清学检测结果为麻疹 IgM 灰区的血标本，需重复进行血清学 IgM 检测。如仍为麻疹 IgM 灰区，需按麻疹 IgM 阳性上报。

5.1～5.6 和 6.1～6.4　由区疾控中心录入。

7.1～7.4　由市疾控中心录入。

第三部分　病 例 分 类

8.1　监测病例分类：在麻疹监测信息报告管理系统中，“监测病例分类”变量将根据 1.10 项、1.14 项和 2.20 项进行自动判断。

8.2　是否为与接种疫苗相关的发热出疹：接种含麻疹成分疫苗后的反应可排除麻疹野病毒感染，勾选此选项。其判定可参考以下条件：病原学标本分离鉴定出麻疹疫苗株病毒或疫苗株病毒核酸阳性，且未分离出麻疹野病毒也无麻疹野病毒核酸阳性，或同时符合以下 5 种情形。①有出疹，伴或不伴发热，但无咳嗽等呼吸道症状；②接种含麻疹成分减毒活疫苗 7～14 日后出疹；③血标本采集日期为接种含麻疹成分减毒活疫苗后 8～56 日，且检测麻疹 IgM 抗体阳性；④流行病学调查未发现该病例引起续发病例；⑤流行病学和实验室调查未发现其他可明确解释的原因。

8.3　麻疹病例感染来源：对麻疹病例可分为以下四类。①本土病例：实验室或流行病学依据证实病例来源于中国大陆本土的麻疹病毒持续传播，或无证据表明为国(境)外输入病例或国(境)外输入病例的传播所致。输入病例造成的传播在境内持续超过 12 个月，此后发生的病例应视为本土病例。②输入病例：有流行病学和/或病毒学依据证实，麻疹病例是在其他国家(地区)感染麻疹病毒。病例在出疹前 7～21 日有在其他国家(地区)的暴露史(如果期间部分时间在国内，应排除在国内感染的可能)，且在进入境内后 21 日内出疹。③输入相关病例：有流行病学和/或病毒学依据证实，在境内感染自国(境)外输入病例或其传播链的病例。如果病例检出非本土基因型病毒但暴露史不详，也视为输入相关病例。④感染来源不详病例：在已证实消除麻疹的地区，调查无法确认输入病例或本土病例存在流行病学或病毒学联系的病例。

表 2-2 北京市麻疹暴发疫情信息汇总表

________省 _______地(市) ______县(区)

暴发编码：□□□□□□-□□□□-□□□

一、暴发疫情汇总数据

1.1 该起暴发病例总数：________死亡病例总数：________

1.2 首例发病时间： 20______年____月____日 末例发病时间：20______年____月____日

1.3 采集血标本的病例数：_____ 采集咽拭子的病例数：_____ 采集尿液标本的病例数：_____

1.4 麻疹 IgM 抗体阳性的病例数*：_____ 核酸阳性病例数：_____ 病毒分离阳性病例数：_____

1.5 报告麻疹基因型鉴定结果病例数：_______

1.6 暴发病例年龄特征：最小年龄____ 最大年龄____ 年龄中位数____

二、暴发疫情概况

2.1 发现方式*： □网络直报监测发现 □医疗卫生机构报告 □集体单位报告 □群众报告 □其他：________

2.2 暴发地点类别*： □托幼机构 □小学 □中学 □大学 □军营 □工厂 □工地 □社区 □医院 □其他：__________

2.3 接到报告时间*： 20______年____月____日

2.4 开展调查时间*： 20______年____月____日

2.5 疫情波及人数*：_______

三、采取措施

3.1 是否开展医院病例主动搜索*： □是 □否

如是，搜索到漏报麻疹病例数：________

3.2 是否开展麻疹病例入户主动搜索*： □是 □否

如是，主动搜索覆盖总人口数：________ 搜索到未就诊病例数：__________

3.3 是否对暴发地麻疹疫苗接种率进行调查*： □是 □否

如是，调查年龄范围： ____岁(或不足 1 岁填月龄______月龄)～_____岁

调查人数：________________ 有明确麻疹疫苗免疫史人数：________

3.4 是否开展麻疹疫苗应急接种*： □是 □否

如是，开始接种日期： 20______年____月____日

完成接种日期： 20______年____月____日

应急接种地区范围： □全村(集体机构) □全乡镇(社区) □全县

应急接种年龄范围： ____岁(或不足 1 岁填月龄______月龄)～_____岁

应急接种目标人数：_______________ 实际应急接种人数：____________

3.5 采取的其他措施：____

填表说明： 该表要求县级疾病预防控制中心在麻疹暴发疫情调查处理完毕 7 日内填写，并通过麻疹监测信息报告管理系统进行报告。标注*的为规定必须录入内容。其中，暴发疫情汇总数据通过麻疹监测信息报告管理系统的个案信息生成，需与现场调查掌握的暴发疫情数据进行核对。疫情波及人数是指该起暴发波及范围的总人口数。

表 2-3　麻疹暴发疫情应急接种记录表

______区　接种单位：______　记录日期：______　疫情名称：______

序号	部门/班级名称	部门/班级人数(1)	超过接种年龄(2)	有明确接种记录(3)	有明确患病记录(4)	应接种人数(5)=(1)–(2)–(3)–(4)	实种人数(6)	接种率(%)(7)=(6)/(5)	未种原因						
									短期禁忌	长期禁忌	外出或放假	备孕或怀孕	拒绝接种	其他注明原因	小计(8)=(5)–(6)
1															
2															
3															
4															
5															
6															
7															
合计															

表 2-4　麻疹风疹监测病例血标本送检及实验室检测结果登记表

________区　　送样单位：____________　　送样人：________　　送样日期：_____年____月____日

标本运输方式：1.冷藏　2.干冰　3.其他：________　　收样单位：____________　　收样人：________　　收样日期：_____年____月____日

标本编号(1)	传染病报告卡卡片编号(2)	姓名(3)	性别(4)	出生日期(5)	现住址(6)	末剂麻疹疫苗时间(7)	出疹日期(8)	是否暴发病例(9)	第几份血标本(10)	采样日期(11)	标本状况(12)	麻疹 IgM 抗体检测		风疹 IgM 抗体检测		备注(17)
												检测结果(13)	报告日期(14)	检测结果(15)	报告日期(16)	

说明：1. 向麻疹实验室送检血清标本使用本表。标本编号由采样单位编写。传染病报告卡卡片编号可在卡片编码生成后补填。第(3)～(11)项病例及标本基本信息由送检单位填写用于检测单位标识病例，收样日期及第(12)～(16)项由检测单位填写并录入麻疹监测信息报告管理系统。

2. **现住址**：填写至区即可。**第几份血标本**：指采集该病例的第几份血标本，第一份血标本填写 1，第二份血标本填写 2。

3. **标本状况**：由收样实验室判断并填写，①合格；②不合格。合格指出疹后 28 天内采集，血清量不少于 50μl，无溶血，无污染，在冷藏条件下保存、运输。

4. **检测结果**：①阳性；②阴性。

表 2-5　麻疹风疹监测病例采血报告登记表
（医疗机构用）

传染病个案卡片编号	姓名	性别	出生日期	现住址	采血时间	接诊医生	采血人	报告区CDC时间	报告人	区CDC接报人	取血标本地点

表 2-6　麻疹风疹监测病例采血接报登记表

（区疾控中心用）

传染病个案卡片编号	姓名	性别	出生日期	现住址	报告医院	接诊医生	采血人	采血时间	接到报告时间	报告人	接报人	取血标本地点	是否转报住址所属区 CDC

表 2-7　麻疹风疹监测病例病原学标本送检及实验室检测结果登记表

______地区(市、州、盟)______县(市、区、旗) 送样单位：________ 送样人：______ 送样日期：____年___月___日

标本运输方式：1.冷藏　2.干冰　3.其他：______ 收样单位：________ 收样人：______ 收样日期：____年___月___日

标本编号(1)	传染病个案卡片编号(2)	姓名(3)	性别(4)	出生日期(5)	现住址(6)	末剂麻疹疫苗时间(7)	出疹日期(8)	是否暴发(9)	标本种类(10)	采样日期(11)	IgM检测结果(12)	标本状况(13)	病毒核酸检测结果(14)	病毒测序分型结果(15)	病毒分离所用细胞		细胞融合病变(18)	病毒分离鉴定结果(19)	麻疹病毒基因型鉴定(20)	风疹病毒基因型鉴定(21)	备注(22)
															种类(16)	代次(17)					

说明：1. 送检病原学标本和病毒分离物可通用此表。第(1)～(11)项病例及标本基本信息由送检单位填写用于检测单位标识病例。

2. **现住址**：填写至县级即可。**标本种类**：①咽拭子；②尿；③其他注明。**IgM 检测结果**：注明麻疹或风疹 IgM 抗体检测结果。

3. **标本状况**：由收样实验室判断并填写，①合格；②不合格。

4. **细胞种类**：①Vero-Slam 细胞；②Vero 细胞；③其他详注。**融合病变**：①阳性；②阴性；⑨不详。

5. **病毒核酸检测和鉴定结果**：①阳性；②阴性。**病毒测序分型结果**：①阳性；②阴性。

表 2-8　麻疹风疹血清/核酸标本送检上级实验室再证实表

送样单位(盖章)：________________　送样日期：____年____月____日　送样人：________

标本编号	传染病个案卡片编号	姓名	性别	现住址	出生日期/年龄	最后一剂麻疹疫苗接种时间	发热日期	出疹日期	是否暴发	采样日期	检测日期	麻疹IgM/核酸结果	风疹IgM/核酸结果	上级麻疹IgM/核酸结果	上级风疹IgM/核酸结果	备注

表 2-9　麻疹监测病例主动监测旬访登记表

监测月份：______年____月　　医院名称：__________　　主动监测人员：___________

旬	监测科室	查病例总数	麻疹监测病例总数	麻疹监测病例报告数		
				及时	不及时	未报
上旬						
	小计					
中旬						
	小计					
下旬						
	小计					
总计						

表 2-10　麻疹主动监测季度汇总表

季度：_______年第______季度　　　　　　　　___________区

医院名称	监测科室数	查病例总数	麻疹监测病例总数	麻疹监测病例报告数		
				及时	不及时	未报
合计						

附件 2-2　标本采集和运送方法

1　标本采集

1.1　血标本

(1)采集出疹后 28 天内病例静脉血，加入无菌试管中，标明采集日期和病例姓名、编号。

(2)有条件地区可用 1500r/min 20 分钟离心机分离血清。如果没有离心机，在室温下凝固分离血清，或冷藏条件下放置，直到血清完全析出。

(3)在无菌条件下，将血清移至有外螺旋盖带垫圈的无菌管中，避免吸到红细胞。

(4)血清标本运送前应在 2～8℃保存，如果 24 小时内不能运送的，应置于–20℃以下保存，避免反复冻融。全血标本不能冻结。

(5)填写完整的标本送检表，送检表上要注明病例编号。

(6)对出疹 3 天内麻疹 IgM 抗体阴性者，可于出疹后 4～28 天再采集第 2 份血标本。

1.2　病原学标本

1.2.1　咽拭子标本

(1)采集出疹前 5 天至出疹后 5 天的咽拭子标本(不含出疹当日)。

(2)使用的棉拭子和试管等应灭菌。

(3)用无菌棉拭子适度用力在鼻咽部和咽喉部擦拭，获得上皮细胞。

(4)把拭子放入有外螺旋盖并装有 2ml 病毒运输液的冻存管中。

(5)病毒运输液有商业成品可用。常用的病毒运输液包括以下几种。

pH 7.4～7.6 的 Hank’s 液：在 90ml 蒸馏水中加入 10ml Hank’s，然后加入 10ml 牛血清和 0.2ml 0.4%酚红溶液，过滤消毒。加 1ml 青/链霉素溶液。分装到无菌管中，于 4℃储存备用。

组织培养液：DMEM 液加入青/链霉素使其终末浓度分别为 500～1000IU/ml 和 500～1000μg/ml，加入胎牛血清使其终末浓度为 2%，加入谷氨酰胺至浓度为 1%；加入 7.5%的 $NaHCO_3$ 调节 pH 至 7.4～7.6。

1.2.2　尿液标本

(1) 采集出疹前 5 天至出疹后 5 天内的尿液标本 10～50ml。尿液应收集在灭菌容器中，2～8℃保存。

(2) 尿中的脱落上皮细胞含有麻疹病毒，通常应在 24 小时内离心。4℃，转速 500*g*(约 2000r/min)，离心 5 分钟。

(3) 弃上清，并用 2～3ml 病毒运输液悬浮沉淀，置于有外螺旋盖的冻存管中。

(4) 在离心悬浮沉淀前不要冷冻尿液。

2　标本运送

2.1　血标本

(1) 标本采集后应在 24 小时内送到实验室，严防标本污染或容器渗漏。标本标签应清晰、防水。

(2) 标本运送时附带标本送检表，送检表上要注明病例编号。安排运送日期并通知实验室，说明标本送达时间。

2.2　病原学标本

(1) 咽拭子、尿液等病原学标本采集后应立即置于 2～8℃保存。尿液离心后重悬的沉淀可在 2～8℃保存。

(2) 病原学标本应尽快送达相应的麻疹网络实验室。48 小时内能送达的，可在 2～8℃保存，否则–70℃保存。无–70℃保存条件者，可在–20℃保存，但要在 1 周内送达。在–70℃条件下保存的标本，1 个月内送达相应的麻疹网络实验室。

(3) 标本应在 2～8℃条件下运输，严防标本污染或容器渗漏。

(4) 标本保存和运送过程应避免日光照射。

(5) 其他送检要求与血清标本相同。

附件 2-3 监测指标说明

1 排除麻疹风疹病例报告发病率

$$\text{排除麻疹风疹病例报告发病率}=\frac{\text{监测病例中排除麻疹和风疹的病例数}}{\text{人口总数}}\times 100\,000$$

2 监测病例完整调查率

$$\text{监测病例完整调查率}=\frac{\text{规定时间内完整调查监测病例数}}{\text{报告监测病例总数}}\times 100\%$$

其中，“规定时间内”是指调查日期距病例报告日期的间隔满足监测要求。“完整调查”是指：病例姓名、性别、出生日期、现住址、含麻疹/风疹成分疫苗接种史、出疹日期、报告日期、调查日期、血标本采集日期、可能的感染地等变量均无空缺，且均准确。

3 血标本采集后及时送检率

$$\text{血标本采集后及时送检率}=\frac{\text{及时将血标本送达麻疹风疹网络实验室的标本数}}{\text{采集血标本总数}}\times 100\%$$

其中，“及时”是指采集血标本日期距血标本收到日期的间隔满足监测要求。

4 实验室血清检测结果及时反馈率

$$\text{实验室血清检测结果及时反馈率}=\frac{\text{及时报告实验室结果标本数}}{\text{实验室收到血标本总数}}\times 100\%$$

其中，“及时”是指实验室血清检测结果报告日期距血标本收到日期的时间间隔为：散发病例 72 小时内反馈实验室血清检测结果，暴发病例 24 小时内反馈实验室血清检测结果。

5 监测病例血标本采集率

$$监测病例血标本采集率=\frac{采集血标本的监测病例数}{报告监测病例总数}\times 100\%$$

6 麻疹病例实验室确诊率

$$麻疹病例实验室确诊率=\frac{麻疹实验室确诊病例}{麻疹实验室确诊病例+麻疹临床诊断病例}\times 100\%$$

7 暴发疫情血清学确诊率

$$暴发疫情血清学确诊率=\frac{经血清学确诊的暴发疫情起数}{暴发疫情总起数}\times 100\%$$

8 暴发疫情病原学标本采集率

$$暴发疫情病原学标本采集率=\frac{采集病原学标本的暴发疫情起数}{暴发疫情总起数}\times 100\%$$

表 2-11　北京市风疹监测病例流行病学个案调查表

一、报告卡信息

1.1　传染病报告卡卡片编号：__________________

1.2　患者姓名*：________（患儿家长姓名：________）

1.3　身份证号：___________________

1.4　性别*：□男　□女

1.5　出生日期*：______年____月____日（公历）

如出生日期不详，实足年龄*：___年龄单位：□岁　□月　□天

1.6　患者工作单位：____________________________　联系电话：______________

1.7　患者现住址属于*：□本县区　□本市其他县区　□本省其他地市　□外省　□港澳台　□外籍

1.8　患者现住址*：_____省_____地（市）_____县（区）_____乡（镇、街道）____村（居）委会____（门牌号）

1.9　患者职业*：□幼托儿童　□散居儿童　□学生（大中小学）　□教师　□保育员及保姆　□餐饮食品　□商业服务　□医务人员　□工人　□民工　□农民　□牧民　□渔（船）民　□干部职员　□离退人员　□家务及待业　□其他　□不详

1.10　病例分类*：□疑似病例　□实验室诊断病例　□临床诊断病例

1.11　发病日期*：20______年____月____日

1.12　诊断日期*：20______年____月____日_______时

1.13　死亡日期：20______年____月____日

1.14　疾病名称：法定传染病：____________

1.15　填卡医生：_______________

1.16　报告单位：____________________________

1.17　接触者有无相同症状：□无　□有

1.18　备注：____

二、流行病学调查信息

2.1　报告日期*：20______年____月____日

2.2　调查日期*：20______年____月____日

2.3　病例户籍*：□中国内地（大陆）　□中国香港　□中国澳门　□中国台湾　□其他国家：_____

户籍地址（大陆户籍填写）*：_____省 _______地（市）_______县（区）________乡（镇、街道）

户籍地相对**现住址**类型：□本县区　□本市其他县区　□本省其他地市　□外省　□港澳台　□外国

如非本县区，发病时在**现住址**居住时间*：□＜7 日　□7～21 日　□22 日至 3 月（不含）　□≥3 月

（注：如为外籍或港澳台病例，则选择在中国大陆居住时间）

2.4　是否在集体单位(学校、幼儿园、工厂等)*：□是　□否　□不详

如是，所在集体单位具体名称：________________________

2.5　是否发热*：　□是　□否　□不详　如是，则发热日期为*：20____年_____月____日

2.6　是否出疹*：　□是　□否　□不详　如是，则出疹日期为*：20____年_____月____日

2.7　其他临床症状*：

咳嗽　□是　□否　□不详　卡他性鼻炎　□是　□否　□不详

结膜炎　□是　□否　□不详　□腔黏膜斑　□是　□否　□不详

淋巴结肿大　□是　□否　□不详　关节炎/关节疼痛　□是　□否　□不详

2.8　是否有其他并发症*：　□是　□否　□不详

具体为 □肺炎　□腹泻　□肠炎　□脑炎　□脑膜炎　□耳炎　□其他：_______

2.9　含麻疹/风疹成分疫苗接种史(**须详细填写**)

a. 含**麻疹**成分疫苗剂次数*：□0 剂　□1 剂　□2 剂　□≥3 剂　□不详

i 如接种过，第 1 剂接种日期：______年____月____日

疫苗种类：___

第 2 剂接种日期：______年____月____日

疫苗种类：___

最后一剂接种日期：______年____月____日　疫苗种类：___

疫苗种类：
1＝麻疹/风疹单苗
2＝麻-风联合
3＝麻-腮-风联合
4＝麻-腮联合
5＝麻-腮-风-水痘联合
6＝不详

ii 免疫史信息来源：□预防接种证　□接种卡　□接种信息系统　□家长回忆

iii 如为＜15 岁儿童且未按照免疫程序完成应接种剂次数(注：8～17 月龄应已接种 1 剂，≥18 月龄应已接种 2 剂)，其主要原因是：________________

b. 含**风疹**成分疫苗剂次数*：□0 剂　□1 剂　□2 剂　□≥3 剂　□不详

i 如接种过，第 1 剂接种日期：______年____月____日　疫苗种类：___

第 2 剂接种日期：______年____月____日　疫苗种类：___

ii 免疫史信息来源：□预防接种证　□接种卡　□接种信息系统　□家长回忆

2.10　出疹前 7～21 日是否去过医院*：□是　□否　□不详

医院名称				
日期				

2.11　是否与实验室确诊麻疹病例有流行病学关联*：　□是　□否　□不详

是否与实验室确诊风疹病例有流行病学关联*：　□是　□否　□不详

2.12　是否为已怀孕妇女：□是　□否　□不详

若是，发病时怀孕周数：______

2.13　是否为一起风疹暴发疫情的病例*：　□是　□否

如是，是否为一起新的暴发*：　□是　□否

暴发编码：□□□□□□-□□□□-□□□
[县区国标码(6 位)+ 年份(4 位)+ 编号(3 位)]

2.14 可能的感染地*：□中国内地(大陆) □中国香港 □中国澳门 □中国台湾
□其他国家：____□不详
如为中国大陆，具体为：________省________地(市)________县(区)
详细感染地来源(尽可能具体到地区及单位)：________________
详述判断依据(尤其阐明出疹前 7～21 日详细活动情况)：________________
____

2.15 个案调查备注：________________________________

三、标本采集情况

3.1 是否采集第一份血标本*： □是 □否 采集日期：20____年____月____日

3.2 是否采集第二份血标本*： □是 □否 采集日期：20____年____月____日

3.3 是否采集病原学检测标本*： □是 □否
如是，标本类型：a. 咽拭子： □是 □否 采集日期：20____年____月____日
b. 尿液标本：□是 □否 采集日期：20____年____月____日

3.4 采集其他标本：____________ 采集日期：20____年____月____日

四、血清学检测结果

4.1 第一份血标本收到日期*：20____年____月____日
麻疹 IgM*：□阳性 □阴性 □未检测 风疹 IgM*：□阳性 □阴性 □未检测
检测单位：______ 检测结果报告日期*：20____年____月____日

4.2 第二份血标本收到日期*：20____年____月____日
麻疹 IgM*：□阳性 □阴性 □未检测 风疹 IgM*：□阳性 □阴性 □未检测
检测单位：______ 检测结果报告日期*：20____年____月____日

4.3 是否采集急性期和恢复期血进行麻疹 IgG 抗体检测：□是 □否
如是，第二份血麻疹 IgG 抗体是否≥4 倍升高或阳转：□是 □否 □未检测
第二份血风疹 IgG 抗体是否≥4 倍升高或阳转：□是 □否 □未检测
检测单位：______ 检测结果报告日期*：20____年____月____日

五、核酸检测结果

5.1 是否开展核酸检测*：□是 □否

5.2 病原学标本收到日期*：20____年____月____日

5.3 标本类型(可多选)*： □咽拭子 □尿 □其他：__________

5.4 检测方法(可多选)*： □荧光定量 RT-PCR □RT-PCR □RT-RFLP □其他：_____

5.5 麻疹核酸检测结果为*： □阳性 □阴性 □未检测
人 RNaseP 基因检测结果为： □阳性 □阴性 □未检测

5.6 风疹核酸检测结果为*： □阳性 □阴性 □未检测
人 RNaseP 基因检测结果为： □阳性 □阴性 □未检测

检测单位：______ 检测结果报告日期*：20______年____月____日

六、病毒分离结果

6.1　病原学标本收到日期*：20______年____月____日

6.2　标本类型(可多选)*：□咽拭子　□尿　□其他：____________

6.3　病毒分离所用细胞*：□Vero-Slam 细胞　□其他：____________

6.4　分离鉴定结果*：□麻疹病毒阳性　□风疹病毒阳性　□阴性　□其他：_______

检测单位*：______________ 检测结果报告日期*：20______年____月____日

七、基因型鉴定

7.1　基因型鉴定标本收到日期*：20______年____月____日

7.2　标本类型*(可多选)：□病毒分离物　□PCR 阳性产物　□其他：__________

7.3　麻疹病毒基因型鉴定结果*：　□阳性　□阴性　□未检测

如为阳性，基因型：__________________　毒株命名：__________________

7.4　风疹病毒基因型鉴定结果*：　□阳性　□阴性　□未检测

如为阳性，基因型：__________________　毒株命名：__________________

检测单位*：______________　检测结果报告日期*：20______年____月____日

八、病例分类

8.1　监测病例分类*：

□实验室确诊麻疹病例　□实验室确诊风疹病例

□流行病学联系麻疹病例　□流行病学联系风疹病例

□临床符合麻疹病例　□临床符合风疹病例

□排除麻疹风疹病例　□待分类

8.2　是否为与接种疫苗相关的发热出疹　□是　□否

8.3　麻疹病例感染来源*：□本土病例　□输入病例　□输入相关病例

□感染来源不详病例

判定依据*：____

调查人员签字：____________________ 调查单位：______________________

附件 2-4　风疹监测病例流行病学个案调查表填表说明

第一部分　个案流行病学调查

一、传染病报告卡信息

该部分是传染病报告卡的内容，按照报告卡要求进行填写。如果病例已经在传染病监测信息报告管理系统中上报，将病例纳入专病管理后该部分内容会直接推送到麻疹监测信息报告管理系统，无需重复录入。但在个案流行病学调查时须同时调查该部分信息，以对传染病报告卡中不准确的内容进行订正，订正后的内容会自动推送回传染病监测信息报告管理系统。标注*的为规定必须录入内容。其中：

1.1　传染病报告卡卡片编号：由系统自动生成，可作为识别病例的唯一代码。

1.2　家长姓名：＜15 岁的患儿要求填写患者家长姓名。

1.5　出生日期：出生日期与年龄栏只要选择一栏填写即可，尽量填写出生日期。本表中的日期均为公历日期，以下同。

1.7　患者现住址属于：用于标识病人现住地址与就诊医院所在地区的关系。

1.8　患者现住址：按照《传染病信息报告管理规范》（卫办疾控发[2006] 92 号）和《传染病监测信息网络直报工作与技术指南（2005 年试行版）》，病例现住址指该病例发病时实际居住的地址，可以是家庭地址，也可以是寄宿地址或宾馆、旅店，应详细填写到村民组（门牌号）。病例如有一处以上住址时，应填写患病期间最容易随访到的住址。发病时间以变量 1.11 为准。病例在旅途中发病的，现住址以该次旅行出发前的居住地为准。病例的现住地址与感染地（2.14 项）不一定相同。

1.10　病例分类：初次录入报告卡时按照最初诊断进行填写。县级疾病预防控制中心必须在该病例的流行病学调查和标本实验室检测完成后，根据相应结果订正病例分类。

1.11　发病日期：应为最早出现风疹相关症状的日期。

1.14　疾病名称：初次录入报告卡时按照最初诊断进行填写。在该病例的流行病学调查和实验室检测完成后，县级疾病预防控制中心必须根据相应结果核实、订正此处疾病名称。疾病名称为其他传染病中的“其他”和其他疾病时需具体明确。

1.18　备注：用户可填写一些文字信息，如传染途径、最后确诊非传染病病名等。

二、个案流行病学调查信息

2.1　报告日期：为县级疾病预防控制中心以任何形式收到病例报告的日期。

2.2　调查日期：为县级疾病预防控制中心组织调查人员对病例进行现场个案调查日期。

2.3　病例户籍：为该病例户口登记所在地的属性。

户籍地址(中国大陆籍病例填写)：如果病例户籍为中国大陆，应具体询问到乡镇。

户籍地相对于现住址类型：该变量在现场调查时无需填写，录入麻疹监测信息报告管理系统时，系统将自动根据户籍地和现住址所在地进行判断。

如非本县区，发病时在现住址居住时间：指病例发病时在现住址(表 2-11 的 1.8 项)居住时间长短。

2.4　是否在集体单位：应询问病例是否来自学校、幼儿园、工厂等集体单位。如果是，则详细填写所在集体单位名称，以便详细调查其所在单位发病情况。

2.5　是否发热：是指腋温≥37.5℃，如未测量体温，以家长或成人病例自我判断为主。发热日期填写最早出现发热的时间。

2.6　是否出疹：指出现红色斑丘疹。出疹日期是指皮肤开始出疹的日期。

2.7　其他临床症状：如果有咳嗽、卡他症状(流涕、喷嚏等上呼吸道症状)、结膜炎(畏光、流泪、结膜炎症状)、口腔黏膜斑、淋巴结肿大(耳后、颈后和枕后)、关节炎/关节疼痛等症状，则在相应项目选择“是”；无相应症状，则选择“否”；否则填写“不详”。

2.9　含麻疹/风疹成分疫苗接种史。

该项为麻疹风疹个案调查核心内容，调查时应查看接种证，确实不能出示接种证的，应查询接种卡/信息系统核实，完整填写相应信息。

如为＜15 岁儿童，调查人员应现场判断适龄儿童是否完成了相应年龄段应接种含麻疹成分疫苗剂次数，如否，应询问未接种/未全程接种原因。

2.10　出疹前 7～21 日是否去过医院：应详细询问患者在出疹前的医疗机构暴露史。

2.11　是否与实验室确诊病例有流行病学关联：该选项由调查人员经核实有关信息后判断并填写。“流行病学关联”是指在出疹前 7～21 日，直接接触过其他实验室确诊病例，或存在以下情况：①与其他实验室确诊病例在同一个村、社区、学校或其他集体单位；②参加过同一个集体活动，如集市或其他集会等；③到访过有实验室确诊病例就诊的医疗机构。

2.13　是否为一起麻疹或风疹暴发疫情的病例：是指该病例是否为某一起暴发疫情中的病例，对于暴发被确定之前已报告的同一起暴发疫情中的病例，需要修订相应病例的该条信息并补填暴发编码。

如是，是否为一起新的暴发：如果是一起新确认的暴发疫情，系统将按照县区国标码(6 位)+ 年份(4 位)+ 编号(3 位)进行编码，按暴发顺序依次编号；如果该病例是已有暴发的病例，则从下拉菜单选填所属暴发疫情的编码。

2.14 可能的感染地：调查人员应详细了解病例的流行病学史，判断该患者最可能感染麻疹病毒的地方。

详细感染地来源：如判断在中国大陆本土感染，应尽量具体了解到相应县区及可能的集体单位。

详述判断依据：此处可详细阐述调查人员判断感染地来源的所有必要依据，推断要有客观依据。

2.15 个案流行病学调查备注：调查人员可将现场个案调查时获知的其他信息做详细备注。

三、标本采集情况

3.1、3.2 采集血标本：指监测病例出疹后采集的血标本。

3.3 是否采集病原学标本：指监测病例出疹后采集的用于病原学检测的标本。

第二部分 实验室检测结果与监测病例分类

四至七部分内容，根据实验室反馈的检测结果录入。

4.1、4.2 血清学检测结果为风疹 IgM 灰区的血标本，需重复进行血清学 IgM 检测。如仍为风疹 IgM 灰区，需按风疹 IgM 阳性上报。

5.1～5.6 和 6.1～6.4 由区疾病预防控制中心录入。

第三部分 病 例 分 类

8.1 监测病例分类：在麻疹监测信息报告管理系统中，“监测病例分类”变量将根据 1.10 项、1.14 项和 2.11 项进行自动判断。

8.3 麻疹病例感染来源：风疹病例此项不用填。

表 2-12　北京市风疹暴发疫情汇总表

区：________　年度：________　填表人：________　填表日期：____年____月____日

发生疫情单位	单位总人数	外来病例数	本市病例数	病例合计	病例年龄范围	平均发病年龄	首例患者		报告日期	接报日期	首次调查日期	续发病例数	最后病例发病日期	应急接种				
							发病日期	本市/外来						起止日期	接种年龄范围	应种人数	实种人数	接种率(%)

表 2-13　先天性风疹综合征(CRS)监测病例报告卡

报告时间：______年____月____日

报告人：

报告单位：

报告内容：

1. 一般情况

儿童姓名：____________　家长姓名：_____________

性别：　(1)男　(2)女

出生日期：______年____月____日　满：_____月龄_____天

家庭住址[包括省/市、地区、县/区、乡/(镇、街道)、村/(居)委会及门牌号等]

户口住址：____

在京居住地地址：______________________________________

联系方式：______________________

2. 本次就诊情况

就诊日期：______年____月____日

就诊科室：______________

接诊医生：______________

3. 主要临床表现

(1)先天性心脏疾病 (2) 白内障 (3)青光眼 (4) 听力损失 (5) 色素视网膜病 (6) 紫癜 (7) 脾(肿)大 (8) 小头畸形 (9) 智力障碍 (10) 脑膜脑炎 (11) 放射性骨病 (12) 黄疸(出生后 24 小时内)(13) 其他：__________________

所有临床诊断：___________________

就诊类型：(1)住院患者　(2)门诊患者

如是住院患者，所住病房：_________

如否，病例去向：(1)在京居住；(2)离京返回原籍；(3)其他：_______

4. 标本采集情况

标本种类：__________________

采集日期：______年____月____日

标本现保存在何处？________________________

5. 其他情况

接报单位：_________________　　接报人：____________

记录时间：______年____月____日

表 2-14　先天性风疹综合征(CRS)监测病例个案调查表

病例编号：□□□□□□-□□□□-□□□ (行政区划编码-年份-病例序号)

一、基本信息

1.1　患者姓名：__________(患儿母亲姓名：__________ 患儿父亲姓名：__________)

1.2　性别：　□男　□女

1.3　出生日期：______年____月____日

1.4　出生体重(克)：__________________

1.5　家庭现住址(详填)：__________省 __________地(市) __________县(区)

__________乡(镇、街道) ____________村(居)委会 ________(门牌号)

户籍地址：__________省 __________地(市) __________县(区)

1.6　联系方式：________________

1.7　报告医院名称：____

医院类型：□综合性医院　　□妇幼保健院　　□专科医院

1.8　报告日期：______年____月____日

1.9　确诊日期：______年____月____日

1.10　诊断医生：__________________

1.11　病例号：__________________

二、婴儿临床表现

2.1　A 组表现

A1　先天性心脏病*：有　/　无　/　不详

如是，疾病种类及主要表现：

____

A2 白内障*：　有　/　无　/　不详　　A3 青光眼：　有　/　无　/　不详

A4 色素视网膜病：有　/　无　/　不详　　A5 听力损失：　有　/　无　/　不详

A6 视力减弱：　有　/　无　/　不详　　A7 眼球震颤：　有　/　无　/　不详

A8 斜视：　有　/　无　/　不详　　A9 小眼球：　有　/　无　/　不详；

2.2　B 组表现

B1 紫癜：　有　/　无　/　不详　　B2 脾(肿)大：　有　/　无　/　不详

B3 小头畸形：　有　/　无　/　不详　　B4 智力障碍：　有　/　无　/　不详

B5 脑膜脑炎：　有　/　无　/　不详　　B6 放射性骨病：有　/　无　/　不详

B7 出生 24h 黄疸：有　/　无　/　不详

2.3　其他异常

如果有，请描述：

____

三、母亲病史

3.1　母亲年龄：______________

3.2 该婴儿为母亲的第几次妊娠：____________________

3.3 母亲是否接种过风疹成分疫苗？ □是 □否 □不详

如果是，请填写日期：______年______月______日

3.4 妊娠期是否有发热出疹疾病？ □是 □否

如果是，出疹时的妊娠月数：____________________

是否经实验室证实风疹？ □是 □否

3.5 在妊娠期是否接触患发热出疹疾病的患者？ □是 □否

如果是，接触时的妊娠月数：____________________

四、婴儿标本采集情况

4.1 是否采集血清标本： □是 □否

标本来源：□脐带血 □静脉血

采集日期：______年____月____日

4.2 是否采集病原学检测标本： □是 □否

a. 咽拭子： □是 □否 采集日期：______年____月____日

b. 尿液标本： □是 □否 采集日期：______年____月____日

c. 其他标本：____________ 采集日期：______年____月____日

五、实验室检测结果

5.1 血标本

a. 实验室名称：________________

b. 血标本收到日期：______年____月____日

c. 风疹抗体检测方法及检测试剂：______________________

d. 风疹 IgM 检测结果： □阳性 □阴性 □待定

e. 其他检测结果，如有请描述：________________

5.2 病原学标本

a. 标本收到日期：______年____月____日

b. 病毒核酸检测分离结果：________________

c. 病毒核酸检测实验室名称：________________

d. 病毒分离鉴定实验室名称：__________________________________

e. 鉴定方法：_____________ 风疹病毒鉴定结果： □阳性 □阴性

f. 风疹病毒基因分型：____________

六、病例最终分类

□临床诊断 CRS 病例 □实验室诊断 CRS 病例

□先天性风疹感染 □排除病例(病名__________)

调查人员：______________ 调查单位：____________________

完成调查日期：______年____月____日

表 2-15 先天性风疹综合征(CRS)监测病例随访表

病例编号：□□□□□□-□□□□-□□□（行政区划编码-年份-病例序号）

一、基本信息

1.1 患者姓名：_______（患儿母亲姓名：_______ 患儿父亲姓名：_______）

1.2 性别： □男 □女

1.3 出生日期：______年____月____日

1.4 在京现住址(详填)：_________地(市)________县(区)________乡(镇、街道)

_________村(居)委会________(门牌号)

二、随访情况

2.1 本次为第______次随访，病例是否失访：□是 □否

2.2 随访日期：______年____月____日

2.3 病例是否死亡：□是 □否 如是，死亡日期：______年____月____日

三、临床进展(前次随访已经确定的诊断，如无变化，本次可不填写)

3.1 确诊的先天性心脏病名称：____________________________________

确诊医院名称：___________________ 确诊日期：______年____月____日

3.2 确诊的眼部疾病名称：____

确诊医院名称：___________________ 确诊日期：______年____月____日

3.3 确诊的听力障碍程度：____

确诊医院名称：___________________ 确诊日期：______年____月____日

3.4 确诊的其他先天缺陷：____

确诊医院名称：___________________ 确诊日期：______年____月____日

四、本次标本采集情况

4.1 咽拭子：□是 □否 采集日期：______年____月____日

4.2 尿液标本：□是 □否 采集日期：______年____月____日

4.3 其他标本：____________ 采集日期：______年____月____日

五、实验室检测结果

5.1\. 实验室名称：__________________标本收到日期：______年____月____日

5.2 病毒核酸检测分离结果：________________

5.3 病毒分离鉴定结果：____________________________________ □阳性 □阴性

5.4 病毒分离鉴定方法：______________________

5.5 风疹病毒基因分型：______________________

表 2-16　先天性风疹综合征（CRS）监测病例主动监测登记表

填报单位：______________________　填报日期：______年____月____日

机构	访视时间	查阅病例数	发现CRS 监测病例数	已报告CRS 监测病例数	漏报CRS 监测病例数	被访视医生	被访视单位负责人签字	访视人	备注
第一季度									
第二季度									
第三季度									
第四季度									

说明：备注栏可填写发现的漏报病例姓名、性别、年龄及家庭住址等基本情况。

第 3 章　北京市流行性腮腺炎监测方案

流行性腮腺炎(简称流腮)是由流腮病毒引起的急性呼吸道传染病，为丙类法定报告传染病。人是流腮病毒的唯一宿主，早期患者和隐性感染者是传染源。传播途径主要通过飞沫传播，人群普遍易感，感染后一般可获持久免疫力。在疫苗使用前，流腮主要感染儿童，随着疫苗的使用，成人病例有增多趋势。临床表现为腮腺非化脓性肿胀、疼痛，伴发热和轻度不适，可引起脑膜炎、睾丸炎、卵巢炎、胰腺炎等并发症。2005 年，我市首次编制了《北京市流行性腮腺炎管理规范》，2007 年修订为《北京市流行性腮腺炎监测方案》，2012 年又根据卫生部行业标准《流行性腮腺炎诊断标准》(WS 297—2008)，对《北京市流行性腮腺炎监测方案》(2007 版)进行修订，制定了《北京市流行性腮腺炎监测方案》(2012 版)。目前，随着我市麻腮风疫苗接种率的不断提高，流腮发病率进一步下降，暴发疫情和突发公共卫生事件大幅减少，为不断提高我市流腮监测水平，更好地防控疫情传播，结合本市实际情况，对《北京市流行性腮腺炎监测方案》(2012 版)进行再次修订和完善，形成本监测方案。

1　监测目的

(1) 及时发现流腮病例，加强疫情预测、预警；并采取针对性措施，预防和控制疫情。

(2) 掌握流腮流行病学特征，分析人群免疫状况，确定易感人群。

(3) 评价流腮预防控制效果，为适时调整免疫策略和措施提供依据。

2　监测病例定义与分类

2.1　疑似病例

(1) 腮腺或其他唾液腺肿胀、疼痛，张口和咀嚼或进食酸性食物时疼痛加剧。

(2) 有流行病学史(发病前 14～25 天内有流行性腮腺炎患者接触史或当地有流腮流行)且伴下列其他临床表现之一：①发热、头痛、乏力、食欲不振等；②伴有脑膜炎时有头痛、呕吐、脑膜刺激征或意识改变；③伴胰腺炎时有呕吐、上中腹部疼痛与压痛；④伴睾丸炎时有睾丸或附睾肿痛。

2.2 临床诊断病例

腮腺或其他唾液腺肿胀、疼痛，张口和咀嚼或进食酸性食物时疼痛加剧，且伴有其他临床表现之一者。

2.3 实验室诊断病例

疑似病例或临床诊断病例具备下列情况之一者。

(1)一个月内未接种过流腮减毒活疫苗，血清中流腮 IgM 抗体阳性。

(2)双份血清(间隔 2～4 周)流腮 IgG 抗体效价呈 4 倍或 4 倍以上增高(含抗体阳转)。

(3)唾液、尿液、脑脊液等体液中分离到流腮病毒。

3 疫情报告

3.1 疫情分类

3.1.1 散发疫情

各病例间的发病时间和地点无明显联系，为散在发生。

3.1.2 聚集性疫情

流腮聚集性疫情是指以集体单位(托幼园所、学校、工作单位)为单位，14 天内发生 3 或 4 例流腮病例。

3.1.3 暴发疫情

流腮暴发是指以行政村、居委会、集体单位(托幼园所、学校、工作单位)等为单位，14 天内发生 5 例及以上流腮病例。

3.1.4 突发公共卫生事件

流腮突发公共卫生事件是指以行政村、居委会、集体单位(托幼园所、学校、工作单位)等为单位，7 天内发生 10 例及以上流腮病例。

3.2 疫情报告

3.2.1 散发疫情

传染病疫情责任报告单位、责任报告人应在 24 小时内网络直报。

3.2.2　聚集性疫情、暴发疫情

传染病法定责任报告单位和责任疫情报告人发现聚集性疫情或暴发疫情后，应在 2 小时内以电话方式向区级疾病预防控制中心和区级卫生健康主管部门报告。区级疾病预防控制中心应在 2 小时内以电话方式向市级疾病预防控制中心报告。

3.2.3　突发公共卫生事件

区卫生健康主管部门核实并认定发生突发公共卫生事件后，区疾病预防控制中心应在 2 小时内以电话方式向市疾病预防控制中心报告，同时上报调查处理报告，并进行网络直报。市疾病预防控制中心接到报告后 2 小时内报告市卫生健康主管部门。

4　疫情调查处理

4.1　疫情调查处理程序

4.1.1　散发疫情

接到报告后 48 小时内到达现场。由病例现住址地段医疗机构预防保健科进行流行病学个案调查。填写“流行性腮腺炎疑似病例流行病学个案调查表”(表 3-1)，核实诊断，采集标本，采取有效综合措施，防止疫情传播。

如接报病例现住址在本区、其工作或就读学校不在本区，现住址区疾病预防控制中心应在 48 小时内电话向单位所属辖区的区疾病预防控制中心转报并做好登记记录(表 3-2)。

4.1.2　聚集性疫情、暴发疫情和突发公共卫生事件

接到聚集性疫情、暴发疫情或突发公共卫生事件报告后，由病例现住址所属辖区的区疾病预防控制中心和地段医疗机构预防保健科共同负责，24 小时内到达现场。聚集性疫情、暴发疫情首次现场调查后 2 天内完成初次“调查处理报告”并上报市疾病预防控制中心，报告突发公共卫生事件疫情同时上报调查报告；在最后 1 例病例离开后，25 天内没有出现新病例，则疫情结束。疫情结束后 2 天内完成疫情“结案报告”。在突发公共卫生事件的发生过程中，区疾病预防控制中心应随时掌握疫情动态，每天简要上报疫情进展情况(内容应包括新增病例情况、旧病例转归及新采取的控制措施)。

聚集性疫情、暴发疫情和突发公共卫生事件的调查报告、结案报告须附统一

编制的疫情编号(区+年份+2 位编号)、疫情中全部有流行病学联系的病例(包括疫情的首发病例)列表(表 3-3)和流行性腮腺炎聚集性疫情、暴发疫情和突发公共卫生事件汇总表(表 3-4)。

4.2　疫情控制措施

4.2.1　隔离传染源

患者隔离治疗，隔离期为自发病后 21 天，待痊愈后，须持所在地段医疗机构预防保健科医生复课证明方可入托、入学。

4.2.2　切断传播途径

流腮潜伏期 14～25 天，患者所在班或适当范围内人群进行医学观察一个最长潜伏期，接触者每天用淡盐水漱口，室内通风换气，做湿式扫除，学校、托幼机构应严格落实晨午检制度，尽早发现病例，及时隔离治疗。在观察期中不接收或转出人员，减少或禁止组织大型聚会活动。散发疫情的消毒由地段医疗机构预防保健科负责指导；聚集性疫情、暴发疫情和突发公共卫生事件的首次消毒，由区疾病预防控制中心消毒专业人员到达现场进行指导。

4.2.3　保护易感人群

按照北京市免疫规划疫苗免疫程序接种麻腮风联合疫苗，即 1.5 岁、6 岁免费接种麻腮风联合疫苗各 1 剂次，新入学外地进京大学一年级学生自费自愿接种 1 剂次含流腮成分的疫苗。

20 岁以下密切接触者中，凡 5 年内没有接种过流腮疫苗，且未患过流腮者均应进行麻腮风联合疫苗应急接种；托幼机构、学校出现流腮疫情时，出现 1 例病例应对同班易感者进行应急接种，当 2 周内发病到达 3 例及以上，应对全校(全园)易感者进行应急接种。流行病学调查人员也可根据现场实际情况和病例分布范围，扩大应急接种范围。应急接种不考虑与其他任何疫苗接种的时间间隔。接种工作由幼儿园、学校所属地段医疗机构预防保健科在首次发现病例后 3 天内完成，接种率应≥95%。

4.2.4　开展健康教育

组织开展多种形式的健康教育，向公众宣传预防流腮措施，使公众了解流腮的危害、传播途径与预防方法，鼓励自觉接种疫苗。对所辖区域内的托幼机构、学校等集体单位定期开展传染病疫情报告培训和防病知识宣传。

5　标本采集、运输和实验室检测

5.1　血标本

(1) 在腮肿后 14 天内采集急性期血标本 2ml，全血在 2～8℃保存，24 小时内分离血清，血清量不少于 500μl，于 2～8℃保存于无菌微量离心管内，并于采集后 3 天内冷藏条件下送区疾病预防控制中心实验室或市疾病预防控制中心免疫预防所实验室（外籍病例和重大疫情），测定流腮 IgM 抗体，实验室收到标本 5 个工作日内报告检测结果。

(2) 区实验室检测的病例血清标本于–20℃保存 1 年，以备市级实验室质控抽检。

(3) 急性期血清流腮 IgM 抗体阴性者，间隔 2～4 周应采集第 2 份血清标本，采集后 3 天内将双份血清冷藏送市疾病预防控制中心免疫预防所实验室，测定双份血清流腮 IgG 抗体。

5.2　腮腺管口拭子标本

从病例发病至腮肿 9 天内采集腮腺管口拭子标本，2～8℃保存于密闭容器内，采集后 3 个工作日内冷藏送区疾病预防控制中心实验室或市疾病预防控制中心免疫预防所实验室，进行流腮病毒分离培养和 PCR 鉴定，如不能及时送检应在–20℃以下冻存，并尽快送区疾病预防控制中心实验室检测。

5.3　尿液标本

从病例发病至腮肿 9 天内采集尿液标本 50ml，采集中段尿，2～8℃保存于密闭容器内，采集后 3 个工作日内冷藏送区疾病预防控制中心实验室或市疾病预防控制中心免疫预防所实验室，进行流腮病毒分离培养和 PCR 鉴定，如不能及时送检应进行 2000r/min，4℃离心 20 分钟，收集沉淀，在–20℃以下冻存，并尽快送实验室检测。

6　资料管理

地段医疗机构预防保健科负责病例流行病学调查表的管理，在流行病学调查后 2 个工作日内，录入“北京市流行性腮腺炎数据决策系统”，并于初次调查后 1～2 周内复访病例转归情况（腮肿消退时间、有无并发症、住院和死亡情况），复访情况应于 2 个工作日内录入“北京市流行性腮腺炎数据决策系统”；各区疾病预防控制中心负责 2 个工作日内将实验室检测结果录入“北京市流行性腮腺炎数据决策系统”，并完成病例最后分类。区疾病预防控制中心负责数据库质控、聚集性疫情和暴发疫情汇总表的收集、管理与利用，完成流行病学分析和总结。

7 其他相关监测

按《北京市常规免疫接种率监测方案》进行流腮疫苗接种率监测，按《北京市免疫预防血清学与疫苗滴度监测规范》进行流腮疫苗基础免疫成功率监测、健康人群流腮抗体水平监测。

8 评价指标

(1) 本市人口 15 岁以下儿童流腮发病率≤15/10 万。

(2) 接到报告 48 小时内病例调查及时率≥80%。

(3) 初次调查的数据库 2 个工作日内录入率达 100%。

(4) 流腮病例个案信息报告完整率≥95%。

(5) 流腮病例腮肿消退时间、有无并发症、住院和死亡情况的复访信息报告完整率≥95%。

(6) 腮腺管口拭子标本采集率≥80%。

(7) 学校、托幼机构聚集性疫情、暴发疫情和突发公共卫生事件血标本采集率和病原学标本采集率均达 100%。

(8) 学校、托幼机构聚集性疫情、暴发疫情和突发公共卫生事件报告后 3 天内应急接种率≥95%。

表 3-1　流行性腮腺炎疑似病例流行病学个案调查表

一、病例基本情况

1. 病例 ID*：　□□□□□□□□□-□□□□-□□□□□

2. 报送街乡：　________区__________街乡

3. 报告日期*：　______年____月____日　□□□□/□□/□□

4. 报告来源*：　①区级及以上医院　□
　②乡卫生院或村卫生室
　③个体医生 ④疾病预防控制中心 ⑤其他：__________

5. 报告单位*：

6. 调查日期*：　______年____月____日　□□□□/□□/□□

7. 调查单位*：　________________

8. 调查人员*：　________________

9. 病例姓名*：　________________
　联系人姓名：　________________
　电话：　________________

10. 性别*：　①男　②女　□

11. 出生日期*：　______年____月____日　□□□□/□□/□□
　或年龄：　_______岁(月龄换算成岁，保留两位小数)　□□.□□岁

12. 居住地址*：　____________________________

13. 职业身份*：　①幼托儿童　②散居儿童　③学生　④教师　⑤工人　⑥民工　⑦农、牧民　⑧医务人员　⑨服务人员　⑩公务人员及职员　⑪家务及待业　⑫离退人员　⑬其他　□

14. 是否失访*：　①是　② 否　□

二、病例调查情况

1. 如患者有工作地/就学地，工作地所属：　________区__________街乡

2. 单位/部门(班级)：　____________________________

3. 流动人口*： ①是 ② 否 ⑨ 不详 □

如果是，来自省： ________

来京日期： ____年____月____日 □□□□/□□/□□

或来京时间： ①三周以内 ②三周以上 □

三、预防接种史

1. 流腮疫苗免疫史*： ①有 ②无 ⑨不详 □

2. 免疫史来源*： ①接种证 ②接种卡 ③家长或个人回忆 □

如有免疫史，

共接种剂次数： ________剂 □

第 1 剂接种日期： ____年____月____日 □□□□/□□/□□

第 2 剂接种日期： ____年____月____日 □□□□/□□/□□

第 3 剂接种日期： ____年____月____日 □□□□/□□/□□

第 4 剂接种日期： ____年____月____日 □□□□/□□/□□

第 5 剂接种日期： ____年____月____日 □□□□/□□/□□

第 6 剂接种日期： ____年____月____日 □□□□/□□/□□

四、临床表现

1. 发热*： ①有 ②无 ⑨不详 □

发热日期： ____年____月____日 □□□□/□□/□□

最高体温： ________℃ □□.□

退热日期： ____年____月____日 □□□□/□□/□□

2. 头痛*： ①有 ②无 ⑨不详 □

腮腺疼痛*： ①有 ②无 ⑨不详 □

3. 左侧腮腺肿大*： ①有 ②无 ⑨不详 □

左侧腮腺肿大时间： ____年____月____日 □□□□/□□/□□

消退时间 ____年____月____日 □□□□/□□/□□
（初次调查后一周复访）：

4. 右侧腮腺肿大*： ①有 ②无 ⑨不详 □

右侧腮腺肿大时间： ____年____月____日 □□□□/□□/□□

消退时间 (初次调查后一周复访)：	______年____月____日	□□□□/□□/□□
5. 颌下腺肿大*：	①有　②无　⑨不详	□
6. 舌下腺肿大*：	①有　②无　⑨不详	□
其他症状*：	①食欲下降　②乏力　③脖子僵硬 ④吞咽困难　⑤鼻塞　⑥咳嗽　⑦耳朵痛 ⑧嗓子痛　⑨恶心　⑩腹痛　⑪其他 (注明______)	□
7. 并发症* (初次调查后一周复访)：	①有　②无　⑨不详	□
并发症：	①耳聋(单双侧；永久/暂时)　②乳腺炎 ③卵巢炎　④睾丸炎　⑤脑膜炎/脑炎 ⑥胰腺炎　⑦其他(注明_______)	□
8. 住院* (初次调查后一周复访)：	①是　②否　⑨不详	
如是，住院原因：	________________	
9. 死亡* (初次调查后一周复访)：	①是　②否　⑨不详	□
如是，死亡日期：	______年____月____日	□□□□/□□/□□

五、接触史

1. 发病前 25 天内与其他确诊病例接触*：	①是　②否　⑨不详	□
2. 如果是，接触地点：	①医院　②学校　③家中　④邻居 ⑤工作单位　⑥其他：______	□

六、实验室检测

1. 是否采集急性期血标本*：	①是　②否　⑨不详	□
采集日期：	______年____月____日	□□□□/□□/□□
IgM 抗体：	①阳性　②阴性	□
IgG 抗体滴度：	____________________	□□□□

2. 是否采集恢复期血标本*：　①是　② 否　⑨不详　□

采集日期：　______年____月____日　□□□□/□□/□□

IgG 抗体滴度：　____________________　□□□□

3. 是否采集腮腺管口拭子*：　①是　② 否　⑨不详　□

采集日期：　______年____月____日　□□□□/□□/□□

病原学检测结果：　①阳性　②阴性　□

4. 是否采集尿液标本*：　①是　② 否　⑨不详　□

采集日期：　______年____月____日　□□□□/□□/□□

病原学检测结果：　①阳性　②阴性　□

5. 实验室检测单位：　________________________

七、病例分类

1. 病例最后分类*：　①确诊　②临床诊断　③排除　□

2. 如为确诊病例，依据：

流腮病毒分离阳性：　①是　②否　□

急性期血清 IgM 抗体阳性：　①是　②否　□

双份血清 IgG 抗体 4 倍增高：　①是　②否　□

3. 疫情性质*：　①散发病例　②聚集性疫情病例　③暴发疫情病例　④突发公共卫生事件病例　□

如是聚集性疫情、暴发疫情或突发公共卫生事件病例，

疫情编码（区+年份+2 位编号）：　______________________

首发病例发病日期：　______年____月____日　□□□□/□□/□□

首发病例 ID：　□□□□□□□□□-□□□□-□□□□□□

首发病例姓名：　______________________

调查人员签字：________________　实验室检测人员签字：____________________

表 3-2　____区流腮病例转报登记表

传染病报告卡编号	病例姓名	性别	出生日期/年龄	集体单位名称	联系方式	报告日期	转报人	转报日期和时间	转报单位	接报人	备注（转报情况）

表 3-3　流行性腮腺炎聚集性疫情、暴发疫情和突发公共卫生事件病例汇总表

区：________　疫情编号：________　填表人：________　填表日期：______年____月____日

姓名	籍贯	性别	出生日期	班级/部门	发病日期	临床诊断医院	诊断日期	停课日期	复课日期	含流腮疫苗免疫史		血标本		病原学标本		诊断类型（临床/实验室）
										剂次数	末剂接种日期	采集日期	检测结果	采集日期	检测结果	

表 3-4　流行性腮腺炎聚集性疫情、暴发疫情和突发公共卫生事件汇总表

区：________　年度：________　填表人：________　填表日期：______年____月____日

发生疫情单位	单位总人数	本市病例数	外来病例数	病例合计	病例年龄范围	平均发病年龄	首例病例		报告日期	接报日期	首次调查日期	续发病例数	应急接种				
							本市/外来	发病日期					起止日期	接种年龄范围	应种人数	实种人数	接种率(%)

第 4 章　北京市白喉监测方案

白喉是由白喉棒状杆菌引起的急性呼吸道传染病，属于乙类法定报告传染病。患者和带菌者是唯一传染源，潜伏期末即有传染性。传播途径以飞沫传播为主，亦可经玩具、衣物和用具等间接传播，或通过污染的牛奶和食物引起暴发流行，偶可经破损皮肤、黏膜感染。该病一年四季均可发生，但冬春季发病较多，主要感染儿童，6 个月以下婴儿有来自母体的免疫力，较少发病，1～5 岁发病率最高。广泛接种白喉疫苗后，发病向大年龄推移。潜伏期 1～7 天，一般 2～4 天。临床特征多为咽、喉、鼻部等处黏膜充血、肿胀，伴灰白色假膜形成，以及细菌外毒素引起的全身中毒症状，严重者可合并心肌炎和周围神经瘫痪。北京市自 1988 年首次制定《白喉预防管理常规》，经多次修订于 2007 年形成《北京市白喉监测方案》。现依据卫生部卫生行业强制标准《白喉诊断标准》（WS 275—2007），对 2007 版《北京市白喉监测方案》进行修订，形成本方案。

1　监测目的

(1) 及时发现白喉病例，采取针对性措施，预防和控制疫情。

(2) 了解白喉流行病学特征、疫苗效果和人群抗体水平，确定易感人群，加强预测预警。

(3) 评价白喉预防控制效果，为适时调整白喉防控策略与措施提供依据。

2　监测病例定义与分类

2.1　疑似病例

颖似病例是指具有发热、咽痛、鼻塞、声音嘶哑、犬吠样咳嗽，扁桃体上或咽、喉、鼻部有不易剥落的灰白色点状或小片状假膜，剥时易出血等临床表现的咽白喉、喉白喉、鼻白喉或其他部位的白喉病例。极少数患者可无假膜。

2.2　临床诊断病例

疑似病例伴咽拭子直接涂片镜检可见革兰氏阳性棒状杆菌，有异染颗粒；同时参考流行病学史，冬春季发病，1 周内与白喉患者有直接或间接接触史。

2.3　实验室诊断病例

疑似病例伴下列任何一项者：

(1) 白喉棒状杆菌分离培养阳性并证明能产生外毒素。

(2) 患者急性期和恢复期血清白喉 IgG 抗体 4 倍及以上增长。

2.4　排除病例

疑似病例经调查后不符合确诊病例诊断标准可排除，但应有其他疾病的明确诊断。

3　疫情报告

3.1　疫情分类

3.1.1　暴发疫情

发生 1 例白喉病例即为暴发疫情。

3.1.2　突发公共卫生事件

一个区发生 2 例及以上白喉病例或近 5 年内无白喉病例报告的区发生白喉病例为突发公共卫生事件。

3.2　疫情报告

3.2.1　暴发疫情

传染病法定责任报告单位和责任疫情报告人发现白喉或疑似白喉病例时，应在 2 小时内以电话方式逐级向上级疾病预防控制中心和同级卫生健康主管部门报告，并按照传染病网络直报要求上报。

3.2.2　突发公共卫生事件

区卫生健康主管部门核实并认定发生突发公共卫生事件后，区疾病预防控制中心应在 2 小时内以电话方式向市疾病预防控制中心报告，同时上报调查报告，并进行网络直报。市疾病预防控制中心接到报告后 2 小时内报告市卫生健康主管部门。

4　疫情调查处理

4.1　调查处理程序

接到疫情报告后，市、区两级疾病预防控制中心应立即到现场调查。填写“白喉疑似病例流行病学个案调查表”(表 4-1)和“白喉疑似病例病历摘抄表”(表 4-2),核实诊断，采集标本，了解传染来源、可能传播的因素、密切接触者和预防接种的情况。疫情处理完毕后 3 天内，完成疫情调查处理报告。一个区发生 2 例及以上白喉病例或近 5 年内无白喉病例报告的区发生白喉病例时，按《突发公共卫生事件应急条例》有关规定进行调查处理。

4.2 疫情控制措施

4.2.1 隔离传染源

实验室诊断病例必须立即住院隔离治疗。临床症状消失后、咽拭子 2 次(间隔 2 天)细菌培养阴性后方可解除隔离(不得早于治疗后 7 天)。尚未确诊的疑似病例，应督促其到传染病医院做进一步检查治疗或留验观察。咽拭子涂片及培养发现的带菌者应隔离治疗。

4.2.2 密切接触者管理

地段医疗机构预防保健科负责管理密切接触者。密切接触者应医学观察 7 天，发现轻型病例早隔离、早治疗。对学校等集体单位，在医学观察期间，不得接收或转出人员。

4.2.3 切断传播途径

疫源地首次消毒，区疾病预防控制中心消毒专业人员必须到达现场进行指导。病例分泌物、食具、用具、玩具可用漂白粉或含氯消毒剂等消毒。衣、被要洗晒或阳光曝晒。病例隔离后及病愈出院后，对病家及其病室应用含氯制剂进行终末消毒。对托幼园所、学校应重点做好湿式消毒、室内通风、被褥洗晒、食用具消毒的指导。

4.2.4 保护易感人群

根据疫源地的范围，凡年龄在 45 岁以下、3 年以上未接种过白喉类毒素，除禁忌者外均应进行白喉类毒素接种。对密切接触者中未做过全程免疫的病弱儿童可给予肌注白喉抗毒素 1000～2000 单位，有效预防期为 2～3 周，一个月后再进行百白破疫苗全程免疫。

5 标本采集、运输和实验室检测

5.1 血标本

急性期血在使用白喉抗毒素前、恢复期血在发病 3 个月后(如病例未使用白喉抗毒素)，间隔 4 周，分别采集全血 1ml，2～8℃保存，24 小时内分离血清(血清量大于 100μl)，–20℃保存于无菌微量离心管内，采集 3 天内在冷藏条件下送市疾病预防控制中心免疫预防所实验室，采用酶联免疫吸附试验(enzyme-linked immunosorbent assay，ELISA)测定双份血清白喉 IgG 抗体。

5.2　咽拭子

在应用白喉抗毒素、抗生素前尽早采集。用无菌棉拭子，蘸取盐水或肉汤，在管壁上挤去多余液体，涂抹病例伪膜周边，在伪膜上取样效果更佳。鼻白喉可用棉拭子仔细地伸入鼻腔，涂抹白膜或蘸取血性分泌物。皮肤白喉首先常规消毒伤口，去除伪膜或结痂，再用无菌棉拭子涂抹新鲜创面(带菌者标本可用无菌棉拭子，采取鼻咽分泌物，棉拭子勿接触口腔其他部位)。

标本采集后立即接种选择性培养基，送市疾病预防控制中心免疫预防所实验室，进行涂片镜检和白喉棒状杆菌分离培养。如不能立即接种，应将标本浸于无菌生理盐水(0.5～1.0ml/管)中保存，4 小时内送检。

6　资料管理

各区疾病预防控制中心负责管理病例调查表，于调查后 3 天内将个案调查表和病历摘抄表录入“北京市免疫规划信息管理系统”，并定期做好流行病学分析。

7　其他相关监测

按《北京市常规免疫接种监测方案》进行白喉疫苗接种率监测，按《北京市免疫预防血清学与疫苗滴度监测规范》进行白喉疫苗基础免疫阳性率监测和健康人群白喉抗体水平监测。

8　评价指标

(1) 本市人口 15 岁以下儿童白喉发病率≤0.5/10 万。

(2) 病例调查及时率≥80%。

(3) 个案数据上报及时率 100%。

(4) 病例标本送检及时率≥80%。

表 4-1 白喉疑似病例流行病学个案调查表

一、编号

1. 区国标编码	________________	□□□□□□
乡(镇、街道)编码	________________	□□
年度	________________	□□□□
病例编号	________________	□□□
2. 报告日期	____年___月___日	□□□□/□□/□□
3. 报告单位	________________	
4. 调查日期	____年___月___日	□□□□/□□/□□
5. 调查单位	________________	
6. 调查人	________________	

二、病例基本情况

1. 患者姓名	________________	
家长姓名	________________	
电话	________________	
2. 性别	①男 ②女	□
3. 出生日期	____年___月___日	□□□□/□□/□□
4. 外来人口	①是 ②否	□
5. 户籍地址	________________	
6. 现住址	________________	
7. 来京日期	____年___月___日	□□□□/□□/□□
8. 职业	①儿童 ②学生 ③工人 ④干部 ⑤职员 ⑥农民 ⑦其他____	□

三、临床症状与体征

1. 发病日期	____年___月___日	□□□□/□□/□□
2. 发热	①是 ②否 ⑨不详(体温：____℃)	□
3. 咽痛	①有 ②无 ⑨不详	□
4. 鼻塞	①有 ②无 ⑨不详	□
5. 声音嘶哑	①有 ②无 ⑨不详	□
6. 犬吠样咳嗽	①有 ②无 ⑨不详	□
7. 咽部假膜	①有 ②无 ⑨不详	□
8. 假膜容易剥离	①有 ②无 ⑨不详	□

9. 剥离假膜出血	①有　②无　⑨不详	□

四、接触史

1. 病前 1 周内与白喉患者接触	①有　②无　⑨不详	□
2. 开始接触日期	______年____月____日	□□□□/□□/□□
3. 接触方式	①同家　②同院　③同班 ④同单位　⑤其他______	□

五、免疫接种史

1. 接种过百白破、白破或白类疫苗	①有　②无　⑨不详	□
2. 如是，共接种次数	____________________	□□
接种史来源	①接种证　②接种卡　③家长回忆	□
末次接种日期	______年____月____日	□□□□/□□/□□
3. 如否，未种类型	①原住地未种　②现住地未种	□
未种原因	①不知道要接种　②不知道接种地点 ③接种费用高　④接到通知未去接种 ⑤其他______　⑨不详	□

六、实验室检测

1. 急性期血标本		
采集日期	______年____月____日	□□□□/□□/□□
送检日期	______年____月____日	□□□□/□□/□□
白喉抗体滴度	____________________	□□□□
2. 恢复期血标本		
采集日期	______年____月____日	□□□□/□□/□□
送检日期	______年____月____日	□□□□/□□/□□
白喉抗体滴度	____________________	□□□□
3. 咽拭子标本		
第 1 次采集日期	______年____月____日	□□□□/□□/□□
送检日期	______年____月____日	□□□□/□□/□□
涂片镜检	①阳性　②阴性	□
细菌分离培养	①阳性　②阴性	□

第 2 次采集日期	______年____月____日	□□□□/□□/□□
送检日期	______年____月____日	□□□□/□□/□□
涂片镜检	①阳性 ②阴性	□
细菌分离培养	①阳性 ②阴性	□
第 3 次采集日期	______年____月____日	□□□□/□□/□□
送检日期	______年____月____日	□□□□/□□/□□
涂片镜检	①阳性 ②阴性	□
细菌分离培养	①阳性 ②阴性	□

七、病例分类

1. 病例最后分类	①确诊 ②临床诊断 ③排除	□
2. 疫情性质	①散发病例 ②暴发病例	□
如为暴发病例，		
首发病例编号	______________________________	□□□□□□□□□□□□□
首发病例姓名	______________________________	
3. 病例转归	①痊愈 ②死亡	□
如死亡，死亡日期	______年____月____日	□□□□/□□/□□

表 4-2　白喉疑似病例病历摘抄表

1. 基本情况：

病例编号 ____________ 病案编号 ____________ 医院名称 ____________

患者姓名 ____________ 性别 ____________ 出生日期 ___年___月___日

家庭住址 ________________________ 户籍 ____________

就诊日期 ___年___月___日 初步诊断 ____________

入院日期 ___年___月___日 入院诊断 ____________

出院日期 ___年___月___日 出院诊断 ____________

2. 主诉：

3. 现病史：

4. 阳性症状和体征：

5. 临床化验和辅助检查：

摘抄者姓名________ 摘抄日期 ______年____月____日 摘抄单位____________

第 5 章　北京市百日咳监测方案

百日咳是由百日咳鲍特菌属(革兰氏阴性短小球杆菌)引起的急性呼吸道传染病，是乙类法定报告传染病。人是百日咳的唯一感染宿主，任何年龄都可以感染，5 岁以下儿童约占病例的 60%，1 岁以下婴儿发病住院率及病死率较高。家庭接触者和成人百日咳病例是主要传染源。百日咳以飞沫传播为主，传染性强，潜伏期 2～21 天，一般 7～10 天。其典型临床症状为持续性阵发性痉咳，有鸡啼样吸气性喘鸣及呕吐，易合并支气管肺炎和脑炎。北京市于 1988 年制定了《百日咳预防管理常规》，2002 年修订为《北京市百日咳管理指南》， 2004 年修订为《北京市百日咳管理规范》，2006 年制定《北京市百日咳监测方案》。依据 2007 年 10 月卫生部卫生行业标准《百日咳诊断标准》（WS 274—2007)，现对《北京市百日咳监测方案》（2007 版）再次修订，形成本方案。

1　监测目的

(1) 及时发现百日咳病例，采取针对性措施，预防和控制疫情。

(2) 了解百日咳流行病学特征、疫苗效果和人群抗体水平，确定易感人群，加强预测预警。

(3) 评价百日咳预防控制效果，为适时调整百日咳防控策略和措施提供依据。

2　监测病例定义与分类

2.1　疑似病例

符合以下任何一项，并伴有流行病学史者。

(1) 典型病例：阵发性、痉挛性咳嗽，持续咳嗽≥2 周者。

(2) 不典型病例：婴儿有反复发作的呼吸暂停、窒息、青紫和心动过缓症状，或有间歇阵发性咳嗽；青少年和成人具有不典型较轻症状，卡他期、痉咳期、恢复期三期症状都缩短或无明显的阶段性，而只表现持续两周以上的长期咳嗽。

2.2　临床诊断病例

疑似病例同时伴有白细胞及淋巴细胞明显增高。

2.3　实验室诊断病例

临床诊断病例符合以下任何一项者。

(1) 患者痰或鼻咽部分泌物分离到百日咳鲍特菌。

(2) 血清百日咳抗体恢复期比急性期≥4 倍增长。

2.4　排除病例

百日咳疑似病例经调查后不符合实验室诊断病例诊断标准可排除，但应有明确的其他疾病诊断。

3　疫情报告

3.1　疫情分类

3.1.1　散发疫情

各病例间的发病时间和地点无明显联系，且散在发生。

3.1.2　暴发疫情

在一个行政村、居委会或集体单位中，21 天内发生 5 例或以上百日咳病例，称为暴发疫情。

3.1.3　突发公共卫生事件

发生本区近 5 年内从未报告过的百日咳病例为突发公共卫生事件。

3.2　疫情报告

3.2.1　散发疫情

传染病疫情责任报告单位、责任报告人应按照网络直报要求 24 小时内报告，未实行网络直报的责任报告单位应在 24 小时内寄出传染病报告卡。

3.2.2　暴发疫情

传染病法定责任报告单位和责任疫情报告人发现暴发疫情后，应在 2 小时内以电话方式逐级向上级疾病预防控制中心和同级卫生健康主管部门报告。

3.2.3　突发公共卫生事件

区卫生健康主管部门核实并认定发生突发公共卫生事件后，区疾病预防控制中心应在 2 小时内以电话方式向市疾病预防控制中心报告，同时上报调查报告，并进行网络直报。市疾病预防控制中心接到报告后 2 小时内报告市卫生健康主管部门。

4　疫情调查处理

4.1　调查处理程序

4.1.1　散发疫情

接到报告后 24 小时内到达现场。区疾病预防控制中心或病例现住址地段医疗机构预防保健科开展现场流行病学个案调查。填写“百日咳疑似病例流行病学个案调查表”（表 5-1）和“百日咳疑似病例病历摘抄表”（表 5-2），核实诊断，采集标本，了解传染来源、可能传播的因素、密切接触者和疫苗接种情况。

4.1.2　暴发疫情和突发公共卫生事件

接到暴发疫情后及时电话报告上级疾病预防控制中心，进行现场流行病学个案调查，了解疫情单位基本情况，初步分析、判断疫情可能的传染来源，提出疫情控制综合措施。暴发疫情处理后 3 天内完成疫情调查报告。发生本区近 5 年内从未报告过的百日咳病例，应按《突发公共卫生事件应急条例》规定进行调查处理。

4.2　疫情控制措施

4.2.1　隔离传染源

实验室诊断病例应居家或住院隔离治疗，隔离期自发病日起 40 天，按照医嘱治疗。

4.2.2　密切接触者管理

密切接触者医学观察 21 天，发现可疑病例及时隔离治疗。托幼机构医学观察期间应加强晨午检，不得接收或转出儿童。

4.2.3　切断传播途径

散发疫情的消毒由地段医疗机构预防保健科负责指导，暴发疫情首次消毒，由区疾病预防控制中心消毒专业人员到达现场进行指导。病例居室定时开窗通风、湿式扫除，勤晒衣被，无需终末消毒。对病例痰液、呕吐物用漂白粉等氯制剂消毒。

4.2.4 保护易感人群

对 7 岁以下无百日咳疫苗免疫接种史或未全程免疫接触者应急接种；同时可选择红霉素、阿奇霉素等大环内酯类抗生素或复方磺胺甲噁唑进行预防性服药，剂量参见说明书。

5 标本采集、运输和实验室检测

5.1 血标本

发病 21 天内(包括 21 天)患者应采集急性期和恢复期血标本，间隔 4 周；发病超过 21 天者，采集 1 份血标本。每份采集全血不少于 0.5ml，2～8℃保存，24 小时内分离血清(血清量大于 50μl)，置于无菌微量离心管内–20℃冻存，在采集后 3 天内在冷藏条件下送市疾病预防控制中心免疫预防所实验室，采用酶联免疫吸附试验测定百日咳抗体。

5.2 鼻咽拭子/咽拭子标本

采集患者鼻咽拭子，也可用咽拭子替代。将采样拭子放入细菌采样管中或 0.3ml 生理盐水中，保持拭子湿润，2～8℃保存，24 小时内送检，用聚合酶链反应方法检测百日咳菌核酸。

6 资料管理

各区疾病预防控制中心负责管理病例调查表，于调查后 3 天内将调查表和病历摘抄表录入“北京市免疫规划信息管理系统”，每年第一季度完成上一年度流行病学分析总结。

7 其他相关监测

按《北京市常规免疫接种监测方案》进行百日咳疫苗接种率监测，按《北京市免疫预防血清学与疫苗滴度监测规范》进行百日咳疫苗基础免疫阳性率监测和健康人群百日咳抗体水平监测。

8 评价指标

(1)接报 24 小时内病例流行病学调查及时率≥80%。

(2)流行病学个案调查表和病例摘抄表录入及时率 100%。

(3)百日咳病例血标本、鼻咽拭子、咽拭子标本送检及时率≥80%。

表 5-1　百日咳疑似病例流行病学个案调查表

一、编号

1. 区国标编码 ____________________ □□□□□□□

乡(镇、街道)编码 ____________________ □□

年度 ____________________ □□□□

病例编号 ____________________ □□□

2. 报告日期 ______年____月____日 □□□□/□□/□□

3. 报告单位 ____________________

4. 调查日期 ______年____月____日 □□□□/□□/□□

5. 调查单位 ____________________

6. 调查人 ____________________

二、病例基本情况

1. 患者姓名 ____________________

家长姓名 ____________________

电话 ____________________

2. 性别 ①男　②女 □

3. 出生日期 ______年____月____日 □□□□/□□/□□

4. 外来人口 ①是　②否 □

5. 户籍地址 ____________________

6. 现住址 ____________________

7. 来京日期 ______年____月____日 □□□□/□□/□□

8. 居住状况 ①托儿　②散儿　③学生　④其他_____ □

托幼机构或学校名称 ____________________

三、临床症状与体征

1. 发病日期 ______年____月____日 □□□□/□□/□□

2. 发热 ①是　②否　③不详(体温：____℃) □

3. 阵发性痉咳 ①有　②无　⑨不详 □

持续天数 ____天 □□□

4. 鸡鸣声 ①有　②无　⑨不详 □

5. 面红 ①有　②无　⑨不详 □

6. 出汗 ①有　②无　⑨不详 □

7. 口唇青紫 ①有　②无　⑨不详 □

8. 颈静脉怒张 ①有　②无　⑨不详 □

9. 呕吐 ①有　②无　⑨不详 □

项目	选项	编码
10. 咳血	①有　②无　⑨不详	□
11. 鼻衄	①有　②无　⑨不详	□
12. 结膜出血	①有　②无　⑨不详	□
13. 眼睑浮肿	①有　②无　⑨不详	□
14. 睡眠不安	①有　②无　⑨不详	□
15. 憋气	①有　②无　⑨不详	□
16. 窒息	①有　②无　⑨不详	□
17. 惊厥	①有　②无　⑨不详	□
18. 合并症	①有　②无　⑨不详	□
如有，名称	____________________	
19. 既往史：　佝偻病	①有　②无　⑨不详	□
营养不良	①有　②无　⑨不详	□
其他	①有________　②无　⑨不详	□

四、接触史

项目	选项	编码
1. 病前 21 天内与百日咳患者接触	①有　②无　⑨不详	□
2. 开始接触日期	______年____月____日	□□□□/□□/□□
3. 接触方式	①同家　②同院　③同班 ④同单位　⑤其他______	□
4. 病前 21 天与咳嗽病例接触	①有　②无　⑨不详	□
5. 开始接触日期	______年____月____日	□□□□/□□/□□
6. 接触方式	①同家　②同院　③同班 ④同单位　⑤其他______	□

五、免疫接种史

项目	选项	编码
1. 接种过百白破疫苗	①有　②无　⑨不详	□
2. 如是，共接种次数	____________________	□□
接种史来源	①接种证　②接种卡　③家长回忆	□
末次接种日期	______年____月____日	□□□□/□□/□□
3. 如否，未种类型	①原住地未种　②现住地未种	□
未种原因	①不知道要接种　②不知道接种地点 ③接种费用高　④接到通知未去接种 ⑤其他________　⑨不详	□

六、实验室检测

1. 急性期血标本

采集日期	______年____月____日	□□□□/□□/□□
送检日期	______年____月____日	□□□□/□□/□□
抗体滴度	____________________________	□□□□

2. 恢复期血标本

采集日期	______年____月____日	□□□□/□□/□□
送检日期	______年____月____日	□□□□/□□/□□
抗体滴度	____________________________	□□□□

3. 鼻咽拭子/咽拭子

采集日期	______年____月____日	□□□□/□□/□□
送检日期	______年____月____日	□□□□/□□/□□
PCR 检测结果	①阳性　②阴性　③可疑	□
分离鉴定结果	①阳性　②阴性	□

七、病例分类

1. 病例最后分类	①确诊　②临床诊断　③排除	□
2. 疫情性质	①散发病例　②暴发病例	
如为暴发病例，		
首发病例编号	____________________________	□□□□□□□□□□□□
首发病例姓名	____________________________	
3. 病例转归	①痊愈　②死亡	□
如死亡，死亡日期	______年____月____日	□□□□/□□/□□

表 5-2　百日咳疑似病例病历摘抄表

1.基本情况： 病例编号__________　病案编号__________　医院名称__________ 患者姓名__________　性别__________　出生日期____年___月___日 家庭住址____________________　户籍__________ 就诊日期____年___月___日　初步诊断__________ 入院日期____年___月___日　入院诊断__________ 出院日期____年___月___日　出院诊断__________
2. 主诉：
3. 现病史：
4. 阳性症状和体征：
5. 临床化验和辅助检查：
摘抄者姓名__________　摘抄日期____年___月___日　摘抄单位__________

第 6 章　北京市新生儿破伤风监测方案

新生儿破伤风(以下简称新破)是由破伤风杆菌引起的，严重威胁儿童健康的急性感染性疾病，是乙类法定报告传染病。该病是接生时脐部消毒处理不当，如用未经消毒剪刀断脐或用不洁布料包裹脐端等感染导致，破伤风杆菌可在脐部生长繁殖并产生外毒素，引起全身肌肉痉挛，亦可造成组织局部坏死和心肌损害。临床表现为新生儿口张不大，不吃奶，哭声小，全身强直性抽搐。该病具有潜伏期越短、病死率越高的特点。发病后尽早治疗，能明显降低病死率和并发症，治愈后无后遗症。1991 年我国政府向世界承诺实现消除新生儿破伤风的目标，卫生部于 1995 年下发了《全国消除新生儿破伤风行动计划》，1998 年制定了《全国新生儿破伤风监测方案(试行)》，1995 年在《传染病防治法》中将新破由丙类传染病调整为乙类传染病，1996 年全国法定传染病报告系统实行新破月报告制度。1996～2009 年，全国新破发病率控制在 1‰以下，2012 年 10 月 30 日世界卫生组织正式宣布：中国已经消除新破。

北京市 1990 年开始对新破实行个案化管理，1998 年制定了《北京市新生儿破伤风监测方案》，2004 年、2007 年先后对监测方案进行两次修订。依据 2007 年 10 月卫生部卫生行业标准《新生儿破伤风诊断标准》(WS 272—2007)，对《北京市新生儿破伤风监测方案》(2007 版)再次修订，形成本方案。

1　监测目的

(1)及时发现新生儿破伤风病例，采取针对性措施，预防和控制疫情。

(2)评价新生儿破伤风预防控制效果，为适时调整新生儿破伤风防控策略措施提供依据。

2　监测病例定义与分类

2.1　疑似病例

任何经过培训的卫生人员报告的新生儿破伤风病例(未调查)；或任何出生后吸吮及哭闹正常，第 2～28 天发生的病因不明死亡病例和出现吸吮困难的病例。

2.2　临床诊断病例

疑似病例伴以下任何一项者：

(1)起病初期患儿哭闹，烦躁不安，吮乳困难，内部肌肉抽动，呈苦笑面容，渐发展至牙关紧闭，1～2 天内出现抽搐，四肢阵发性强直性痉挛，腹肌痉挛如板状，颈项呈角弓反张。

(2)轻微刺激常诱发痉挛发作。用压舌板检查咽部做下压动作时，压舌板被咬紧或双唇紧闭。

2.3　实验室诊断病例

实验室诊断病例是指临床诊断病例加流行病学史，同时伴以下任何一项者：

(1)脐部或伤口分泌物直接涂片镜检可见革兰染色阳性细菌。

(2)脐部或伤口分泌物破伤风杆菌培养阳性。

2.4　排除病例

疑似病例经调查后不符合确诊病例诊断标准可排除，但应有其他疾病的明确诊断。

3　疫情报告

3.1　疫情分类

3.1.1　散发疫情

各病例间的发病时间和地点无明显联系，且散在发生。

3.1.2　突发公共卫生事件

发生本区近 5 年内从未报告过的新破病例为突发公共卫生事件。

3.2　疫情报告

3.2.1　散发疫情

传染病疫情责任报告单位、责任报告人应按照网络直报要求 24 小时内报告。未实行网络直报的责任报告单位应在 24 小时内寄出传染病报告卡。

3.2.2　突发公共卫生事件

区卫生健康主管部门核实并认定发生突发公共卫生事件后，区疾病预防控制中心应在 2 小时内以电话方式向市疾病预防控制中心报告，同时上报调查报告，并进行网络直报。市疾病预防控制中心接到报告后 2 小时内报告市卫生健康主管部门。

4 疫情调查处理

4.1 调查处理程序

4.1.1 散发疫情

接到报告后 72 小时内到达现场。区疾病预防控制中心或病例现住址地段医疗机构预防保健科开展现场流行病学个案调查。填写流行病学调查表(表 6-1)、病例摘抄表(表 6-2)，核实诊断，确定发生病例原因，3 天内完成疫情调查处理报告。

4.1.2 突发公共卫生事件

近 5 年内无新破病例报告的区发生新破病例时，应按《突发公共卫生事件应急条例》有关规定进行调查处理。

4.2 疫情控制措施

报告 1 例新破实验室诊断病例，提示周围可能存在漏报病例。应通过查看医院记录、访问村民、逐户搜索等方式进行病例主动搜索。

5 资料管理

各区疾病预防控制中心负责管理病例调查表，调查完成 3 天内将调查表和病历摘抄表录入“北京市免疫规划信息管理系统”，并上报调查报告，每年撰写新破防控工作总结。

6 其他相关监测

按《北京市常规免疫接种监测方案》进行破伤风疫苗接种率监测，按《北京市免疫预防血清学与疫苗滴度监测规范》进行破伤风疫苗基础免疫阳性率监测和健康人群抗体水平监测。

7　评价指标

(1) 以区为单位新破发病率（每年每千活产儿）≤1‰。

$$新破发病率(‰)=\frac{新破病例数}{年内活产儿数}\times 1000$$

(2) 新破发病率＞1‰的区数为零。

(3) 新破疑似病例调查率达到 100%。

$$疑似病例调查率(\%)=\frac{调查病例数}{报告疑似病例总数}\times 100$$

表 6-1 新生儿破伤风疑似病例流行病学调查表

一、病例基本情况

1. 区国标编码	____________	□□□□□□
乡(镇、街道)编码	____________	□□
年度	____________	□□□□
病例编号	____________	□□□
2. 病例户口类型	①本区 ②本市 ③外省	□
3. 病例户口所在地	________省________县	
4. 家庭详细现住址	____________	
5. 患儿性别	①男 ②女	□
6. 出生日期	______年____月____日	□□□□/□□/□□
7. 出生地点	①县级及以上医院 ②乡医院 ③村卫生所 ④家中 ⑤其他_____	□
8. 患儿姓名	____________	
9. 父亲姓名	____________	
10. 母亲姓名	____________	

二、母亲免疫及产前检查情况

1. 母亲年龄	__________岁	□□
2. 母亲产前接种过破类	①是 ②否 ③不详	□
如是，接种次数	__________次	□□
最后一次接种日期	______年____月____日	□□□□/□□/□□
母亲接受过产前检查	①是 ②否 ③不详	□
产前检查次数	__________次	□□

三、患儿发病情况

1. 患儿由谁接生	①乡级及以上医院接生 ②村级医疗机构____ ③在家接生 ④其他__________	□
2. 发病日期	______年____月____日	□□□□/□□/□□
3. 患儿是否到医疗单位就诊	①是 ②否 ③不详	□
如是，初次就诊日期	______年____月____日	□□□□/□□/□□
就诊医疗单位级别	①村 ②乡 ③县 ④市 ⑤省	□
就诊时诊断	①新破 ②非新破 ③其他________	□
住院	①是 ②否 ③不详	□

4. 患儿死于新生儿破伤风　①是　②否　③不详　□
　如是，死亡日期　______年____月____日　□□□□/□□/□□
5. 周围有类似病例发生　①是　②否　③不详　□
　如是，几例　_____例　□□
6. 发病后症状
　不能吃奶　①是　②否　③不详　□
　脐部脓性分泌物　①是　②否　③不详　□
　肌肉强直　①是　②否　③不详　□
　痉挛　①是　②否　③不详　□
　苦笑面容　①是　②否　③不详　□
　牙关紧闭　①是　②否　③不详　□

四、最后结论

1. 该患儿是否为新生儿破伤风　①是　②否　③不详　□
2. 可能感染途径　①不洁接生　②脐带护理　③外伤　□
　④其他途径________
3. 报告人姓名　__________________
4. 报告人工作所在地　①村　②乡　③县　④市　⑤省　□
5. 报告人报告日期　______年____月____日　□□□□/□□/□□
6. 调查日期　______年____月____日　□□□□/□□/□□
7. 调查人姓名　__________________
8. 调查人工作地点　①乡　②县　③市　④省　□
9. 县疾病预防控制中心收调查表日期　______年____月____日　□□□□/□□/□□
10. 市疾病预防控制中心收调查表日期　______年____月____日　□□□□/□□/□□

表 6-2　新生儿破伤风疑似病例病历摘抄表

1. 基本情况：

病例编号 ＿＿＿＿＿＿　病案编号 ＿＿＿＿＿＿　医院名称 ＿＿＿＿＿＿

病例姓名 ＿＿＿＿＿＿　性别 ＿＿＿＿＿＿　出生日期 ＿＿＿年＿＿月＿＿日

家庭住址 ＿＿＿＿＿＿＿＿＿＿＿＿＿＿＿＿　户籍 ＿＿＿＿＿＿

就诊日期 ＿＿＿年＿＿月＿＿日　初步诊断 ＿＿＿＿＿＿＿＿＿＿

入院日期 ＿＿＿年＿＿月＿＿日　入院诊断 ＿＿＿＿＿＿＿＿＿＿

出院日期 ＿＿＿年＿＿月＿＿日　出院诊断 ＿＿＿＿＿＿＿＿＿＿

2. 主诉：

3. 现病史：

4. 阳性症状和体征：

5. 临床化验和辅助检查：

摘抄者姓名＿＿＿＿＿＿　摘抄日期＿＿＿年＿＿月＿＿日　摘抄单位＿＿＿＿＿＿

第7章　北京市流行性脑脊髓膜炎监测方案

流行性脑脊髓膜炎(以下简称流脑)是由脑膜炎奈瑟菌引起的急性呼吸道传染病，共有13个血清群，为乙类法定报告传染病。流脑多发于冬春季节，该病传染性强，起病急病情重，死率高，临床表现为急性发热、剧烈头痛、呕吐、皮肤瘀斑、颈项强直等脑膜刺激征；严重病例可有智力障碍、听力损伤等后遗症。为加强流脑防控工作，2006 年卫生部下发《全国流行性脑脊髓膜炎监测方案》(卫办疾控[2006] 93 号)，同年北京市卫生局下发《北京市流行性脑脊髓膜炎防控工作方案》(京卫疾[2006] 13 号)，并于 2007 年修订形成《北京市流行性脑脊髓膜炎监测与控制方案》。2008 年中国疾病预防控制中心下发《流行性脑脊髓膜炎监测信息报告管理工作规范(试行)》，建立了流脑监测信息报告管理系统，北京市按相关要求修订下发《北京市流行性脑脊髓膜炎监测方案》，流脑监测工作质量进一步提高。现依据2019年中华人民共和国卫生行业标准《流行性脑脊髓膜炎诊断》(WS 295—2019)进行修订，形成本方案。

1　监测目的

(1)及时发现病例，采取有效防治措施，控制疫情蔓延。

(2)掌握北京市流脑菌群分布特征、变迁趋势和发病趋势，完善流脑预测、预警机制。

(3)掌握健康人群流脑带菌状况及免疫水平，识别高危地区和高危人群，加强预防控制工作。

(4)掌握北京市流脑的流行病学特征，为制定防控措施提供科学依据。

2　监测病例定义与分类

2.1　疑似病例

流脑流行地区，或发病前10天内在流脑流行地区居住或有旅行史，出现发热、头痛、呕吐和(或)有脑膜刺激征等症状看，实验室检测血常规白细胞总数、中性粒细胞计数明显升高；或脑脊液常规压力增高，外观呈浑浊米汤样或脓样，白细胞数明显增高，并以多形核白细胞增高为主，糖及氯化物明显减少，蛋白质含量升高。以上病例作为流脑疑似病例。

2.2 临床诊断病例

疑似病例皮肤、黏膜出现瘀点或瘀斑者。

2.3 实验室诊断病例

实验室诊断病例是指在疑似病例或临床诊断病例基础上，具有下述任一项：

(1)瘀点(斑)组织液、脑脊液涂片可在多形核白细胞内或细胞外见到革兰氏阴性肾形双球菌；或脑脊液、血液、瘀点(斑)组织液培养脑膜炎奈瑟菌阳性；或脑脊液、血液、瘀点(斑)组织液检测到脑膜炎奈瑟菌特异性核酸片段。

(2)急性期脑脊液脑膜炎奈瑟菌群特异性多糖抗原检测阳性；或恢复期血清脑膜炎奈瑟菌 IgG 抗体检测，其效价较急性期呈 4 倍或 4 倍以上升高。

3 疫情报告

3.1 疫情分类

3.1.1 散发疫情

小范围内出现散在病例，各病例间的发病时间和地点无明显联系。

3.1.2 聚集性疫情

以村、居委会、学校或集体单位 7 天内发现 2 例或以上流脑病例；或在 1 个乡镇 14 天内发现 3 例或以上流脑病例；或在 1 个区 1 个月内发现 5 例或以上流脑病例。

3.1.3 突发公共卫生事件

以村、居委会、学校或集体单位 3 天内发生 3 例及以上流脑病例，或者有 2 例及以上死亡；发生本区近 5 年内从未报告过的流脑病例。

3.2 疫情报告

3.2.1 散发疫情

传染病疫情责任报告单位、责任报告人在 24 小时内网络报告；未实行网络直报的责任报告单位应在 24 小时内寄出传染病报告卡。

3.2.2 聚集性疫情

传染病法定责任报告单位和责任疫情报告人发现聚集性疫情后，应在 2 小时内以电话方式逐级向上级疾病预防控制中心和同级卫生健康主管部门报告。

3.2.3 突发公共卫生事件

区卫生健康主管部门核实并认定发生突发公共卫生事件后，区疾病预防控制中心应在 2 小时内以电话方式向市疾病预防控制中心报告，同时上报调查报告，并进行网络直报。市疾病预防控制中心接到报告后 2 小时内报告市卫生健康主管部门。

4 疫情调查处理

4.1 调查处理程序

4.1.1 散发疫情

本市户口及发病前在京居住 10 天以上外来人口流脑病例，接报后 24 小时内，由住址所属辖区疾病预防控制中心、地段医疗机构预防保健科共同进行个案调查、疫源地处理，填写“流行性脑脊髓膜炎疑似病例流行病学个案调查表”（表 7-1）；以区为单位出现年度首例病例时，区疾病预防控制中心应对病例所在地医疗机构进行病例主动搜索，必要时开展社区病例主动搜索，流行病学调查处理完成后 3 天内上报调查报告；出现死亡病例，市疾病预防控制中心人员应到现场调查核实。发病前在京居住 10 天以下外省户籍住院流脑病例，由所住医院负责病例调查。医疗机构发现流脑病例和疑似病例时，应尽快采集病例脑脊液、血液、瘀点(斑)组织液标本，标本尽可能在使用抗生素治疗前采集，及时送实验室检测。

区疾病预防控制中心完成流行病学调查 1 周内将病例及密切接触者信息输入流脑监测信息报告管理系统，及时填写复访结果，死亡病例调查报告应在完成调查后 3 天内上报市疾病预防控制中心。

4.1.2 聚集性疫情和突发公共卫生事件

发生聚集性疫情和突发公共卫生事件时，病例所属辖区疾病预防控制中心和地段医疗机构预防保健科接到报告后应立即到达现场，市疾病预防控制中心人员参与协同处理疫情，对病例居住地社区开展病例主动搜索和追踪观察，对病例发生地医疗机构开展主动搜索；区疾病预防控制中心指导医疗机构开展日报告和“零病例”报告工作，至最后 1 例病例发病 10 天后，无新发流脑疑似病例可停止日报、零病例监测和病例搜索工作；区疾病预防控制中心应根据疫情发展情况确定监测范围和时限，开展主动监测，核查医疗机构门诊日志、入院记录，搜索流脑疑似病例，并于流行病学调查处理完成后 3 天内撰写调查报告。

4.2　疫情控制措施

4.2.1　隔离传染源

流脑病例应按照属地化原则就地隔离治疗，隔离期为自发病之日起 10 天，或症状消失后 3 天。应尽早采取规范治疗，避免或减少严重并发症。因病情严重需要转院治疗时，必须采取隔离措施，用救护车转运病例。发生疫情的学校和托幼机构应在疾病预防控制中心指导下进行晨午检工作；发生疫情的工地和其他集体单位应设立务工人员进出登记制度，防止疫情扩散。

4.2.2　切断传播途径

病例所在地段医疗机构预防保健科人员负责对密切接触者的医学观察随访，密切接触者包括与病例同吃同住人员(如家庭成员)及处在同一小环境中的人群(如托儿所、幼儿园、学校内的同班者)，医学观察 10 天(自最后接触之日起)，期间活动不受限制，但应告知其尽量减少与他人接触，出现疑似症状(如发热)立即就医，并根据流脑细菌耐药性监测结果对密切接触者进行预防性服药。

散发疫情的消毒，由地段医疗机构预防保健科负责指导；暴发疫情和突发公共卫生事件的首次消毒，必须由区疾病预防控制中心消毒专业人员现场指导，对社区、学校等疫源地和周围环境进行湿式清洁，必要时用 1%漂白粉澄清液或其他含氯制剂喷雾消毒，对物体表面可用适当浓度的含氯制剂擦拭。定期开窗通风，每天至少 3 次，每次不少于 10 分钟。

4.2.3　保护易感人群

当发生流脑流行时，市卫生健康委可依据《中华人民共和国传染病防治法》规定，以及流脑病例实验室诊断、人群免疫监测和菌群监测等结果，决定使用流脑疫苗的种类，尽快组织对病例周围高危人群开展应急接种工作。

6～23 月龄儿童选择 A 群流脑多糖疫苗应急接种，或根据当地发病情况扩大接种年龄范围；满 2 岁及以上儿童、中小学生及其他高危人群选择 A+C 群流脑多糖疫苗应急接种，在 C 群流脑流行区可对 2 岁以下儿童接种。

4.2.4　开展健康教育

将流脑预防控制知识作为科普知识宣传的内容，纳入当地健康教育规划。利用预防接种日和其他公众聚会活动，组织开展多种形式的健康教育，向公众宣传消除流脑策略和措施，使公众了解流脑的危害、传播途径与预防方法，鼓励其自觉接种疫苗。

5　标本采集、运输和实验室检测

5.1　病例病原学标本

病例标本采集由医院负责，分别采集 2 份脑脊液、血标本，其中 1 份供自行检测用，另 1 份送区疾病预防控制中心。标本采集和运送要求如下。

(1)脑脊液标本：无菌采集病例早期脑脊液标本＞1ml，置于灭菌带螺旋帽小试管中，室温保存，25～35℃条件下 2 小时内送达区疾病预防控制中心免疫预防所实验室进行脑膜炎奈瑟菌分离培养，完成检测 7 天内向市疾病预防控制中心报告检测结果，将阳性菌株和培养的阴性标本送达市疾病预防控制中心免疫预防所实验室。

市疾病预防控制中心对分离菌株或培养的阴性标本 24 小时内复核鉴定，对培养的阴性标本进行流脑核酸 PCR 检测，7 天内完成检测将结果反馈至区疾病预防控制中心，阳性菌株 7 天内应完成耐药性检测，28 天内将阳性菌株及标本送达中国疾病预防控制中心免疫预防所实验室。

(2)急性期血标本：采集病例急性期血液 2ml 加入含 EDTA 抗凝剂的灭菌试管中，–20℃保存，区疾病预防控制中心于 2～8℃条件下 24 小时内送达市疾病预防控制中心检测流脑核酸 PCR，7 天内完成检测将结果反馈至区疾病预防控制中心。

(3)瘀点(斑)标本：选病例皮肤表面新鲜瘀点(斑)，消毒后用针头挑破，挤出组织液，直接涂抹在 PV 巧克力琼脂平板上，分区划线后，25～35℃条件下 2 小时内送达区疾病预防控制中心进行脑膜炎奈瑟菌分离培养，7 天内完成检测将报告结果反馈至市疾病预防控制中心，并将阳性菌株和培养的阴性标本送达市疾病预防控制中心免疫预防所实验室。

市疾病预防控制中心对分离菌株或培养的阴性标本在 24 小时内复核鉴定，对培养的阴性标本进行流脑核酸 PCR 检测，7 天内完成检测将结果反馈至区疾病预防控制中心，阳性菌株 7 天内应完成耐药性检测，28 天内将阳性菌株及标本送达中国疾病预防控制中心免疫预防所实验室。

(4)病例血清学标本：采集流脑病例急性期和恢复期血标本各 1 份，间隔 4 周。每份采全血 2ml，2～8℃保存，24 小时内分离血清，血清量不少于 700μl，–20℃冻存。双份血清标本采集完成后 24 小时内，在冷藏条件下送达市疾病预防控制中心检测流脑 IgG 抗体，市疾病预防控制中心检测完成 7 天内将结果反馈至区疾病预防控制中心。住院病例标本由所住医院采集，未住院病例标本由区疾病预防控制中心采集。

5.2 密切接触者病原学标本

应在预防性服药前采集病例密切接触者的咽拭子标本，并将标本直接涂抹在PV巧克力琼脂平板上，25～35℃条件下尽快送达区疾病预防控制中心进行脑膜炎奈瑟菌分离培养，并于7天内完成检测将结果向市疾病预防控制中心报告，24小时内将阳性菌株送达市疾病预防控制中心进行菌群鉴定，市疾病预防控制中心7天内完成检测将结果反馈至区疾病预防控制中心。

6 资料管理

(1) 流行病学个案调查表、聚集性疫情和突发公共卫生事件相关资料报告要求见"4 疫情调查处理"。

(2) 数据分析：利用监测资料撰写暴发疫情调查总结、年终总结、阶段性疫情简报及其他临时性总结。

7 其他相关监测

按《北京市常规免疫接种监测方案》进行流脑疫苗接种率监测，按《北京市免疫预防血清学与疫苗滴度监测规范》进行流脑疫苗基础免疫成功率监测和健康人群流脑抗体水平监测。根据监测情况进行健康人群病原学监测，方案另行制定。

8 评价指标

(1) 医疗机构病例及时报告率100%。

(2) 病例24小时内区疾病预防控制中心调查率≥90%。

(3) 首例病例区疾病预防控制中心调查率100%。

(4) 死亡病例市疾病预防控制中心现场调查核实率100%。

(5) 聚集性病例市疾病预防控制中心现场调查率100%。

(6) 病例脑脊液或血标本采集率≥90%。

(7) 脑膜炎奈瑟菌培养阴性标本PCR检测率≥90%。

(8) 区疾病预防控制中心24小时将标本送达市疾病预防控制中心比例≥80%。

(9) 区、市疾病预防控制中心收到标本检测7天内完成、反馈率≥80%。

(10) 市疾病预防控制中心收到菌株药物敏感性7天内完成、反馈率≥80%。

(11) 市疾病预防控制中心实验室分离菌株后28天内送达国家实验室率≥80%。

(12) 以区为单位流脑疫苗基础免疫和加强免疫合格接种率≥90%。

表 7-1　流行性脑脊髓膜炎疑似病例流行病学个案调查表

病例编号：______________　□□□□□□□□□□□□□

调查单位：______________

病例调查者：__________ 调查日期：____年___月___日　□□□□/□□/□□

标本采集者：__________ 采集日期：____年___月___日　□□□□/□□/□□

实验室结果填报人：________ 填报日期：____年___月___日　□□□□/□□/□□

一、基本情况

1. 患者姓名：__________

2. 性别：　①男　　②女　□

3. 出生日期：____年___月___日　□□□□/□□/□□

4. 如无出生日期，年龄：____年___月　□□□

5. 职业：①儿童 ②学生 ③职工 ④民工 ⑤农民 ⑥个体 ⑦其他　□

　如果是民工，那么是①建筑 ②保安 ③服务员 ④工人 ⑤其他　□

6. 户籍地：______________

7. 家庭现住址：________省________地(市)________县(区)________

　乡(镇、街道)________村(居)委会

　工作单位：__________

　是否是外来人口：①是 ②否　□

　如果是，来京日期：____年___月___日　□□□□/□□/□□

8. 居住情况：

　①散居　②集体(托幼、学校、工地)　③其他　④不祥　□

9. 家长姓名：__________ 联系电话：__________

10. 报告单位：__________报告日期：____年___月___日　□□□□/□□/□□

11. 发病地点：__________发病日期：____年___月___日　□□□□/□□/□□

12. 初诊医院：__________初诊日期：____年___月___日　□□□□/□□/□□

13. 收治医院：__________住院日期：____年___月___日　□□□□/□□/□□

14. 诊断医院：__________诊断日期：____年___月___日　□□□□/□□/□□

　共就诊次数：________次　□

15. 出院日期：____年___月___日　□□□□/□□/□□

16. 病例转归　①痊愈 ②死亡 ③后遗症 ④不详　□

　如死亡，死亡日期：____年___月___日　□□□□/□□/□□

　如有后遗症，名称：______________

17. 流脑疫苗免疫史：　①无　　②有　　③不详　□

　17.1 如有，接种次数：______次　　⑨不详　□□

　17.2 接种依据：　　①接种卡　　②接种证　　③回忆　□

17.3 A 群多糖疫苗接种时间：

第一针：______年____月____日 □□□□/□□/□□

第二针：______年____月____日 □□□□/□□/□□

第三针：______年____月____日 □□□□/□□/□□

17.4 A+C 群多糖疫苗接种时间：

第一针：______年____月____日 □□□□/□□/□□

第二针：______年____月____日 □□□□/□□/□□

17.5 如无疫苗接种史，未种原因：①不知道要接种 ②不知道接种地点 ③接种费用高 ④接到通知未去接种 ⑤ 其他 ⑨不详 □

18. 病前 10 天内外出史：①有 ②无 ③不详 □

如有，详细地址：______________________________

返京日期：______年____月____日 □□□□/□□/□□

18.1 发病地点近期是否有同类(流脑)患者： ①有 ②无 ③不详 □

18.2 发病前一周与同类(流脑)患者接触史： ①有 ②无 ③不详 □

18.3 如有接触，接触方式：①同住 ②陪护 ③同校 ④同单位 ⑤其他 □

开始接触日期：______年____月____日 □□□□/□□/□□

18.4 家庭内同类(流脑)患者： ①有 ②无 ③不详 □

18.5 如周边(同宿舍、同班、同校)有同类(流脑)患者，根据情况填写下表：

患者姓名	性别	年龄	与患者关系	发病情况

二、临床表现

1. 主要症状：

1.1 起病： ①急 ②缓 ③不详 □

1.2 发热： ①有 ②无 ③不详 □

1.3 上呼吸道感染症状：①有 ②无 ③不详 □

1.4 头痛： ①剧烈 ②轻微 ③无 ④不详 □

1.5 恶心： ①有 ②否 ③不详 □

1.6 呕吐： ①有 ②否 ③不详 □

1.7 抽风： ①有 ②否 ③不详 □

1.8 惊厥： ①有 ②否 ③不详 □

1.9 神志： ①清楚 ②嗜睡 ③烦躁 ④昏迷 ⑤不详 □

1.10 其他症状：______________________________

2. 主要体征：

2.1 体温：________ ℃

2.2 面部、唇周色泽　①苍白　②发绀　③正常　□

2.3 皮肤出血点　①较多　②较少　③无　④不详　□

2.4 如有，其部位是：　①四肢　②躯干　③其他________　□

2.5 皮肤瘀点、瘀斑　①较多　②较少　③无　④不详　□

2.6 颈项强直：　①有　②否　③不详　□

2.7 意识障碍：　①有　②无　③不详　□

2.8 角弓反张：　①有　②无　③不详　□

2.9 前囟隆起：　①有　②无　③不详　□

2.10 克尼格征：　①有　②无　③不详　□

2.11 布鲁辛斯基征：　①有　②无　③不详　□

2.12 其他体征：______________________________

3. 诊疗情况

3.1 患者隔离：　①有　②无　③不详　□

3.2 隔离地点：　①医院　②在家　③其他__________　□

3.3 使用抗生素类药物：　①有　②无　③不详　□

3.4 使用药物名称：______________________________

3.5 使用效果：　①有效　②效果不明显　③无效　□

3.6 转归：　①痊愈　②好转　③未好转　④恶化　⑤死亡　□

三、实验室检验结果

1. 血常规：　①有　②无　□

1.1 采集日期：______年____月____日　□□□□/□□/□□

检验日期：______年____月____日　□□□□/□□/□□

1.2 血液中白细胞总数 _____ $\times10^9$ 个/L；（正常值 4×10^9～10×10^9 个/L）

1.3 中性粒细胞 _______%；（正常值 50%～75%，供参考）

2. 脑脊液常规：　①有　②无　□

2.1 标本采集日期：______年____月____日　□□□□/□□/□□

2.2 检验日期：______年____月____日　□□□□/□□/□□

2.3 外观　①清晰　②微混　③混浊　□

2.4 蛋白质_____g/L（正常值 0.15～0.45g/L，或 15～45mg/dl）

①正常　②增高　□

2.5 白细胞______个/μl（正常值 0～15/μl）

①正常　②增多　□

2.6 葡萄糖______mmol/L（正常值 45～80mg/dl，或 2.5～4.5mmol/L）

①正常　②增多　□

2.7 氯化物____mmol/L（正常值 119～127mmol/L，或 700～760mg/dL）

①正常 ②减少 ③增高 □

3. 病原培养： ①有 ②无 □

3.1 脑脊液： ①有 ②无 □

送检日期：______年____月____日 □□□□/□□/□□

3.1.1 *Nm* 涂片结果 ①阳性 血清群______ ②阴性 ③未查 □

（*Nm* 为脑膜炎奈瑟菌拉丁名简写）

3.1.2 *Nm* 培养结果 ①阳性 血清群______ ②阴性 ③未查 □

3.1.3 *Nm* 特异抗原检查 ①阳性 血清群______ ②阴性 ③未查 □

3.1.4 *Nm* 特异 DNA PCR ①阳性 血清群_______②阴性 ③未查 □

3.2 血液或出血点： ①有 ②无 □

3.2.1 标本采集日期：______年____月____日 □□□□/□□/□□

送检日期：______年____月____日 □□□□/□□/□□

3.2.2 *Nm* 培养结果： ①阳性 血清群________ ②阴性 ③未查 □

3.2.3 *Nm* 特异抗原检查： ①阳性 血清群________ ②阴性 ③未查 □

3.2.4 *Nm* 特异 DNA 检查： ①阳性 血清群________ ②阴性 ③未查 □

3.3 尿液： ①有 ②无 □

3.3.1 标本采集日期：______年____月____日 □□□□/□□/□□

送检日期：______年____月____日 □□□□/□□/□□

3.3.2 *Nm* 特异抗原检查： ①阳性 血清群________ ②阴性 ③未查 □

3.3.3 *Nm* 特异 DNA PCR： ①阳性 血清群________ ②阴性 ③未查 □

4. 血清学检测

4.1 第一份血清： ①有 ②无 □

4.1.1 标本采集日期：______年____月____日 □□□□/□□/□□

送检日期：______年____月____日 □□□□/□□/□□

4.1.2 *Nm* IgG 抗体滴度 1∶*X*：_____

抗体检测方法：________________

4.1.3 血清分群： ①A 群 ②C 群 ③B 群 ④其他群 ⑤阴性 □

4.2 第二份血清：①有 ②无 □

4.2.1 标本采集日期：______年____月____日 □□□□/□□/□□

送检日期：______年____月____日 □□□□/□□/□□

4.2.2 *Nm* 特异抗体滴度 1∶*X*：_____

抗体检测方法：________________

4.2.3 血清分群 ①A 群 ②C 群 ③B 群 ④其他群 ⑤阴性 □

5. 药敏结果：①有　②无 □

5.1 A 群敏感药品：①________ ②________③________④________⑤________

5.2 C 群敏感药品：①________②________③________④________⑤________

四、病例分类

最终病例诊断结果：①疑似　②临床诊断　③实验室确诊　④排除 □

如果不是排除病例，最终血清分群：①A 群 ②C 群 ③B 群 ④其他群 ⑤不详 □

五、与该病例密切接触者的调查登记表

姓名	性别	出生日期	职业	住址	与该病例接触情况			疫苗接种史	咽拭子标本			
					同住	同单位	邻居		采集日期	送检日期	病原分离培养	病原鉴定

六、措施

1. 是否对周围人群预防性投药：①是 ②否 □□

2. 药品名称：________________

3. 服药人数：______ □□□□人

4. 是否应急接种：①是 ②否 □

5. 疫苗种类：________________

6. 接种人数：________________ □□□□人

本表上报日期：______年____月____日 □□□□/□□/□□

填表说明

1. 请您用圆珠笔或钢笔填写。

2. 凡是数字，都填写阿拉伯数字如：0、1、2、3……

3. 请将所选择答案的序号写在题后的“□”内。

4. 病例编号：共 11 位，前 6 位为县级国标码，7 位、8 位表示病例发病年份，9～11 位为县级单位的病例顺序编号。将编码依次填写在相应栏内。0 0 1 表示第 1 例病例。

5. 调查日期：所有日期需填写到日，填写公历时间，如入院时间为 2018 年 1 月 1 日，则应在相应栏目中填写[2][0][1][8]/[0][1]/[0][1]；时间不详，则不填写，以下相同。

6. 第 12 项中初诊单位如果是正规医院，应详细填写医院名称，如果是个体诊所，应注明详细地址。

第 8 章　北京市流行性乙型脑炎监测方案

流行性乙型脑炎(简称乙脑)，是由乙脑病毒引起脑实质炎症为主要病变的急性传染病，为乙类法定报告传染病。乙脑属于人畜共患自然疫源性疾病，主要经蚊媒传播，猪为主要传染源。该病多在夏秋季流行，临床表现以高热、意识障碍、抽搐、病理反射及脑膜刺激征为特征，病死率和致残率较高，可有后遗症。为及时发现和掌握疫情动态，预测、预警乙脑发病趋势，2005 年北京市制定了《北京市流行性乙型脑炎监测方案》，2006 年卫生部下发《全国流行性乙型脑炎监测方案》，2007 年北京市修订《北京市流行性乙型脑炎监测方案》，2018 年再次修订，形成本方案。

1　监测目的

(1) 掌握北京市乙脑流行病学特征，了解疫情趋势。

(2) 掌握乙脑疫苗接种情况和人群免疫水平。

(3) 及时发现乙脑疫情，采取有效防治措施，控制疫情蔓延，降低发病率。

2　监测病例定义与分类

2.1　疑似病例

指蚊虫叮咬季节在乙脑流行地区居住或发病前 25 天内曾到过乙脑流行地区，急性起病，发热、头痛、呕吐、嗜睡，有不同程度意识障碍症状和体征的病例。

2.2　临床诊断病例

疑似病例伴有下列情况者：脑脊液压力增高，呈非化脓性炎症改变(外观清亮，蛋白质含量轻度增高，糖与氯化物正常，白细胞数增高为 50×10^6～500×10^6 个/L、早期以多核细胞为主、后期以单核细胞为主)。

2.3　实验室确诊病例

疑似或临床诊断病例伴有下列情况之一者。

(1) 一个月内未接种过乙脑疫苗，血或脑脊液中抗乙脑病毒 IgM 抗体阳性。

(2)恢复期血清中抗乙脑病毒 IgG 抗体或中和抗体滴度比急性期有 4 倍及以上升高，或急性期抗乙脑病毒 IgG 抗体阴性，恢复期阳性。

(3)脑脊液、脑组织、血清分离乙脑病毒阳性或检测到乙脑病毒抗原/基因。

2.4　排除病例

脑脊液呈非病毒性脑炎表现，或血清学实验阴性，或能够证实为其他疾病的疑似病例，应排除乙脑诊断。

3　疫情报告

3.1　疫情分类

3.1.1　散发疫情

小范围内出现散在病例、各病例间的发病时间和地点无明显联系。

3.1.2　暴发疫情

同一行政村(居)委会、集体用工单位等 21 天内出现 2 例及以上乙脑病例。

3.1.3　突发公共卫生事件

1 周内同一乡(镇、街道)等发生 5 例及以上乙脑病例，或者死亡 1 例及以上时，或发生本区近 5 年内从未报告过的乙脑病例。

3.2　疫情报告

3.2.1　散发疫情

传染病疫情责任报告单位、责任报告人于 24 小时内进行网络直报；未实行网络直报的责任报告单位，应在 24 小时内寄出传染病报告卡。

3.2.2　暴发疫情

传染病法定责任报告单位和责任疫情报告人发现暴发疫情后，应在 2 小时内以电话方式逐级向上级疾病预防控制中心和同级卫生健康主管部门报告。

3.2.3　突发公共卫生事件

区卫生健康主管部门核实并认定发生突发公共卫生事件后，区疾病预防控制中心应在 2 小时内以电话方式向市疾病预防控制中心报告，同时网络直报，上报调查报告，市疾病预防控制中心接到报告后 2 小时内报告市卫生健康主管部门。

4　疫情调查处理

4.1　调查处理程序

4.1.1　散发疫情

区疾病预防控制中心人员接到报告后 24 小时内到达现场调查处理，采集病例标本，填写“流行性乙型脑炎疑似病例流行病学个案调查表”（表 8-1），区疾病预防控制中心负责管理病例调查表，并将调查表数据录入乙脑监测信息报告管理系统，6 个月后完成病例随访调查，并将流行病学调查信息补充完整。

4.1.2　暴发疫情和突发公共卫生事件

发生暴发疫情和突发公共卫生事件时，病例住址所属辖区的区疾病预防控制中心和地段医疗机构预防保健科接报后应立即到达现场，市疾病预防控制中心应协助或参与疫情处理。各级疾病预防控制中心应同时向本级卫生健康主管部门报告。区疾病预防控制中心在暴发疫情和突发公共卫生事件调查处理完成后 3 天内写出调查报告。

4.2　疫情控制措施

4.2.1　隔离传染源

病例进行隔离治疗，做到室内无蚊虫，直至体温正常可解除隔离。

4.2.2　切断传播途径

对病家周围 50m 范围内居室进行彻底药物灭蚊。牲畜棚迁离蚊虫滋生地及人群居住区，并做好畜圈清洁卫生，定期喷洒灭蚊药物。消除蚊虫滋生地，居室内采取驱蚊、防蚊措施。

散发疫情消毒，由地段医疗机构预防保健科负责指导；暴发疫情和突发公共卫生事件首次消毒，必须由区疾病预防控制中心消毒专业人员现场指导。

4.2.3　保护易感人群

疫情发生地 1km 范围内，学龄前儿童进行乙脑疫苗查漏补种。鉴于北京市多数健康成人体内有自然感染后产生的抗体，一般情况下不采取应急接种措施。

区疾病预防控制中心应对病例所在地医疗机构开展病例主动搜索，必要时开展社区病例主动搜索，并记录搜索情况。

4.2.4 健康教育

开展乙脑防病知识宣传，提高公众自我保护意识和对疫苗接种、防蚊灭蚊预防乙脑重要性的认识。

5 标本采集、运输和实验室检测

按照卫生部《人间传染的病原微生物名录》(卫科教发[2006] 15 号)，乙脑病毒危害程度为第二类，标本运输和检测工作应遵守《病原微生物实验室生物安全管理条例》和《可感染人类的高致病性病原微生物菌(毒)种或样本运输管理规定》，检测标本送检应同时上交“高致病性菌毒种样本准运证”。

5.1 急性期血清标本

采集病例急性期(发病 14 天内)血标本 2～4ml，2～8℃保存，24 小时内分离血清(血清不少于 0.5ml)，–20℃保存，采集后 3 天内在冷藏条件下送达市疾病预防控制中心免疫预防所实验室，检测乙脑 IgM 抗体，实验室收到标本后 2 个工作日内报告结果。IgM 抗体检测结果阴性，应用 PCR 方法检测乙脑病毒 RNA 片段。

5.2 脑脊液标本

采集病例急性期脑脊液标本(发病 7 天内)1～2ml，–20℃保存，采集后 3 天内在冷藏条件下送达市疾病预防控制中心免疫预防所实验室(如果 2～8℃保存，需 24 小时内送检)，检测乙脑 IgM 抗体，实验室收到标本后 2 个工作日内报告结果。IgM 抗体检测结果阴性，应用 PCR 方法检测乙脑病毒 RNA 片段。

5.3 恢复期血清标本

如果急性期血清、脑脊液中乙脑 IgM 抗体和乙脑病毒 RNA 片段检测结果阴性，应在发病 3～4 周采集恢复期血清标本送检，测定乙脑中和抗体、血凝抑制抗体或其他特异性抗体。实验室收到标本后 28 天内报告结果。市疾病预防控制中心完成检测后 28 天内将阳性分离物和检测阴性标本及送检表送至中国疾病预防控制中心。

6 资料管理

(1)个案调查表、暴发疫情和突发公共卫生事件相关资料报告要求见“4 疫情调查处理”。

（2）数据分析：充分利用资料撰写疫情分析总结。

7　其他监测

按《北京市常规免疫接种监测方案》进行乙脑疫苗接种率监测和上报，按《北京市免疫预防血清学与疫苗滴度监测规范》进行乙脑疫苗基础免疫成功率监测和健康人群乙脑抗体水平监测。根据情况开展猪乙脑自然感染率、蚊虫病毒带毒率监测。

8　评价指标

（1）医疗机构病例报告率 100%。

（2）疑似病例报告及时率≥90%。

（3）医疗机构出院病例转归情况报告率 100%。

（4）在接报 24 小时内病例调查及时率 100%。

（5）以区为单位，血清标本采集后 3 天内送检率 90%以上。

（6）市疾病预防控制中心实验室分离毒株后 28 天内送达国家实验室及时率≥80%。

（7）病例脑脊液或血标本采集率≥80%。

（8）血清标本送检后 2 个工作日内 IgM 抗体检测结果反馈及时率 100%。

（9）以区为单位，乙脑疫苗基础和加强免疫接种率达≥90%。

表 8-1　流行性乙型脑炎疑似病例流行病学个案调查表

病例编码□□□□□□□□□□□□

一、一般情况

1.1 传染病报告卡卡片编号：__________________

1.2 身份证号：□□□□□□□□□□□□□□□□□□

1.3 报告日期：______年____月____日　□□□□/□□/□□

1.3.1 报告单位：__________________

1.4 调查日期：______年____月____日　□□□□/□□/□□

1.4.1 调查单位：__________________

1.4.2 调查人：__________________

1.5 患者姓名：__________________

1.6 性别：　①男　②女　□

1.7 出生日期：______年____月____日　□□□□/□□/□□

1.7.1 如出生日期不详，实足年龄：____年龄单位：□岁□月□天　□□□

1.8 患者属于：

①本县区　②本市其他县区　③本省其他地市　④外省　⑤港澳台　⑥外籍　□

1.8.1 患者是否为外来人口：①是　②否　□

1.8.2 如果为外来人口，来京日期为：　□□□□/□□/□□

1.9 患者职业：

①幼托儿童 ②散居儿童 ③学生(大中小学) ④教师 ⑤保育员及保姆 ⑥餐饮食品业 ⑦商业服务 ⑧医务人员 ⑨工人 ⑩民工 ⑪农民 ⑫牧民 ⑬渔(船)民 ⑭干部职员 ⑮离退人员 ⑯家务及待业 ⑰其他 ⑱不详　□

1.10 居住情况：①散居 ②集体(托幼、学校、工地) ③流动人口　④其他　⑤不详　□

1.11 户籍地：

①本县区户口　②本省其他县区户口　③外省户口　□

1.11.1 若是非本县区户口，本县居住时间：　□

①<25 天　②≥25 天，<3 个月　③3～11 个月　④≥1 年

1.11.2 发病前 25 天内外出情况及其外出范围：　□

①到本市其他县 ②到外省(标明)________ ③本市+外省　④无外出史

1.12 联系人：______________　　联系电话：______________

1.13 家庭现住址：___________ 省 _________ 地(市)___________县(区) _________ 乡(镇、街道)____________ 村(居)委会 _______(门牌号)

二、发病情况

2.1 发病日期：

______年____月____日(病原携带者填初检日期或就诊时间)　□□□□/□□/□□

2.2 就诊日期：______年____月____日 □□□□/□□/□□

2.3 发病地点：______________________

2.4 病例报告单位：______________________________

2.5 病例报告单位级别：①村级 ②乡（镇）级 ③县（区）级 ④市（地）级 ⑤省级 ⑥其他 □

2.6 住院日期：______年____月____日 □□□□/□□/□□

2.7 入院诊断： □

①疑似病例 ②临床诊断病例 ③实验室确诊病例 ④其他

2.8 临床诊断日期：______年____月____日 □□□□/□□/□□

2.9 临床分型：①轻型 ②普通型 ③重型 ④极重型 □

2.10 出院日期：______年____月____日 □□□□/□□/□□

2.11 死亡日期：______年____月____日 □□□□/□□/□□

2.12 出院诊断： □

①临床诊断病例 ②实验室诊断病例 ③排除病例 ④未定 ⑤其他

三、临床表现

3.1 临床症状

3.1.1 起病急： ①是 ②否 ⑨不详 □

3.1.2 发热： ①有 ②无 ⑨不详 □

3.1.2.1 如有发热：①<39℃ ②39～40℃ ③>40℃ □

3.1.3 头痛： ①剧烈 ②轻微 ③无 ④年龄小，难以判断 ⑨不详 □

3.1.4 头晕： ①有 ②无 ③年龄小，难以判断 ⑨不详 □

3.1.5 腹痛： ①有 ②无 ③年龄小，难以判断 ⑨不详 □

3.1.6 腹泻： ①有 ②无 ⑨不详 □

3.1.7 恶心： ①有 ②无 ③年龄小，难以判断 ⑨不详 □

3.1.8 呕吐： ①有 ②无 ⑨不详 □

3.1.8.1 如有呕吐，喷射性呕吐： ①有 ②无 ⑨不详 □

3.1.9 精神萎靡： ①有 ②无 ⑨不详 □

3.1.10 易激惹： ①有 ②无 ⑨不详 □

3.1.11 嗜睡： ①有 ②无 ⑨不详 □

3.1.12 烦躁： ①有 ②无 ⑨不详 □

3.1.13 惊厥： ①有 ②无 ⑨不详 □

3.1.14 意识障碍： ①有 ②无 ⑨不详 □

3.1.15 抽搐：①局部肌肉小抽搐 ②反复抽搐 ③反复或持续性强烈抽搐 ④无 ⑨不详 □

3.1.16 呼吸衰竭： ①有 ②无 ⑨不详 □

3.1.17 循环衰竭： ①有 ②无 ⑨不详 □

3.2　临床体征

3.2.1 血压改变：　①升高　②降低　③正常　⑨不详　□

3.2.2 呼吸节律改变：　①有　②无　⑨不详　□

3.2.3 瞳孔大小改变：　①有　②无　⑨不详　□

3.2.4 脑膜刺激征：　①有　②无　⑨不详　□

3.2.5 前囟膨隆：　①有　②无　⑨不详　□

3.2.6 腹壁反射：　①有　②无　⑨不详　□

3.2.7 提睾反射：　①有　②无　⑨不详　□

3.2.8 病理反射：

3.2.8.1 肌张力增强：　①有　②无　⑨不详　□

3.2.8.2 巴彬斯基征：　①有　②无　⑨不详　□

3.3 并发症

3.3.1 支气管肺炎：　①有　②无　⑨不详　□

3.3.2 肺不张：　①有　②无　⑨不详　□

3.3.3 败血症：　①有　②无　⑨不详　□

3.3.4 胃肠道出血：　①有　②无　⑨不详　□

3.3.5 尿路感染：　①有　②无　⑨不详　□

3.3.6 其他(请注明)：

四、乙脑疫苗免疫史

4.1 乙脑疫苗接种史：　①有　②无　⑨不详　□

4.2 接种依据：　①接种证　②接种卡　③家长回忆　④其他　□

4.3 若接种，则疫苗种类：①减毒活疫苗　②灭活疫苗　③二者皆有　⑨不详　□

4.4 若接种过乙脑疫苗，则接种次数：　□

①1 次　②2 次　③3 次　④4 次　⑤5 次　⑥≥6 次　⑨不详

4.5 乙脑疫苗接种时间：

4.5.1 乙脑灭活疫苗：

a. 第 1 次接种时间：______年____月____日　□□□□/□□/□□

b. 第 2 次接种时间：______年____月____日　□□□□/□□/□□

c. 第 3 次接种时间：______年____月____日　□□□□/□□/□□

d. 第 4 次接种时间：______年____月____日　□□□□/□□/□□

e. 最后 1 次接种时间：______年____月____日　□□□□/□□/□□

4.5.2 乙脑减毒活疫苗：

a. 第 1 次接种时间：______年____月____日　□□□□/□□/□□

b. 第 2 次接种时间：______年____月____日　□□□□/□□/□□

c. 第 3 次接种时间：______年____月____日　□□□□/□□/□□

d. 最后 1 次接种时间：______年____月____日 □□□□/□□/□□

4.5.3 未接种或未全程接种的主要原因 □

①未接到通知 ②因病未种 ③无接种人员 ④家长拒绝 ⑤经济原因

⑥<8 个月 ⑦未到全程免疫时间 ⑧其他

五、实验室常规及辅助检查

5.1 血清检测：

5.1.1 医院实验室检测用血清： ①采集 ②未采集 □

5.1.1.1 采集时间： ______年____月____日 □□□□/□□/□□

5.1.1.2 报告结果时间： ______年____月____日 □□□□/□□/□□

5.1.1.3 白细胞计数（$\times 10^9$ 个/L）：___________ □□.□□

5.1.1.4 中性粒细胞比例（%）：___________ □□.□□

5.1.1.5 实验室检测方法： □

①酶联免疫吸附试验 ②血凝抑制试验 ③反向血凝抑制试验 ④间接荧光试验

⑤抗体中和试验

5.1.1.6 乙脑特异性抗体 IgM：①阴性 ②阳性 ③可疑 ④未做此项检查 □

5.1.1.7 乙脑特异性抗体 IgG：①阴性 ②阳性 ③可疑 ④未做此项检查 □

5.1.1.7.1 乙脑特异性 IgG 的效价：1：_______________ □□□□

5.1.2 疾病预防控制机构检测用第 1 份血清： ①采集 ②未采集 □

5.1.2.1 采集时间： ______年____月____日（可与 5.1.1.1 相同） □□□□/□□/□□

5.1.2.2 报告结果时间： ______年____月____日 □□□□/□□/□□

5.1.2.3 实验室检测方法 □

①酶联免疫吸附试验 ②血凝抑制试验 ③反向血凝抑制试验 ④间接荧光试验

⑤抗体中和试验

5.1.2.4 乙脑特异性抗体 IgM： ①阴性 ②阳性 ③可疑 ④未检测 □

5.1.2.5 乙脑特异性抗体 IgG： ①阴性 ②阳性 ③可疑 ④未检测 □

5.1.2.5.1 乙脑特异性 IgG 的效价：1：_________________ □□□□

5.1.3 疾病预防控制机构检测用第 2 份血清： ①采集 ②未采集 □

5.1.3.1 采集时间：______年____月____日 □□□□/□□/□□

5.1.3.2 报告结果时间：______年____月____日 □□□□/□□/□□

5.1.3.3 实验室检测方法 □

①酶联免疫吸附试验 ②血凝抑制试验 ③反向血凝抑制试验 ④间接荧光试验

⑤抗体中和试验

5.1.3.4 乙脑特异性抗体 IgM： ①阴性 ②阳性 ③可疑 ④未检测 □

5.1.3.5 乙脑特异性抗体 IgG： ①阴性 ②阳性 ③可疑 ④未检测 □

5.1.3.5.1 乙脑特异性 IgG 的效价：1：_________________ □□□□

5.2 脑脊液检测：　①采集　②未采集　□

5.2.1 采集时间：______年____月____日　□□□□/□□/□□

5.2.2 报告结果时间：______年____月____日　□□□□/□□/□□

5.2.3 物理检测：　①无色透明　②血性　③米汤样混浊　④微混　⑤其他　□

5.2.4 生化检测：

5.2.4.1 细胞数(正常值 0～15 个/μl)：________________________________　□□□

5.2.4.2 蛋白质(正常值＜0.45g/L)：________________________________　□.□□

5.2.4.3 糖(mmol/L)：　①正常　②减少　③增高　□

5.2.4.3.1 糖检测值：__________ mmol/L　□.□□

5.2.4.4 氯化物(mmol/L)：　①正常　②减少　③增高　□

5.2.4.4.1 氯化物检测值：__________ mmol/L　□□□

5.2.4.5 乙脑特异性抗体 IgM：　①阴性　②阳性　③可疑　④未检测　□

5.3 病毒分离：　①开展　②未开展　□

5.3.1 病毒分离标本：　①脑脊液　②第 1 份血标本　③第 2 份血标本　□

5.3.2 病毒分离时间：______年____月____日　□□□□/□□/□□

5.3.3 病毒分离结果：①阴性　②阳性　□

5.3.4 病毒鉴定结果：① I　② II　③III　④IV　⑨待定　□

5.3.5 聚合酶链反应(PCR)结果：________　①阴性　②阳性　③未检测　□

六、结论

6.1 最终病例分类：　①临床诊断　②实验室确诊　③疑似　④排除病例　⑤ 未定　□

6.1.1 如果为排除病例，依据为：　□

①腮腺炎病毒性脑炎　②柯萨奇病毒性脑炎　③单纯疱疹性病毒性脑炎

④急性播散性脑脊髓膜炎　⑤其他

6.2 病例疫情：　①散发　②暴发　□

被调查人(与患者关系)：

调查人：

调查单位：

(以下各项随访时填写)

七、随访结果

7.1 随访调查日期：20____年_____月____日　□□□□/□□/□□

7.2 病情转归：　①痊愈　②好转　③有后遗症　④死亡　⑤其他_____　□

7.2.1 意识障碍：　①嗜睡　②意识模糊　③昏睡　④昏迷　⑤无　□

7.2.2 语言迟钝：　①有　②无　③年龄小，不能判断　⑨不详　□

7.2.3 失语：　①有　②无　③年龄小，不能判断　⑨不详　□

7.2.4 痴呆：　①有　②无　⑨不详　□

7.2.5 瘫痪：　①有　②无　⑨不详　□

7.2.6 扭转性痉挛：　①有　②无　⑨不详　□

7.2.7 记忆力及理解减退：　①有　②无　③年龄小，不能判断　⑨不详　□

7.2.8 耳聋：　①有　②无　⑨不详　□

7.2.9 癫痫：　①有　②无　⑨不详　□

7.2.10 吞咽困难：　①有　②无　⑨不详　□

7.2.11 视神经萎缩：　①有　②无　⑨不详　□

7.2.12 流涎：　①有　②无　⑨不详　□

7.2.13 精神失常：　①有　②无　⑨不详　□

7.2.14 其他：

7.3 死亡原因：　①呼吸衰竭　②循环衰竭　③昏迷　④抽搐　⑤休克　□
⑥电解质紊乱　⑦其他

7.4 随访调查方式：　□

①调查住院患者　②入户调查患者　③未见到患者，询问家人　④电话询问家人　⑤其他

调查人：

流行性乙型脑炎疑似病例流行病学个案调查表填表说明

一、请将所选择答案的序号写在题后的“□”内。

二、凡是数字，均填写阿拉伯数字如：0、1、2、3……

三、省、市、县国标码：为 6 位国标码(行政区划代码)，前 2 位代表省，中间 2 位代表市，后 2 位代表县，该编码由县级疾病预防控制机构统一填写。如吉林省为[2][2][0][1][0][0]。

四、病例编号：共 11 位，前 6 位为县级国标码，7 位、8 位表示病例发病年份，9～11 位为县级单位的病例顺序编号。将编码依次填写在相应栏内。[0][0][1]表示第 1 例病例。

五、所有日期需填写到日，填写公历时间，如入院时间为 2004 年 5 月 5 日，则在相应的栏目中填写[2][0][0][4][0][5][0][5]；时间不详，则填写[9][9][9][9][9][9][9][9]，以下相同。

六、报告日期：为县级疾病预防控制机构/乡卫生院防保科负责调查人员以任何形式(书面、电话或口头)收到病例报告的日期。

七、出生日期：如果出生日期为阴历，则应转换为公历日期。如果出生日期不详，则填写年龄或月龄。

八、职业：如选择职业为①～⑨，则在填写时加 0，如①填写[0][1]。

九、病情转归一项中，“不详”指调查时失访病例。

十、最后一次接种时间：指发病前最后一次接种乙脑疫苗的日期。

十一、2.5 项中报告单位如果是正规医院，应详细填写医院名称，如果是个体诊所，应注明详细地址。

十二、临床分型

轻型：发热，体温一般＜39℃；头痛、呕吐、精神萎靡、神志清楚、无抽搐，病程 7～10 天。

普通型：发热，体温 39～40℃；剧烈头痛、喷射性呕吐、烦躁、嗜睡、昏睡或浅昏迷，局部肌肉小抽搐，病程约 2 周。

重型：发热，体温＞40℃；剧烈头痛、喷射性呕吐，很快进入昏迷，反复抽搐，病程约 3 周，愈后可留有后遗症。

极重型：起病急骤，体温于 1～2 天内上升至 40℃以上，反复或持续性强烈抽搐，伴深昏迷，迅速出现脑疝及呼吸衰竭，病死率高，幸存者发生后遗症概率较高。

十三、调查内容与传染病报告卡填写一致。

第 9 章　北京市水痘监测方案

水痘是由水痘-带状疱疹病毒(Varicella-zoster virus，VZV)原发感染引起的发热出疹性疾病，主要通过呼吸道飞沫和直接接触水痘疱疹液传播，也可通过被污染的用具传播。人是唯一传染源，潜伏期一般为12～21天，平均14天。传染期一般从皮疹出现前1～2天到疱疹完全结痂为止。免疫缺陷患者发生水痘时可能在整个病程中皆具有传染性。易感者接触带状疱疹患者后也可发生水痘。人群普遍易感，儿童多发，病后可获得持久免疫力，再次感染发生水痘者极少见。目前，我国尚未将水痘纳入法定传染病报告和管理。2006年卫生部《国家突发公共卫生事件相关信息报告管理工作规范(试行版)》(卫办应急发[2005] 288 号)明确了水痘突发公共卫生事件的报告标准，同年北京市开始实施免费水痘疫苗应急接种政策。为了掌握水痘流行情况，及时发现、控制疫情，2007年北京市制定《北京市水痘管理技术规范》(以下简称《规范》)，在全国先行按丙类传染病的报告要求，将水痘纳入规范管理。2012 年该《规范》修订为《北京市水痘监测方案》。为适应实施2剂次水痘疫苗免疫策略后北京市水痘的流行特点，进一步提升监测系统质量，2018年再次修订后形成本方案。

1　监测目的

(1) 及时发现水痘病例，采取针对性措施，预防和控制疫情。

(2) 掌握水痘流行病学特征，分析人群免疫状况，确定易感人群，加强预测、预警。

(3) 了解水痘病毒学特征，追踪病毒来源、传播轨迹。

(4) 评价水痘预防控制效果，为适时调整水痘疫苗免疫策略、措施提供依据。

2　监测病例定义与分类

2.1 疑似病例

急性发作且无其他明显原因的播散性(全身性)斑丘样小疱疹，疱疹位置表浅，椭圆形，3～5mm大小，壁薄易破，周围有红晕，为水痘疑似病例。

2.2　临床诊断病例

符合疑似病例定义，医疗机构诊断为水痘、但未经实验室证实的病例。

2.3　实验室诊断病例

疑似病例或临床诊断病例有下列情况之一者：

(1)一个月内未接种过水痘疫苗，血标本经酶联免疫吸附试验(Enzyme-linked immunosorbent assay，ELISA)方法检测 VZV IgM 抗体阳性。

(2)病原学标本中分离到 VZV，或经直接免疫荧光抗体法(direct immunofluorescence antibody method，DFA)或聚合酶链反应(polymerase chain reaction，PCR)检测到 VZV 核酸。

(3)分别采集急性期和恢复期血标本(间隔 2～4 周)，ELISA 方法检测 VZV IgG 抗体效价呈 4 倍或 4 倍以上增高。

3　疫情报告

3.1　疫情分类

3.1.1　散发疫情

各病例之间的发病时间和地点无明显联系，散在发生。

3.1.2　暴发疫情

一周内，同一所幼儿园、学校等集体单位发生 5 例及以上临床诊断或实验室诊断水痘病例。

3.1.3　突发公共卫生事件

一周内，同一所幼儿园、学校等集体单位发生 10 例及以上临床诊断或实验室诊断水痘病例。

3.2　疫情报告

3.2.1　散发疫情

疫情报告遵循属地原则。传染病法定责任报告单位和责任疫情报告人，按要求在 24 小时内进行网络直报，未实行网络直报的责任报告单位应在 24 小时内寄出传染病报告卡。

3.2.2 暴发疫情

传染病法定责任报告单位和责任疫情报告人发现暴发疫情后，应在 2 小时内以电话方式逐级向上级疾病预防控制中心和同级卫生健康主管部门报告。

3.2.3 突发公共卫生事件

区卫生健康主管部门核实并认定发生突发公共卫生事件后，区疾病预防控制中心应在 2 小时内以电话方式向市疾病预防控制中心报告，同时上报调查报告，并进行网络直报。市疾病预防控制中心接到报告后 2 小时内报告市卫生健康主管部门。

4 疫情调查处理

4.1 调查处理程序

4.1.1 散发疫情

区疾病预防控制中心监测、审核辖区“疾病信息报告管理系统”中的水痘病例。接报学校(含大学)、托幼机构的水痘病例(以下简称学生病例)后，病例现住址所属地段医疗机构预防保健科应在 48 小时内核实诊断、调查，填写“水痘疑似病例流行病学个案调查表”(表 9-1)，录入水痘流调个案平台，在病例出疹 30 天内完成病例复访，调查复课日期、疱疹结痂日期并录入。

如接报学生病例现住址在本辖区但所在学校不在本辖区，现住址所在区疾病预防控制中心应在 48 小时内电话向学校所属辖区的区疾病预防控制中心转报并做好登记记录(表 9-2)。

流行病学调查时如发现学生病例曾接种过 2 剂次水痘疫苗，地段医疗机构预防保健科应在接报后 48 小时内报告区疾病预防控制中心，区疾病预防控制中心接报后应于 48 小时内对病例流行病学调查信息的关键变量重新核实并在水痘流调个案平台完成审核。

4.1.2 暴发疫情

接报学校、托幼机构水痘暴发疫情后，区疾病预防控制中心应尽快到达现场，会同地段医疗机构预防保健科共同核实和诊断病例，开展流行病学调查，落实综合防控措施。区疾病预防控制中心应在首次现场调查处理后 3 天内完成初次调查报告并上报市疾病预防控制中心。最后 1 例病例发病 21 天后未出现新病例，可判定为疫情终止。疫情终止 1 周内上报“北京市托幼机构和学校水痘暴发疫情信息汇总表”(表 9-3)和结案报告至市疾病预防控制中心。

接报辖区内非学校、托幼机构水痘暴发疫情，区疾病预防控制中心应会同地段医疗机构预防保健科指导、采取综合防控措施，防止疫情播散，填写“北京市非学校、托幼机构水痘暴发登记表”(表 9-4)，每月上报至市疾病预防控制中心。

4.1.3　突发公共卫生事件

接到报告后，区疾病预防控制中心和地段医疗机构预防保健科应立即到达现场调查处理疫情，首次调查完成后当日上报调查报告。区疾病预防控制中心应掌握疫情动态，每天简要上报疫情进展情况(包括新增病例情况、旧病例转归、已部署措施落实情况及新控制措施等)。最后 1 例病例发病 21 天后未出现新病例，可判定为疫情终止。疫情终止后 3 天内上报结案报告。

暴发疫情和突发公共卫生事件的调查报告、结案报告中，须附疫情编号和病例列表，列表中内容至少应包括：病例姓名、性别、年龄、班级、发病日期、诊断日期、停课日期、免疫史(接种日期)、复课时间、户籍和临床诊断医院；结案报告中病例列表应增加病例编号、标识采样病例、采样日期和检测结果。暴发疫情和突发公共卫生事件全部病例(包括首发病例)流行病学个案调查表数据库由区疾病预防控制中心录入、整理完成，随结案报告上报市疾病预防控制中心。

4.1.4　死亡病例

罹患水痘或水痘并发症的死亡病例应进行流行病学个案调查。接到报告后，病例现住址所属区疾病预防控制中心、地段医疗机构预防保健科应立即到达现场调查，填写“水痘疑似病例流行病学个案调查表”(表 9-1)、查询病例死亡前的门诊和住院记录，了解死因，现场调查处理后 3 天内完成调查报告，内容包括：病例发现和报告过程，病例基本情况、既往免疫史和健康状况，发病情况、就医情况、主要临床症状，以及病历摘抄表(表 9-5)。

4.2　疫情控制措施

4.2.1　隔离传染源

水痘病例应隔离治疗，隔离期自发病至水痘疱疹全部结痂为止。学生病例应持学校或托幼机构所属地段医疗机构预防保健科复课证明方可复课。

发生水痘疫情的学校、托幼机构应遵循《学校和托幼机构传染病疫情报告工作规范(试行)》(卫办疾控发[2006] 35 号)相关要求，协助疾病预防控制中心隔离传染源(隔离期至疱疹全部结痂或皮疹全部消退为止)，开展晨午检并追踪儿童缺勤原因，尽早发现病例，以免造成疫情播散。

4.2.2 切断传播途径

对室内环境消毒、对公共物品擦拭消毒及湿式扫除，灭活外环境中 VZV，开窗通风有利于病毒迅速排出室外。流行季节建议室内经常通风换气、开展湿式扫除。疫情发生至结束期间禁止集体活动减少病毒传播范围。暴发疫情和突发公共卫生事件首次消毒，必须由区疾病预防控制中心专业消毒人员现场指导。

4.2.3 保护易感人群

目前水痘尚无特异治疗方法。发生疫情的学校、托幼机构应开展免费水痘疫苗应急接种。接种对象为未患过水痘、未接种过水痘疫苗且无疫苗接种禁忌的 15 岁及以下儿童，既往患病史和接种史不详的 15 岁及以下儿童也应接种。

发生 1 例病例，全年级或全楼层易感儿童为接种对象，达到 5 例及以上病例，全校易感儿童为接种对象。应急接种不考虑与其他疫苗接种时间间隔。接种工作由幼儿园、学校所属地段医疗机构预防保健科在首次发现病例后 3 天内完成，接种率应≥95%。

接种前应发放水痘疫苗应急接种告知书(附件 9-1)，填写应急接种个案登记表(表 9-6)，登记表一式两份，由学校和地段医疗机构加盖印章后各自保存。地段医疗机构预防保健科根据应急接种个案登记表，汇总填写“应急接种报表”(表 9-7)，加盖地段医疗机构盖印章后上报区疾病预防控制中心，由后者每月上报市疾病预防控制中心。

儿童常规接种水痘疫苗、各类高危人群接种水痘疫苗可参照《北京市水痘疫苗使用技术指南(试行)》。

水痘疫情处置中应注意带状疱疹病例问题。VZV 可以引发水痘和带状疱疹两种疾病。带状疱疹皮疹中含有高浓度、可传播的 VZV，除通过接触传播外，已证实其能通过空气传播，导致易感者罹患水痘。局限性带状疱疹在出疹后具有传染性，直至皮损全部结痂。因此，幼儿园和学校中出现带状疱疹病例建议隔离。

4.2.4 宣传培训

卫生部门应对托幼园所、学校等集体单位进行传染病疫情报告培训，开展相关防病知识宣传。

5 标本采集、运输和实验室检测

5.1 实验室检测方法与标本采集数量

北京市采用病原学方法对水痘病例进行实验室诊断。PCR 方法是目前检测

VZV感染较灵敏、便捷的检测方法。VZV核酸存在于水疱液、斑丘疹及痂皮中。

每起暴发疫情至少采集3例病例病原学标本，每区采集水痘病原学标本病例总例数≥10例/年(其中包括至少3例2剂次疫苗免疫史病例标本)。

5.2 病原学标本采集方法

5.2.1 聚酯拭子法

用灭菌针头挑破水疱疹，用无菌聚酯拭子用力擦拭破损水泡基部，以便于获取受感染上皮细胞。将采集标本的拭子放入空无菌管。该方法适用于典型水痘病例的标本采集。

5.2.2 载玻片法

使用载玻片边缘用力刮擦选定的斑丘疹，确保玻片采集到感染上皮细胞，无菌聚酯拭子擦拭破损皮疹后(同一拭子)再擦拭载玻片边缘上获得感染的上皮细胞。将采集标本的拭子放入空无菌管。该方法适用于非典型水痘病例(水痘突破病例)的标本采集。

5.2.3 痂皮法

使用载玻片刮擦疱疹痂皮，将采集到的痂皮放入空无菌管。

5.3 标本运送

同一病例采集多个疱疹/斑丘疹应使用不同拭子。标本不需要添加保存液，2～8℃保存运输，送至区疾病预防控制中心实验室检测。检测后剩余标本冻存–80℃冰箱，每年12月汇总全部病例标本，填写“水痘疑似病例病原学标本送检及实验室检验结果登记表”(表9-8)送市疾病预防控制中心免疫预防所实验室复核。市疾病预防控制中心应对标本复核，酌情开展VZV疫苗株和野毒株鉴定。

6 资料管理

6.1 个案流行病学调查表

地段医疗机构预防保健科负责病例个案调查表整理和数据录入，同时留档备查；区疾病预防控制中心审核辖区个案数据，把控数据质量。

6.2 应急接种报表

区疾病预防控制中心每月上报应急接种报表(表9-7)电子版，纸质版盖区疾病预防控制中心印章留存备查。

6.3 暴发疫情资料

暴发疫情、突发公共卫生事件相关资料的报告要求见**“4 疫情调查处理”**。

7 评价指标

(1)“传染病报告卡”中托幼儿童和学生水痘病例流行病学个案调查率≥95%。

(2)托幼儿童和学生水痘病例接报后 48 小时及时调查、录入率≥95%。

(3)托幼儿童和学生水痘病例中完整调查病例占比≥95%。

(4)托幼儿童和学生水痘病例中 2 剂次水痘疫苗免疫史病例区疾病预防控制中心 48 小时及时流调率 100%。

(5)托幼儿童和学生水痘病例每月免费水痘疫苗应急接种报表上报及时率 100%。

(6)暴发疫情电话报告、疫情调查报告、疫情结案报告、暴发疫情病例数据库、暴发疫情信息汇总表五项全部及时上报率 100%。

(7)以区为单位每年病原学标本采集数量≥10 例，且符合监测方案中“暴发疫情”“2 剂次水痘病例”采样的具体数据要求。

(8)学校暴发疫情 3 天内应急接种率≥95%。

表 9-1　水痘疑似病例流行病学个案调查表

北京市________区__________乡(镇、街道)__________村(居)委会

区国标编码*：____________________ □□□□□□

乡(镇、街道)编码*：____________________ □□

年度*：____________________ □□□□

病例编号*：____________________ □□□□

病例 ID(由以上 4 项自动生成)

一、病例调查情况

1. 报告日期*：_____年____月____日 □□□□/□□/□□

　报告单位*：______________

2. 调查日期*：_____年____月____日 □□□□/□□/□□

　调查单位*：_____________

3. 调查人员*：_____________

4. 病例姓名*：_____________

5. 传染病报告卡编号*：___________ □□□□□□□□□□-□□□□-□□□□□□

6. 出生日期*：_____年____月____日 □□□□/□□/□□

　或年龄(只在无法获得出生日期时填写)：____岁(月龄换算成岁，留两位小数) □□.□□

7. 性别*：①男　②女 □

8. 职业*：①幼托儿童 ②散居儿童 ③小学生 ④中学生 ⑤大学生 ⑥教师 ⑦医生 ⑧其他 □

　如为学生，学校为：学校(全称)：_________ 班级：_________

　　学校归属地：区：_________乡(镇、街道)：_________

　是否停课：①是　②否 □

　　停课日期：_____年____月____日 □□□□/□□/□□

　　复课日期：_____年____月____日(二次回访时填写) □□□□/□□/□□

9. 居住地址：________________________

10. 是否失访*：①是　②否 □

11. 户籍*：①北京　②外省_______ ⑨外籍______ □

12. 来京距离发病时间*：① 三周及以内　②三周以上 □

13. 家长姓名：父亲：________　母亲：__________

14. 联系电话：_____________

二、临床表现

1. 是否发热*：	①是 ②否	□
2. 发热日期：	______年____月____日	□□□□/□□/□□
	最高体温_____℃	□□.□
3. 出疹日期*：	______年____月____日	□□□□/□□/□□
4. 皮疹形态*：	①丘疹 ②疱疹 ⑨两者都有	□
5. 出疹程度*：	①轻度(<50 个散在皮疹)______个 ②中度(50～500 个皮疹) ③重度(可触及大量皮疹或疹间无正常皮肤)	□
疱疹全部结痂的日期(若无疱疹，则填写丘疹全部消退日期)*	______年____月____日(二次回访时填写)	□□□□/□□/□□
6. 出疹部位*(可多选)：	①头面□ ②躯干□ ③四肢□ ④手脚□	
7. 肺炎：	①是 ②否 ⑨不详	□
8. 脑炎：	①是 ②否 ⑨不详	□
9. 小脑共济失调：	①是 ②否 ⑨不详	□
10. 皮肤感染：	①是 ②否 ⑨不详	□
11. 其他继发感染：	①是 ②否 ⑨不详	□
12. 血小板减少症：	①是 ②否 ⑨不详	□
13. 其他并发症：	①是 ②否 ⑨不详	□
14. 住院*：	①是 ②否 ⑨不详	□
15. 死亡*：	①是 ②否 ⑨不详	□
死亡日期：	______年____月____日	□□□□/□□/□□
死因诊断名：	______________________________	
16. 以前是否得过水痘*：	①是 ______年 ②否	□

三、流行病学史

1. 发病前 3 周内曾接触*：	①水痘实验室/临床诊断病例 ②水痘疑似病例 ③带状疱疹患者 ⑨不详	□
如果是，接触地点：	①医院 ②学校 ③家中 ④社区 ⑤其他___	□
2. 出疹前 7～21 天去过医院*：	①是 ②否	□
医院名称：	①____________(日期：____月____日) ②____________(日期：____月____日) ③____________(日期：____月____日)	

四、免疫史

1. 免疫史来源*：	①接种证　②接种卡(信息系统)　③家长回忆　④其他	□
如为②，请填写信息系统儿童编码		□□□□□□□□□□□□□□□□□□□
2. 接种过水痘疫苗*：	①是　②否　⑨不详	□
如是，a. 接种次数：	①1 次　②2 次　③3 次及以上	□
b. 第 1 剂接种时间	______年____月____日	□□□□/□□/□□
或接种时间距发病	①≤42 天 ②满 43 天但不足 1 年 ③满 1 年但不足 3 年 ④满 3 年但不足 5 年 ⑤满 5 年但不足 10 年 ⑥10 年及以上 ⑨不详	□
c. 第 1 剂接种地点	①北京_____区______社区 ②外地______省 ③其他_____	□
d. 第 1 剂疫苗品牌	①进口　②国产______厂家　⑨不详	□
e. 第 2 剂接种时间	______年____月____日	□□□□/□□/□□
或接种时间距发病	①≤42 天 ②满 43 天但不足 1 年 ③满 1 年但不足 3 年 ④满 3 年但不足 5 年 ⑤满 5 年但不足 10 年 ⑥10 年及以上 ⑨不详	□
f. 第 2 剂接种地点	①北京_____区______社区 ②外地______省 ③其他_____	□
g. 第 2 剂疫苗品牌	①进口　②国产__________厂家　⑨不详	□
3. 区 CDC 核查 2 剂次免疫史病例：	①是　②否	□
区 CDC 核查时间(自动生成)：	______年____月____日	□□□□/□□/□□
调查者：	__________________	

五、实验室检测

1. 是否采取病原学标本*：	①是　②否	□
2. 采样方法(可多选)：	①聚酯拭子法□ ②载玻片法□ ③痂皮法□	
3. 采样人：	____________	
4. 采样日期：	______年____月____日	□□□□/□□/□□
5. 检测日期：	______年____月____日	□□□□/□□/□□
6. 检测结果：	①阳性　②阴性	□

六、疫情性质	①散发　②暴发　③突发 (学校疫情判定需截至最后一例病例发病后 21 天)	□
暴发或突发疫情编号 (区编码+年份+2 位编号)		□□□□□□-□□□□-□□

七、分类

1. 病例最后分类：　①临床诊断　②实验室诊断　③疑似病例　□

2. 诊断日期：　______年____月____日　□□□□/□□/□□

水痘疑似病例流行病学个案调查表填表说明

一、病例编码

本调查表共涉及 3 项病例编码。

1. 病例 ID，由“区国标编码”、“街乡编码”、“年度”和“病例编号”4 个变量叠加生成，是统计分析时识别该病例的唯一代码。

2. 传染病报告卡编号：如果病例已经在传染病监测信息报告管理系统(大疫情网)中上报，系统自动生成，可作为个案数据库和大疫情数据的关联代码。

3. 免疫规划信息系统儿童编码：通过北京市免疫规划信息系统查询获得，可作为个案数据库和儿童免疫规划信息系统的关联代码。

二、病例基本情况

病例基本情况信息来源于传染病报告卡时，需要通过个案流行病学调查时须重新调查核实该部分信息，并对传染病报告卡中不准确的内容进行订正。

1. 发病日期：应为最早出现水痘相关症状的日期(如发热以发热日期为准，如不发热以出疹日期为准)。

2. 报告日期：传染病报告卡上就诊医疗机构以任何形式报告病例的日期。

3. 调查日期：区级疾病预防控制中心组织调查人员对病例进行现场个案调查的日期。

4. 出生日期：优先填写出生日期(公历)，年龄仅在失访或者拒访时通过其他个人信息推算年龄时填写。

5. 居住住址：按照《传染病信息报告管理规范》(卫办疾控发[2006] 92 号)和《传染病监测信息网络直报工作与技术指南(2005 年试行版)》，病例现住址指该病例发病时实际居住的地址，可以是家庭地址，也可以是寄宿地址或宾馆、旅店，应详细填写到村民组(门牌号)。病例如有一处以上住址时，应填写患病期间最容易随访到的住址。

6. 停课、复课日期：病例首次调查时可能尚未发生停课、复课，因此需要在病例痊愈后二次访视获得停课、复课日期。

7. 家长姓名：＜18 岁的患儿要求填写患者家长姓名。

8. 联系电话：＜18 岁的患儿要求填写患者家长联系电话，≥18 岁的患儿要求填写患者本人联系电话。

三、临床表现

1. 是否发热：是指腋温≥37.0℃，如未测量体温，以家长或成人病例自我判断为主。发热日期填写最早出现发热的时间，发热温度应填写发热过程中的最高温度(保留 1 位小数)。

2. 出疹日期：出疹日期是指皮肤开始出疹的日期。

3. 皮疹形态：可以选择丘疹、疱疹，或者两者都有。

4. 皮疹程度：指水痘病例在整个病程中的累计出疹数量。

5. 疱疹结痂日期：指全部疱疹结痂日期。若患者仅有丘疹，则以丘疹完全消失日期为准。此变量需要通过二次回访获得。

6. 出疹部位：此变量为多选。

7. 以往是否得过水痘：指本次患水痘之前是否曾经患过水痘，如是，需填写患病年份。

四、免疫史

该项为水痘个案调查的核心内容，调查时应首先查看病例接种证，然后通过儿童免疫规划信息系统核对，并填写信息系统儿童编号。既无接种证又无法在儿童免疫规划信息系统中查到者，可以接受家长回忆。

1. 接种时间：优先填写接种具体日期。接种距离发病时间间隔仅在无法获得具体日期时填写。

2. 接种地点：如在北京接种，需要填写为其进行接种的具体保健科或医疗机构的名称，如东城区和平里保健科、朝阳区和睦家医院等。如在外地接种，需填写接种的省份。

3. 疫苗品牌：如选择国产，需要填写生产厂家。

4. 2 剂次免疫史病例区 CDC 调查时间：区 CDC 水痘主管人员应在接报病例后 48 小时内完成对 2 剂次水痘病例个案流调信息调查核实并填写调查核实的日期。

五、实验室检测

采集病原学标本时，需记录采样方法、采样日期、检测日期等。送市 CDC 复核时应记录送样日期。

六、疫情性质

该部分用于判断被调查病例是否为一起水痘暴发疫情(或突发公共卫生事件)的病例，对于暴发疫情被确定之前已报告的同一起暴发疫情中的病例，需要修订相应病例的该条信息并补填暴发编码。

如果是一起新确认的暴发疫情，系统将按照县区国标码(6 位)+年份(4 位)+编号(2 位)进行编码，按暴发顺序依次编号；如果该病例是已有暴发疫情的病例，则填写所属暴发疫情的编码。

暴发疫情的定性由暴发疫情托幼机构和学校所在地区 CDC 负责确定，并以暴发疫情病例数据库形式报告市 CDC。

七、病例分类

区级疾病预防控制中心必须在该病例的流行病学调查和标本实验室检测完成后，根据相应结果进行病例分类。若病原学检测结果为阳性，则判断为“②实验室诊断”病例。若检测结果为阴性或无实验室检测结果，则判断为“①临床诊断”病例。医疗机构报告的“疑似水痘”经过疾控部门流行病学调查后，应明确为临床诊断病例或排除病例。经过流行病学调查后仍为疑似水痘病例，仅指该病例失访或其他原因导致疾控部门无法对该病例进行流行病学调查的“疑似水痘病例”。

八、关键变量

凡标示*的变量，均为关键变量，是判断该调查问卷调查信息是否完整的依据。

表 9-2　______区学生、托幼机构水痘病例转报登记表

序号	病例姓名	性别	出生日期/年龄	学校/班级	家长姓名	联系方式	报告日期	转报人	转报日期和时间	转报单位	接报人	备注（转报情况）

表 9-3　北京市托幼机构和学校水痘暴发疫情信息汇总表

__________省_____地(市)_____区

暴发编码：□□□□□□□-□□□□□-□□□

一、暴发疫情概况

1. 发现方式*：　□网络直报监测发现　□医疗卫生机构报告　□集体单位报告　□群众报告　□其他__________

2. 暴发地点类别*：　□托幼机构　□小学　□中学　□大学　□其他__________

3. 接到报告时间*：20______年____月____日

4. 开展调查时间*：20______年____月____日

二、病例情况

1. 该起暴发病例总数：__________

2. 首例病例发病时间：20______年____月____日　是否为该起暴发病例的传染源？□是　□否

3. 末例病例发病时间：20______年____月____日

3. 暴发病例年龄特征：最小年龄____最大年龄____年龄中位数____

4. 疫情波及人数(全校学生数)：__________

5. 疫情波及班级数(有病例的班级数)：__________

三、实验室检测结果

1. 采集病原学标本的病例数：____

2. PCR 方法检测 VZV 核酸阳性例数：__________

四、采取措施

1. 是否开展病例主动搜索：　□是　□否

如是，搜索到漏报病例数：________

2. 是否开展全校学生水痘疫苗免疫史调查：　□是　□否

如是，0 剂次水痘疫苗免疫史人数：________

1 剂次水痘疫苗免疫史人数：________

2 剂次水痘疫苗免疫史人数：________

3. 是否开展学校学生既往水痘患病史调查*：　□是　□否

如是，调查方法为____

暴发疫情发生前该校学生既往患水痘病例人数：________

4. 是否开展水痘疫苗应急接种*：　□是　□否

如是，开始接种日期：　20______年____月____日

完成接种日期：　20______年____月____日

应急接种目标人数：____________

实际应急接种人数：____________

5. 是否开展 2 剂次水痘疫苗补充接种工作：□是　□否

如是，接种人数____________

6. 采取的其他措施：____

填表说明：该表要求区疾病预防控制中心在暴发疫情结案后 3 日内填写，并和结案报告、暴发疫情病例数据库一起上报。

表 9-4 北京市非学校、托幼机构水痘暴发登记表

区		年度		疫情编号			疫情单位名称			
编号	姓名	性别 ①男 ②女	年龄 (岁)	发病日期	痊愈日期	职业 ①散居儿童②干部职员 ③家务待业 ④商业服务⑤工人 ⑥教师⑦医务人员 ⑧餐饮食品业 ⑨公共场所服务⑩其他	皮疹数量 ①<50 个皮疹 ②50～500 个皮疹 ③≥500 个皮疹	并发症 ①肺炎②脑炎 ③皮肤感染 ④血小板减少症 ⑤其他并发症 ⑥无	住院 ①是 ②否	备注

表 9-5 疑似水痘死亡病例病历摘抄表

1. 基本情况：

病例编号 ____________ 病案编号 ____________ 医院名称 ______________

病例姓名 ____________ 性别 ____________ 出生日期 ______年____月____日

家庭住址 ____ 户籍 ______________

入院日期 ______年____月____日 入院诊断 __________________________

出院日期 ______年____月____日 出院诊断 __________________________

2. 主诉：

3. 现病史：

4. 阳性症状和体征：

5. 临床化验和辅助检查：

摘抄者姓名____________ 摘抄日期______年____月____日 摘抄单位________________

表 9-6　托幼园所、学校 15 岁及以下儿童免费水痘疫苗应急接种个案登记表（单位名称：　　　　　）

编号	学号	姓名*	班级	既往是否发病			此次是否患病	接种史				接种史判定		有禁忌证	应急接种	
				是	否	不详		有接种史（接种日期）		无接种史	接种史不详	接种证/卡/信息系统	家长回忆		是否应急接种	未种原因
								第 1 剂	第 2 剂							
1																
2																
3																
4																
5																
6																
7																
8																
9																
10																
11																
12																
13																
14																
15																

*注：应登记全班所有儿童。

填报人：　　　　　　填报日期：

表 9-7　免费水痘疫苗应急接种报表

区	学校名称	学校类型 ①幼儿园 ②小学 ③中学	疫情性质 ①散发 ②暴发	目标学生总数(A)	目标班级数	区 CDC 首次发现疫情时间	此次累计病例数(B)			首发病例时间	既往接种且未患病人数(C)	既往患病人数(D)	其他禁忌证人数(E)	应急接种				领取疫苗数	批号
							接种1剂	接种2剂	无免疫史					接种日期	应种人数(F)	实种人数	接种率(%)		

说明：1. 目标学生总数为应急接种范围的学生总人数，目标班级数为应急接种范围的班级数。

2. A=B+C+D+E+F。

表 9-8 水痘疑似病例病原学标本送检及实验室检验结果登记表

________区　　送样单位：____________　　送样人：__________　　送样日期：_____年___月___日

标本运输方式：1. 冷藏 2. 干冰 3. 其他________　　收样单位：____________　　收样人：__________　　收样日期：_____年___月___日

标本编号(1)	传染病报告卡卡片编号(2)	姓名(3)	性别(4)	出生日期(5)	水痘疫苗接种剂次(6)	末剂疫苗接种时间(7)	出疹日期(8)	是否暴发病例(9)	采样日期(10)	检测日期(11)	检测结果(12)	标本状况(13)	复核结果		备注(16)
													检测结果(14)	报告日期(15)	

说明：1. 向市疾控中心免疫所实验室送病原学标本使用本表。第(1)～(12)项由区疾控中心填写。

2. 由收样实验室判断并填写(①合格；②不合格)。合格指标本无渗漏、无污染，在冷藏条件下保存、运输。3. 检测结果：①阳性；②阴性。

附件 9-1　水痘疫苗应急接种告知书

尊敬的家长：

水痘是由水痘-带状疱疹病毒引起的急性传染病。该病易通过空气飞沫或直接接触而传播，发病性高、传播性强，主要临床表现为头部和躯干出现皮疹，逐渐波及四肢，剧烈瘙痒，如不出现并发症，可在 2 周左右痊愈。水痘最常见的并发症为继发细菌感染、肺炎及脑炎。免疫缺陷儿童感染水痘可发生出血性水痘，病死率较高。妇女妊娠早期感染水痘可导致婴儿死胎、流产和先天性水痘综合征。围产期妇女感染水痘可导致新生儿水痘。

目前，临床上对水痘尚无有效的治疗方法。大量研究证明，预防和控制水痘最有效、可靠的措施就是接种水痘减毒活疫苗。水痘疫苗为自愿自费接种疫苗，仅在发生水痘疫情进行应急接种情况时予以免费接种。

【接种对象】15 岁及以下未患过水痘、未接种过水痘疫苗和无疫苗接种禁忌证的学生。

【不良反应】注射后一般无不良反应。个别人在接种部位可出现疼痛，偶有发热或伴有一过性皮疹，无需特殊处理，一般不超过 3 天，必要时可对症治疗。

【接种禁忌】免疫缺陷和接受免疫抑制剂治疗者禁用；过敏者及孕妇禁用；发热、严重疾病和急性传染病者暂缓接种。

【注意事项】接种水痘减毒活疫苗后，1 个月内避免接种其他活疫苗。

【接种时间】______年______月______日。预防保健科咨询电话：____________

无论您的孩子能否接种水痘疫苗，均请您在接种回执中相应方框内画“√”，并将接种回执交回学校。本次应急接种全部实施免费。接种工作由当地地段医疗机构预防保健科及学校具体实施。

北京市疾病预防控制中心

水痘疫苗免费应急接种回执

学生姓名____________　　　　　　　　　　所在班级________________

1. 您的孩子以前患过水痘吗？①患过□　　　　　②未患过□

2. 您的孩子以前接种过水痘疫苗吗？①接种过□　　②没接种过□

如果接种过，请填写接种日期：第 1 剂____年__月__日；第 2 剂___年__月__日。

3. 判断孩子接种疫苗是依据：①接种证□　　②回忆□

4. 如果您的孩子此前未曾接种水痘疫苗，您同意我们给您的孩子免费接种吗？

①同意□　　②不同意□

5. 您的孩子有接种禁忌证么？①无□　　②有____________

7. 如果您不同意我们给您的孩子进行免费水痘疫苗接种，原因是：__________

学生家长签名____________　　日期______年____月____日

第 10 章　北京市人狂犬病管理技术规范

狂犬病是由狂犬病病毒引起以侵犯中枢神经系统为主的急性人畜共患传染病，是人类病死率最高的感染性疾病，属于乙类法定报告传染病。几乎所有哺乳动物都可以感染狂犬病病毒，99%人间狂犬病是由犬引起的，中国是狂犬病高发地区，而在一些犬狂犬病疫情控制较好地区，野生动物如蝙蝠、狐、豺、猫鼬和浣熊是主要传染源。狂犬病病毒主要是通过狂犬病动物咬、抓伤或黏膜、破损皮肤接触了其唾液、组织等途径进入人体，潜伏期一般 1～3 个月，主要临床特征为伤口异常感、恐惧不安、怕水、怕光、怕风、痉挛、进行性瘫痪等。人对狂犬病病毒普遍易感，但发病与否与病毒数量、致伤部位、致伤程度、伤口处理措施、预防措施是否及时、正确等因素有关。北京市在 1985 年制定了《狂犬病预防管理常规》，经多次修订形成《北京市人狂犬病管理技术规范》。依据卫生部卫生行业标准《狂犬病诊断标准》(WS 281—2008)、2009 年《狂犬病预防处置工作规范(2009 年版)》、中国疾病预防控制中心《狂犬病预防控制技术指南(2016 版)》，对《北京市人狂犬病管理技术规范》(2012 版)再次修订，形成本方案。

1　监测目的

(1) 及时发现狂犬病病例，采取针对性措施，预防和控制疫情。

(2) 了解狂犬病流行病学特征，加强预测、预警。

(3) 评价狂犬病预防控制效果，为适时调整狂犬病防控策略、措施提供依据。

2　监测病例定义与分类

2.1　临床诊断病例

临床诊断病例是指有流行病学史，并伴下列任一项者。

(1) 狂躁型：愈合伤口或伤口周围有痒、痛、麻及蚁走等异常感觉，继之出现高度兴奋、恐水、恐风、阵发性咽肌痉挛、交感神经兴奋(如流涎、吐沫、多汗、心率加快、血压增高等)等。逐渐发生全身弛缓性瘫痪，最终因呼吸、循环衰竭而死亡。

(2) 麻痹型：前驱期多有高热、头痛、呕吐、伤口痛等，无恐惧、恐水、咽喉痉挛和吞咽困难等兴奋症状。前驱期后即出现四肢无力、麻痹症状，麻痹开始于肢体被咬处，然后呈放射状向四周蔓延。部分或全部肌肉瘫痪，咽喉及声带因麻痹而失音。

2.2　实验室诊断病例

实验室诊断病例是指临床诊断病例并伴下列任一项者。

(1) 狂犬病病毒抗原检测：采用直接荧光抗体方法 (direct fluorescent antibody test，dFA) 或酶联免疫吸附测定 (enzyme-linked immunosorbent assay，ELISA) 检测患者颈后带毛囊的皮肤组织或唾液、脑脊液标本中狂犬病病毒抗原阳性，或用反转录聚合酶链反应 (reverse transcriptase PCR，RT-PCR) 检测狂犬病病毒核酸阳性。

(2) 细胞培养法：从患者唾液、脑脊液等标本中分离到狂犬病病毒。

(3) 脑组织检测：尸体脑组织标本，用 dFA 或 ELISA 检测狂犬病病毒抗原阳性、RT-PCR 检测狂犬病病毒核酸阳性、细胞培养法分离到狂犬病病毒。

3　疫情报告

3.1　疫情分类

3.1.1　散发疫情

各病例间的发病时间和地点无明显联系，散在发生。

3.1.2　突发公共卫生事件

近 5 年内无狂犬病病例报告的区发生狂犬病病例为突发公共卫生事件。

3.2　疫情报告

3.2.1　散发疫情

传染病疫情责任报告单位、责任报告人，应按照网络直报要求 24 小时内报告；未实行网络直报的责任报告单位，应在 24 小时内寄出传染病报告卡。

3.2.2　突发公共卫生事件

区卫生健康主管部门核实并认定发生突发公共卫生事件后，区疾病预防控制中心应在 2 小时内以电话方式向市疾病预防控制中心报告，同时上报调查报告，并进行网络直报。市疾病预防控制中心接到报告后 2 小时内报告市卫生健康主管部门。

4 疫情调查处理

4.1 调查处理程序

4.1.1 散发疫情

本市病例由病例所属辖区的区疾病预防控制中心调查处理；外地来京就诊病例由就诊医院所属辖区的区疾病预防控制中心处理，其在京暂住地所属辖区的区疾病预防控制中心负责疫源地处理。

接到疫情报告后应在 24 小时内到达现场，进行流行病学调查、核实诊断；了解病例被可疑动物咬伤情况、发病经过、是否伤及其他人和动物及伤人动物处置情况；当地既往及现在有无动物狂犬病或人狂犬病等；逐项填写“人狂犬病疑似病例流行病学个案调查表”(表 10-1)和“人狂犬病疑似病例病历摘抄表”(表 10-2)。接到报告 3 天内完成本市病例疫情处理并及时撰写疫情调查处理报告。

4.1.2 突发公共卫生事件

近 5 年内无狂犬病病例报告的区发生狂犬病病例时，按《突发公共卫生事件应急条例》有关规定调查处理。

4.2 疫情控制措施

4.2.1 隔离传染源

病例应到传染病医院住院治疗。

4.2.2 密切接触者管理

接触病例分泌物或体液后应进行狂犬病疫苗暴露后免疫接种，如医务人员、患者家属亲友等。

4.2.3 切断传播途径

狂犬病病例分泌物、排泄物应用漂白粉或含氯制剂等消毒，将消毒剂放入污染物，均匀搅拌，使有效氯含量达到 2000mg/L，静置 2 小时后弃去。将患者的衣物、食具等煮沸或暴晒消毒。可疑动物处置可联系公安、畜牧部门。

4.2.4 保护易感人群

对与病例共同暴露于同一可疑动物的其他人立即实施暴露后预防处置。

5　标本采集、运输和实验室检测

按照卫生部《人间传染的病原微生物名录》（卫科教发[2006] 15 号），狂犬病病毒危害程度为第二类，标本运输和检测工作应遵守《病原微生物实验室生物安全管理条例》和《可感染人类的高致病性病原微生物菌(毒)种或样本运输管理规定》，检测标本送检应同时上交“高致病性菌毒种样本准运证”。

5.1　唾液标本

每间隔 4～6 小时采集病例唾液标本 2ml，–20℃保存，48 小时内带冰送检，进行狂犬病病毒核酸检测。

5.2　脑脊液标本

采集病例脑脊液标本 2ml，–20℃保存，24 小时内带冰送检，进行狂犬病病毒核酸检测和中和抗体检测。

5.3　血标本

采集血标本 3ml，2～8℃保存，24 小时内送检，进行狂犬病病毒中和抗体检测。

5.4　其他标本

根据病例具体情况可选择采集其他标本，如尿液、泪液等。

6　资料管理

各区疾病预防控制中心负责管理病例调查表，调查后 3 天内将调查表和病例摘抄表录入“北京市免疫规划信息管理系统”，定期做好流行病学分析。

7　狂犬疫苗接种门诊与暴露后处置

2005 年北京市颁布《北京市狂犬病免疫预防工作管理办法》（京卫疾控字[2005] 209 号），指定有条件的医疗机构设定“狂犬病免疫预防门诊”，办法中明确规定了狂犬病免疫预防门诊的设置要求、疫苗、冷链等的管理制度。2006 年北京市卫生局下发《关于在我市重点地区增加“狂犬病免疫预防门诊”的通知》，此后北京市狂犬病免疫预防门诊数量由最初 45 家增至 100 余家。2017 年北京市卫生计生委印发《北京市预防接种门诊管理办法(2017 版)》等的通知，明确了《北京市狂犬疫苗接种门诊验收(考核)办法》。

狂犬病暴露预防处置工作应按照《北京市狂犬病暴露预防处置技术指南(试行)》执行(附件 10-1)。

狂犬疫苗接种门诊需做好就诊者信息登记。门诊需将狂犬病暴露者信息准确完整录入并按要求上报至各区疾病预防控制中心，区疾病预防控制中心上报至市疾病预防控制中心，市疾病预防控制中心按月分析数据并报告至市卫健委。

8　宣传教育

各区疾病预防控制中心应积极动员各级政府及相关部门，通过各种渠道广泛开展狂犬病宣传教育活动，并纳入健康教育规划。各区可利用每年 9 月 28 日国际狂犬病日，和公安、畜牧等多部门合作，扩大宣传范围，特别是针对农村地区和外来务工人员集中地单位，开展和普及预防狂犬病宣教，狂犬病暴露后及时到有资质的医疗单位进行处置。一旦发现疯动物或疯动物致伤人后应立即通知所在地政府和公安等部门，追查疯动物去向。对于可疑动物，严禁剖杀、剥皮、出售、食用，动物尸体要焚烧或深埋。

表 10-1　人狂犬病疑似病例流行病学个案调查表

一、编号

病例编号	________________	□□□□□□□□□□□
报告日期	____年___月___日	□□□□/□□/□□
报告单位	________________	
调查日期	____年___月___日	□□□□/□□/□□
调查单位	________________	
调查人	________________	

二、病例基本情况

患者姓名	________________	
家长姓名	________________	
电话	________________	
性别	①男　②女	□
出生日期	____年___月___日	□□□□/□□/□□
外来人口	①是　②否	□
户籍地址	________________	
现住址	________________	
来京日期	____年___月___日	□□□□/□□/□□
职业	①儿童 ②学生 ③工人 ④干部 ⑤职员 ⑥农民 ⑦其他_____	□

三、临床症状与体征

发病日期	____年___月___日	□□□□/□□/□□
伤口痛痒	①有　②无　③不详	□
伤口周围异常感	①有　②无　③不详	□
发热	①是 ②否 ③不详(体温：____℃)	□
头痛	①有　②无　③不详	□
恐惧	①有　②无　③不详	□
狂躁	①有　②无　③不详	□
恐水	①有　②无　③不详	□
怕风	①有　②无　③不详	□
怕光	①有　②无　③不详	□
怕声	①有　②无　③不详	□

流涎	①有 ②无 ③不详	□
抽搐	①有 ②无 ③不详	□
多汗	①有 ②无 ③不详	□
麻痹	①有 ②无 ③不详	□
瞳孔散大	①有 ②无 ③不详	□
睡眠障碍	①有 ②无 ③不详	□

四、动物致伤史

致伤人的动物类型	①豺犬 ②观赏犬 ③可疑犬 ④猫 ⑤其他_____ ⑥不详	□
动物免疫史	①有 ②无 ③不详	□
如有，注射次数	_______次	□□
末次注射日期	______年____月____日	□□□□/□□/□□
动物状况	①健康 ②发病 ③死亡 ④不详	□
病例致伤部位	①头面颈部 ②手 ③上肢 ④下肢 ⑤多部位 ⑥接触 ⑦其他______ ⑧无 ⑨不详	□
致伤日期	______年____月____日	□□□□/□□/□□
伤口处理	①处理 ②未处理 ③不详	□

五、免疫接种史

被动免疫制剂应用	①是 ②否 ③不详	□
使用日期	______年____月____日	□□□□/□□/□□
总剂量	_____________支	□□
伤口使用量	_____________支	□□
肌内使用量	_____________支	□□
注射狂犬病疫苗	①是 ②否 ③不详	□
注射品种	①国产 Vero 疫苗 ②进口 Vero 疫苗 ③精制地鼠肾纯化疫苗 ④纯化鸡胚细胞疫苗 ⑤人二倍体细胞疫苗	□
总剂量	_____________支	□□
开始接种日期	______年____月____日	□□□□/□□/□□
末次接种日期	______年____月____日	□□□□/□□/□□

六、实验室检测

唾液 1

采集日期	______年____月____日	□□□□/□□/□□
PCR 检测	①阳性　②阴性	□

唾液 2

采集日期	______年____月____日	□□□□/□□/□□
PCR 检测	①阳性　②阴性	□

唾液 3

采集日期	______年____月____日	□□□□/□□/□□
PCR 检测	①阳性　②阴性	□

皮肤组织

采集日期	______年____月____日	□□□□/□□/□□
PCR	①阳性　②阴性	□

血清 1

采集日期	______年____月____日	□□□□/□□/□□
PCR 检测	①阳性　②阴性	□
检测方法	________________	□□□□□
中和抗体	________________	□□□□

血清 2

采集日期	______年____月____日	□□□□/□□/□□
PCR 检测	①阳性　②阴性	□
检测方法	________________	□□□□
中和抗体	________________	□□□□

脑脊液

采集日期	______年____月____日	□□□□/□□/□□
PCR 检测	①阳性　②阴性	□
检测方法	________________	□□□□
中和抗体	________________	□□□□

尿液

采集日期	______年____月____日	□□□□/□□/□□
PCR 检测	①阳性　②阴性	□

脑组织		
采集日期	______年____月____日	□□□□/□□/□□
荧光抗体染色	①阳性　②阴性	□
狂犬病病毒分离	①阳性　②阴性	□
内基氏小体检测	①阳性　②阴性	□
其他标本 1	______________	□□□□
采集日期	______年____月____日	□□□□/□□/□□
检测方法	______________	□□□□
检测结果	①阳性　②阴性	□
其他标本 2	______________	□□□□
采集日期	______年____月____日	□□□□/□□/□□
检测方法	______________	□□□□
检测结果	①阳性　②阴性	□

七、病例分类

病例最后分类	①确诊 ②临床诊断 ③疑似 ④排除	□
临床类型	①狂躁型　②麻痹型	□
诊断医院	______________	□□□□
病例转归	①痊愈 ②死亡 ③有后遗症	□
如死亡，死亡日期	______年____月____日	□□□□/□□/□□

表 10-2　人狂犬病疑似病例病历摘抄表

1. 基本情况： 病例编号 ________ 病案编号 ________ 医院名称 ________ 病例姓名 ________ 性别 ________ 出生日期 ____年____月____日 家庭住址 ______________________ 户籍 ________ 入院日期 ____年____月____日　入院诊断 ________ 出院日期 ____年____月____日　出院诊断
2. 主诉：
3. 现病史：
4. 阳性症状和体征：
5. 临床化验和辅助检查：
摘抄者姓名________ 摘抄日期____年____月____日　摘抄单位________

附件 10-1　北京市狂犬病暴露预防处置技术指南(试行)

狂犬病是由狂犬病病毒感染引起的一种动物源性传染病，临床大多表现为特异性恐水、怕风、咽肌痉挛等，病死率几乎 100%。

近年为了规范狂犬病的暴露预防处置，降低狂犬病发病率，卫生部和中国疾病预防控制中心先后制定并发布了《狂犬病暴露预防处置工作规范(2009 年版)》[1]和《狂犬病预防控制技术指南(2016 版)》[2]。为了进一步规范北京市狂犬病暴露预防处置及相关工作，有针对性的指导狂犬疫苗接种门诊，北京市疾病预防控制中心根据本市既往使用中反馈的问题、狂犬病研究进展及国家相关文件的更新，制定了《北京市狂犬病暴露预防处置技术指南(试行)》。

本指南供北京市从事狂犬病防控工作的各级疾病预防控制中心、狂犬疫苗接种门诊参考使用。

一、狂犬病暴露定义[3,12]

狂犬病暴露是指被狂犬、疑似狂犬或者不能确定是否患有狂犬病的宿主动物咬伤、抓伤、舔舐黏膜或者破损皮肤处，或者开放性伤口、黏膜接触可能含有狂犬病病毒的唾液或者组织。

罕见情况下，器官移植和气溶胶吸入也可作为暴露途径而感染狂犬病病毒。

二、暴露后预防处置

1. 伤口分级

按照暴露性质和严重程度将狂犬病暴露分为三级。

(1) Ⅰ级暴露

符合以下情况之一者：①接触或喂养动物；②完好的皮肤被舔；③完好的皮肤接触狂犬病动物或人狂犬病病例的分泌物或排泄物。

判定为Ⅰ级暴露者，无需进行医学处置，建议清洗接触部位。

(2) Ⅱ级暴露

符合以下情况之一者：①裸露的皮肤被轻咬；②无出血的轻微抓伤或擦伤。

判定为Ⅱ级暴露者，应立即处理伤口，并接种狂犬病疫苗。

(3) Ⅲ级暴露

符合以下情况之一者：①单处或多处贯穿皮肤的咬伤或抓伤(“贯穿”表示至少已伤及真皮层和血管，临床表现为肉眼可见出血或皮下组织)；②破损皮肤被舔舐(应注意皮肤皲裂、抓挠等各种原因导致的微小皮肤破损)；③黏膜被动物唾液污染(如被舔舐)；④暴露于蝙蝠(当人与蝙蝠之间发生接触时应考虑进行暴露后预防，除非暴露者排除咬伤、抓伤或黏膜的暴露)。

判定为Ⅲ级暴露者，应立即处理伤口，使用狂犬病被动免疫制剂，接种狂犬病疫苗。

确认为Ⅱ级暴露且免疫功能低下者，或者Ⅱ级暴露位于头面部且致伤动物不能确定健康者，按照Ⅲ级暴露处置(表 1)。

表 1　伤口分级标准及处置原则

分级	定义	处置
Ⅰ级	接触或者喂养动物；完好的皮肤被舔；完好皮肤接触分泌物或排泄物	无需医学处置，建议清洗接触部位
Ⅱ级	裸露的皮肤被轻咬；无出血的轻微抓伤或擦伤	立即处理伤口 接种狂犬病疫苗
Ⅲ级	单处或者多处贯穿性皮肤咬伤或者抓伤；破损皮肤被舔舐；黏膜被污染；暴露于蝙蝠	立即处理伤口 使用狂犬病被动免疫制剂 接种狂犬病疫苗
特例	Ⅱ级暴露免疫功能低下者；Ⅱ级暴露位于头面部且致伤动物不能确定健康者	按Ⅲ级暴露处置

2. 伤口外科处置

局部伤口以处理越早越好为原则，一为预防狂犬病的发生，二可以预防伤口发生继发细菌感染，促进伤口愈合和功能恢复。对于Ⅱ级和Ⅲ级暴露，彻底的伤口处理是非常重要的。伤口处理包括对伤口内部进行彻底的冲洗、消毒及后续的外科处置。如清洗或消毒时疼痛剧烈，可先给予局部麻醉。

(1) 伤口冲洗

用肥皂水(或其他弱碱性清洗剂)和一定压力的流动清水交替清洗咬伤和抓伤的每处伤口至少 15 分钟。如条件允许，建议使用狂犬病专业清洗设备和专用清洗剂对伤口内部进行冲洗。最后用生理盐水冲洗伤口以避免肥皂液或其他清洗剂残留。

(2) 消毒处理

彻底冲洗后用稀碘伏(0.025%～0.05%)、苯扎氯铵(0.005%～0.01%)或其他具有病毒灭活效力的皮肤黏膜消毒剂消毒涂擦或消毒伤口内部。

(3) 外科处置

在伤口清洗、消毒，使用狂犬病被动免疫制剂充分浸润后，根据情况进行后续外科处置。外科处置要考虑致伤动物种类、部位、伤口类型、伤者基础健康状况等诸多因素。

与普通创伤伤口相比，动物致伤伤口具有病情复杂、软组织损伤严重、合并症多、细菌感染率高等特点，目前尚无统一的外科处置规范。且动物咬伤涉及骨科、耳鼻咽喉科、眼科、整形外科、普通外科、泌尿外科等多个临床专业，各专业在开放伤口处置上均有各自的原则或规范。因此，严重、复杂的动物咬伤伤口的后续外科处置，最好由专科医生或在专科医生协助下完成。

1) 外科清创术：所有严重的咬伤伤口(如撕裂伤、贯通伤、穿刺伤等)均需进行彻底的外科清创术。术前要根据伤口部位、手术大小及方式等选择合适的麻醉方式(如局部麻醉、区域麻醉、复合麻醉或全身麻醉)，手术按照标准的外伤清创术原则进行。

2) 组织修复：咬伤所导致的重要器官、组织(如神经、肌腱、骨、关节、血管等)损伤，应根据受损器官组织的具体情况(如受损程度、感染可能性、修复难度等)、相应专科的处置原则，选择进行Ⅰ期修复、Ⅱ期修复或延期修复。

3) 伤口关闭及抗生素使用：伤口是否进行Ⅰ期闭合及是否预防性使用抗生素要考虑众多因素，如就诊时间、伤口严重程度、伤口部位、致伤动物、伤口类型、伤者基础健康状况(如年龄和基础疾病：糖尿病、免疫功能受损、长期使用免疫抑制剂、激素等)及医生对动物咬伤伤口处置的经验等。上述因素均可影响伤口继发细菌感染的风险。

暴露于犬、啮齿类动物，以及位于头面部、口腔黏膜的浅表、清洁、新鲜伤口属于继发感染的低危因素。而暴露于猫、灵长类、猪等动物；位于手、足、胫前、关节部位的穿刺伤、贯通伤、大面积撕裂伤、大面积皮肤软组织缺损伤口；老年患者或合并糖尿病、外周血管病、应用激素及免疫抑制剂、免疫性疾病、营养不良、放化疗等基础疾病等均属继发细菌感染的高危因素。存在感染高危因素者尽量避免Ⅰ期缝合，可用透气性敷料覆盖创面，3～5天后根据伤口情况决定是否进行延期缝合或Ⅱ期缝合，必要时可以预防性使用抗生素。

早期许多文献建议对伤者常规预防性使用抗生素。近些年的文献报道显示，预防伤口感染的关键在于尽早进行彻底的伤口清洗、清创及伤口闭合或覆盖。及时正确的伤口处理可显著降低咬伤伤口的细菌感染率。文献研究提示，对于细菌感染低危者，在对伤口进行彻底清洗、消毒和清创后，与Ⅱ期、延期闭合伤口或伤口保持开放相比，Ⅰ期闭合伤口并不增加伤口的感染率，且缩短了伤口愈合时间，愈合后瘢痕更小。也有许多研究显示，常规预防性使用抗生素并未令咬伤患者受益。

不推荐对所有的Ⅲ级咬伤病例预防性使用抗生素，对存在感染高危因素或已出现伤口感染的病例可预防性或治疗性使用抗生素。抗生素最好根据伤口分泌物的细菌培养及药物敏感试验结果选择，推荐使用含有β-内酰胺酶抑制剂的β-内酰胺类抗生素、头孢洛林酯和第四代喹诺酮类抗生素。

存在感染高风险因素者，伤口内应放置引流条或引流管，以利于伤口污染物及分泌物的排出。伤口较大时，为避免继发感染，可用透气性敷料覆盖创面。如必须缝合，应采取松散稀疏的缝合方式，以便于继续引流。

如果就诊时伤口已缝合，原则上不主张拆除。若缝合前未浸润注射被动免疫制剂，仍应在伤口周围浸润注射被动免疫制剂。

存在感染高风险因素者，应根据伤口状况、伤者基础免疫情况(破伤风类毒素)、距离最后接种时间等，酌情进行抗破伤风免疫预防处置。

3. 被动免疫制剂使用

狂犬病被动免疫制剂的作用机理是：在疫苗接种产生主动免疫前，通过在暴露部位直接浸润注射抗体，以中和伤口处理后残留的病毒，从而起到减少伤口内病毒数量的作用。

被动免疫制剂应尽早使用，如未能及时使用，在第一剂狂犬病疫苗接种后的7天内均可使用。7天后疫苗引起的主动免疫应答反应已经出现，此时再使用被动免疫制剂意义不大。

狂犬病被动免疫制剂应按照体重计算剂量，一次性足量使用。狂犬病人免疫球蛋白(HRIG)按照20IU/kg，抗狂犬病血清(ERA)按照40IU/kg计算。抗狂犬病血清使用前必须严格按照产品说明书进行过敏试验。

如果解剖结构允许，应当将狂犬病被动免疫制剂全部浸润注射到伤口周围，所有伤口无论大小均应进行浸润注射。如被动免疫制剂量不足，可用生理盐水适当稀释；当全部伤口进行浸润注射后尚有剩余时，应将其注射到远离疫苗接种部位的肌肉，建议腰部以上注射到伤口同侧的后背肌群，腰部以下注射到伤口同侧的大腿中段外侧肌群。对于黏膜暴露者，可将狂犬病被动免疫制剂滴/涂在黏膜上，如果解剖结构允许，也可进行局部浸润注射，剩余剂量参照前述方法进行肌肉注射。

不得把狂犬病被动免疫制剂和狂犬病疫苗注射在同一部位；禁止用同一注射器注射狂犬病疫苗和狂犬病被动免疫制剂(表2)。

表2　被动免疫制剂使用原则

项目	原则	备注
使用时间	尽早使用	接种首针狂犬病疫苗7天内仍可使用
使用剂量	按照体重计算	狂犬病人免疫球蛋白20IU/kg 抗狂犬病血清40IU/kg
使用部位	尽量浸润注射	一次性足量使用，尽量浸润注射到伤口周围； 如量不足，可用生理盐水适当稀释； 如有剩余，注射到远离疫苗接种部位的肌肉； 黏膜暴露者，将被动免疫制剂滴/涂在黏膜上， 解剖结构允许，也可进行局部浸润注射
注意事项	被动免疫制剂和狂犬病疫苗不能注射在同一部位； 禁止用同一注射器注射狂犬病疫苗和被动免疫制剂	

4. 狂犬病疫苗接种

狂犬病疫苗接种应越早越好，并在接种前充分告知受种者或其监护人所接种疫苗的品种、作用、不良反应、注意事项及后续接种时间，签写知情同意书。

(1) 接种程序

北京市狂犬病疫苗接种通常有两种程序，第一种程序简称 5 针法程序：第 0 天(第一剂接种当天)、第 3 天、第 7 天、第 14 天、第 28 天各接种 1 剂；第二种程序简称 2-1-1 程序：第 0 天接种 2 剂(左右上臂三角肌各接种 1 剂)，第 7 天、第 21 天各接种 1 剂。这两种程序都是世界卫生组织(WHO)认可的有效程序。

“2-1-1”程序只适用于我国已批准可以使用“2-1-1”程序的狂犬病疫苗产品。

(2) 接种途径、部位和剂量

狂犬病疫苗为肌内注射。2 岁及以上儿童和成人在上臂三角肌注射；2 岁以下儿童可在大腿前外侧肌注射。禁止臀部注射。

狂犬病疫苗接种不分体重和年龄，均按相同的程序和剂次接种，每剂 0.5ml 或 1.0ml，具体参照产品规格或产品说明书。

(3) 使用禁忌

狂犬病为致死性疾病，暴露后狂犬病疫苗使用无任何禁忌，但接种前应充分询问受种者个体基本情况，如有无严重过敏史、其他严重疾病等。即使存在不适合接种疫苗的情况，也应在严密监护下接种疫苗。如受种者对某一品牌疫苗的成分有明确过敏史，应更换无该成分的疫苗。

(4) 延迟接种

对于已经暴露数月或多年且不能确定暴露动物健康状况，而一直未接种狂犬病疫苗者，应当按照程序完成疫苗接种。

狂犬病疫苗接种应按时完成全程免疫，按照程序接种对机体产生抗狂犬病的免疫力非常关键，特别是在 1 周内完成前 3 针很重要[3]。当出现某一针次延迟一天或数天注射，其后续针次接种时间按原免疫程序的时间间隔相应顺延。

(5) 疫苗品牌更换

应当尽量使用同一品牌狂犬病疫苗完成全程接种。若无法实现，可使用不同品牌的合格狂犬病疫苗替换，替换后程序要符合替换后的疫苗说明书。如果原来按“2-1-1”程序接种，替换后的疫苗只注册了 5 针法程序，那么替换后的程序也必须改为 5 针法，首次接种的 2 针可视为首剂加倍，后续接种可以按照延迟接种原则完成。

不建议就诊者携带狂犬病疫苗至异地注射。

(6) 其他疫苗的接种

正在进行免疫规划疫苗接种的儿童可按照正常免疫程序接种狂犬病疫苗。接种狂犬病疫苗期间也可按照正常免疫程序接种其他疫苗，但优先接种狂犬病疫苗(表 3)。

表 3 北京市狂犬病疫苗暴露后免疫使用原则

项目	原则	备注
使用时间	尽早使用，没有禁忌	暴露数月或多年后仍能接种
接种程序	5 针法：0、3、7、14、28 2-1-1：0+0、7、21	接种剂量不分体重和年龄； 0+0 为左右上臂三角肌各接种 1 剂
注射部位	肌内注射：2 岁及以上上臂三角肌； 2 岁以下大腿前外侧肌	禁止臀部注射
注意事项	尽量使用同一品牌疫苗，不同品牌的合格疫苗可以替换，程序要符合替换后的疫苗说明书； 当某一针次出现延迟一天或者数天注射，其后续针次接种时间按延迟后的原免疫程序间隔时间相应顺延； 可以按照正常免疫程序接种其他疫苗，但优先接种狂犬病疫苗	

5. 再次暴露后的处置

(1) 伤口处理

任何一次暴露后均应及时彻底地进行规范的伤口处理，参见上文伤口的外科处置内容。

(2) 疫苗接种

1) 完成过全程免疫。全程免疫后半年内再次暴露者一般不需要再次免疫；全程免疫后半年到 1 年内再次暴露者，应当于 0 和 3 天各接种 1 剂疫苗；在 1～3 年内再次暴露者，应于 0、3、7 天各接种 1 剂疫苗；超过 3 年者应当全程接种疫苗。在免疫接种过程中发生再次暴露，可按照原有程序完成疫苗接种，不需加大剂量。

2) 未完成过全程免疫。如果以前的暴露都没有进行过全程免疫，则再次暴露应按首次暴露处置。接种过程中发生再次暴露，可按照原有程序完成疫苗接种，不需加大剂量。

(3) 被动免疫制剂使用

1) 完成过全程免疫。使用细胞培养疫苗完成暴露前或者暴露后全程免疫者，再次暴露无需使用被动免疫制剂。2005 年后我国狂犬病疫苗为细胞培养浓缩纯化疫苗，且逐渐替换为不含氢氧化铝佐剂疫苗，并且自 2005 年起我国人用狂犬病疫苗纳入生物制品批签发管理，疫苗的免疫效果和质量监管进一步提高(国食药监注[2005] 327 号)。因此建议对于 2005 年后，有明确、可靠的狂犬病疫苗全程免疫接种史者，再次暴露可无需使用被动免疫制剂，但 2005 年及以前接种过狂犬病疫苗者再次暴露时，仍需按首次暴露后预防处置规范，伤口达到III级或符合按III级处置的特例，则应使用被动免疫制剂。

2) 未完成过全程免疫。如果以前的暴露都没有进行过全程免疫，则再次暴露应按首次暴露处置。接种过程中发生再次暴露，若在首剂疫苗接种 7 天内，且伤口达到Ⅲ级或符合按Ⅲ级处置的特例，则应使用被动免疫制剂(表 4)。

表 4　再次暴露处置原则

项目	原则	
	完成过全程免疫	未完成过全程免疫
伤口处置	及时、彻底、规范	
疫苗接种	全程免疫后半年内不需免疫；全程免疫后半年到 1 年，0、3 天各接种 1 剂；1～3 年内，0、3、7 天各接种 1 剂；超过 3 年全程接种	同首次暴露
	在接种过程中发生的再次暴露：可按照原有程序完成疫苗接种，不需加大剂量	
被动免疫制剂	使用细胞培养疫苗(2005 年后)完成全程免疫者无需使用	同首次暴露;在接种过程中发生再次暴露：若再次暴露发生在首剂疫苗接种 7 天内,且伤口达到Ⅲ级或符合按Ⅲ级处置的特例，则应使用被动免疫制剂

6. 特殊人群的处置

(1)妊娠及哺乳期妇女的接种

国内和国外的研究一致表明[4-9]，孕妇和哺乳期妇女接种狂犬病疫苗是安全的，其不良反应发生率与非孕妇无显著性差异，并且不会对胎儿造成影响。同时妊娠妇女均能对狂犬病疫苗产生正常的免疫应答。因此妊娠及哺乳期妇女可以正常进行暴露后处置。

(2)免疫功能低下者的接种

影响狂犬病疫苗效果的免疫功能低下需要引起重视。一些对艾滋病病毒携带者或艾滋病患者的研究表明，CD4 细胞计数非常低(＜300 个/μl)的患者，狂犬病疫苗接种后的中和抗体产生明显减弱或检测不到，即使加倍注射也不确定能产生保护性抗体[10-11]。当这些患者发生Ⅱ级或Ⅲ级暴露时，应按照Ⅲ级暴露处置：彻底清洁和消毒伤口；局部浸润注射被动免疫制剂；按 5 针法注射狂犬病疫苗[3,12]。如果可行应在疫苗接种 2～4 周后检测狂犬病病毒中和抗体以评估是否需要额外剂量的疫苗[3]。

三、暴露前预防

所有持续、频繁暴露于狂犬病病毒危险环境下的个体均推荐进行暴露前预防性狂犬病疫苗接种，如接触狂犬病病毒的实验室工作人员、可能涉及狂犬病患者管理的医护人员、兽医、动物驯养师及经常接触动物的农学院学生等。此外，建议到高危地区旅游的游客、居住在狂犬病流行地区的儿童或到狂犬病高发地区旅游的儿童进行暴露前免疫。暴露前免疫应尽可能在可疑暴露前完成。疫苗接种前应充分告知受种者或其监护人所接种疫苗的品种、作用、禁忌、不良反应、注意事项及后续接种时间，并询问受种者的健康状况，签写知情同意书。

1. 基础免疫

(1) 免疫程序

第 0 天、第 7 天和第 21 天(或第 28 天)分别接种 1 剂，共接种 3 剂。

(2) 接种途径、部位和剂量

肌内注射。2 岁及以上儿童和成人于上臂三角肌注射；2 岁以下儿童于大腿前外侧肌注射。禁止在臀部肌肉注射。每剂 0.5ml 或 1.0ml，具体参照产品规格或产品说明书。

2. 加强免疫

对于因职业原因存在持续、频繁或较高的狂犬病病毒暴露风险者，如接触狂犬病病毒的实验室工作人员和兽医，建议定期检测体内中和抗体，以判断是否需要疫苗加强免疫。其余人员无需定期检测或加强。

建议接触狂犬病病毒的实验室人员每 6 个月检测一次血清中和抗体水平；兽医、动物检疫部门等工作人员每 2 年检测一次血清中和抗体水平。当血清中和抗体水平＜0.5IU/ml 时需加强接种 1 剂狂犬病疫苗。

如果无法实现中和抗体检测，则可以参照原卫生部规范，完成全程免疫者，在没有动物致伤的情况下，1 年后加强 1 剂狂犬病疫苗，以后每隔 3～5 年加强 1 剂。

3. 使用禁忌

对于暴露前预防，对疫苗中任何成分曾有严重过敏史者应视为接种同种疫苗的禁忌证，可换不含该成分疫苗继续完成接种。妊娠、患急性发热性疾病、急性疾病、慢性疾病的活动期、使用类固醇和免疫抑制剂者可酌情推迟暴露前免疫。免疫缺陷者不建议进行暴露前免疫，如处在狂犬病高暴露风险中，亦可进行暴露前免疫，但完成免疫接种程序后需进行中和抗体检测。对一种品牌疫苗过敏者，可更换另一种品牌疫苗继续原有免疫程序(表 5)。

表 5　暴露前免疫

项目	原则	备注
适用人群	持续、频繁暴露于狂犬病病毒的个体：实验室人员、医护人员、兽医、野外工作者	病例的密切接触者应进行暴露后免疫
接种程序	第 0、7、21(或 28)天	在可疑暴露前完成接种
加强免疫	存在持续、频繁或较高的狂犬病病毒暴露风险者，需定期加强，其余人员无需定期检测或加强	
禁忌	疫苗成分过敏视为同种疫苗禁忌，可换不含该成分疫苗继续完成接种；妊娠妇女、急性发热性疾病、急性病、慢性病活动期、使用类固醇和免疫抑制剂推迟免疫；免疫缺陷者不建议暴露前免疫	

四、其他相关工作

1. 疫苗和冷链管理

北京市用于预防狂犬病的相关生物制品，应严格执行北京市疫苗使用和供应的相关规定。

狂犬疫苗接种门诊应建立真实、完整的购进、分发、供应狂犬病疫苗及其被动免疫制剂的记录，包括通用名称、生产企业、剂型、规格、批号、有效期、批准文号、(购销、分发)单位、数量、价格、(购销、分发)日期、产品包装，以及外观质量、储存温度、运输条件、批签发合格证明编号或者合格证明、验收结论、验收人签名等。

狂犬病疫苗、抗狂犬病血清、狂犬病人免疫球蛋白应储存于2～8℃专用冰箱内，上、下午各进行一次温度记录，至少间隔6小时[13]。发现冷链设备问题应及时维修，确保疫苗质量。疫苗带出时应置于冷藏包装内。在领取和使用过程中，做好疫苗领用登记记录，每次门诊日接种工作结束，对疫苗的数量进行核点。

2. 疑似预防接种异常反应监测

各狂犬疫苗接种门诊应按照《北京市疑似预防接种异常反应监测方案》，增强疑似预防接种异常反应(AEFI)监测的敏感性，及时发现，及时报告。各门诊发现AEFI，需在24小时内填写疑似预防接种异常反应个案报告卡，电话报告区疾病预防控制中心，如果出现死亡、严重残疾、群体性反应，应在2小时内报告。纸质报告卡需注明5针或4针程序。

区疾病预防控制中心在上报后48小时内展开调查，并在调查开始后3日内上报个案调查表。

个案调查表录入要求：①2-1-1程序第一次接种出现的反应，在录入“可疑疫苗情况”时需录入“疫苗1”和“疫苗2”；接种剂次需填1和2；“主要临床经过”中标明“4针程序”。②2-1-1程序第二次接种出现的反应，接种剂次需填3；“主要临床经过”中标明“4针程序”。③2-1-1程序第三次接种出现的反应，接种剂次需填4；“主要临床经过”中标明“4针程序”。④5针程序接种出现的反应，按实际接种剂次填写疫苗和剂次，在“主要临床经过”中标明“5针程序”。

3. 数据登记和报送

首诊病例均需填写“北京市狂犬疫苗接种门诊登记表”，包括暴露前和暴露后。暴露前首诊病例，即为暴露前初次免疫，或定期加强免疫者。暴露后的首诊病例，即首次致伤或再次致伤后的首次就诊者。登记表应填写完整，不要遗漏致伤者，也不要遗漏选项。

每个门诊均需将登记表中的就诊病例信息录入数据库，次月5日前将数据库报区CDC，区CDC汇总全区门诊数据库，10日前报至市CDC，市CDC汇总全市数据，15日前将统计表上报市卫计委。

五、常见问题及解答

1. 什么动物可以传播狂犬病?

几乎所有的哺乳动物都对狂犬病病毒易感，但并非所有的哺乳动物对人都有相同的传播狂犬病的风险。目前认为，只有狂犬病病毒的储存宿主对人狂犬病的发生有意义[14]。《狂犬病预防控制技术指南(2016 版)》中指出狂犬病储存宿主动物主要为犬科、猫科及翼手目动物，禽类、鱼类、昆虫、蜥蜴、龟和蛇等不感染、不传播狂犬病病毒。

2. 老鼠、兔子咬伤会传播狂犬病吗?

老鼠和兔子作为哺乳动物可以感染狂犬病，但其作为人狂犬病传染源的意义不大。《狂犬病预防控制技术指南(2016 版)》中指出，对北美洲和欧洲狂犬病流行地区的野生和家栖啮齿类动物的大规模监测显示，此类动物并非狂犬病的储存宿主，也不参与该疾病的流行和传播；此外，兔形目(包括家兔和野兔)极少感染狂犬病，也未发现此类动物导致人间狂犬病的证据。

因此对于几乎不与其他动物接触的宠物鼠或兔及实验室动物，其感染狂犬病病毒的风险极低，若被其致伤可以不用进行狂犬病暴露后处置。

3. 人与人接触能传播狂犬病吗?

通常情况下，人不携带狂犬病病毒，被非狂犬病患者咬伤不会感染狂犬病。狂犬病患者的体液和组织中能检出活病毒，因此理论上确实存在与患者接触而感染狂犬病的风险[15-18]，因此建议高危人群在接触狂犬病患者分泌物或体液后仍建议进行暴露后免疫，包括医务人员、患者的家属和朋友等[3]。

4. 能检查是否感染了狂犬病病毒吗?

狂犬病病毒为嗜神经性病毒，侵入人体后进入神经系统，目前潜伏期无有效的临床检测手段。出现临床症状后，可以通过唾液、血清、脑脊液等体液，或含毛囊的皮肤等标本进行实验室诊断。

5. 手部被咬伤都按Ⅲ级暴露处置吗?

《狂犬病预防控制技术指南(2016 版)》中“表 3 狂犬病暴露后免疫预防处置”的备注中提到:发生在手部的咬伤属于Ⅲ级暴露。此建议的原文出自 2013 年 WHO 狂犬病专家磋商意见[3]，原文描述咬伤达到Ⅲ级暴露标准应该按Ⅲ级暴露处置，特别提示了头、面、颈部、手部和外生殖器等部位，因为这些部位神经丰富，并未要求所有手部咬伤都归为Ⅲ级暴露。因此在遇到手部咬伤时应严格判断伤口暴露级别，依据暴露级别给予规范处置。

6. 被咬伤后多久接种狂犬病疫苗有效?

狂犬病暴露后应尽早开始暴露后处置，包括伤口处置、疫苗接种和被动免疫制剂使用(如果必要)。对于已暴露数月或多年且致伤动物健康状况不详，而一直未进行暴露后处置者，也应当按照程序接种疫苗[3]。

7. 免疫缺陷患者接种狂犬病疫苗需要首剂加倍吗?

狂犬病疫苗说明书建议免疫缺陷患者疫苗首剂加倍。但在对免疫功能缺陷患者接种狂犬病疫苗效果的研究显示[10-11]，首剂加倍并不能确保疫苗效果，甚至全程加倍都不能诱导机体产生保护性抗体。因此不建议首剂加倍。此类人群的II级暴露，应按照III级暴露进行处置，按 5 针法接种疫苗，并建议在疫苗接种 2～4 周后检测狂犬病病毒中和抗体以评估是否需要额外剂量的疫苗[3,12]。

8. 被动免疫制剂是否可分 2 日注射?

抗狂犬病血清说明书中用量用法描述如下：在 1~2 日内分次注射，注射完毕后开始注射狂犬病疫苗。狂犬病人免疫球蛋白说明书用量用法描述如下：1/2 皮下浸润注射，1/2 肌肉注射；如果用量大于 10ml 可在 1~2 日内分次注射，随后即可进行狂犬病疫苗注射。

被动免疫制剂的作用原理是在伤口局部中和病毒，以降低进入机体的病毒数量。分日注射和肌肉注射都会影响被动免疫制剂在伤口局部中和病毒的效果，因此被动免疫制剂应尽早一次性足量使用，伤口无论大小均应浸润注射，如量不足可用生理盐水稀释；对于黏膜暴露者，可将狂犬病被动免疫制剂滴/涂在黏膜上，如果解剖结构允许，也可进行局部浸润注射。接种首针狂犬病疫苗 7 天内仍可使用被动免疫制剂。

9. 接种狂犬病疫苗后用忌口吗?

国产狂犬病疫苗说明书中有接种后禁忌，“忌饮酒、浓茶等刺激性食物及剧烈运动等”。进口的狂犬病疫苗的说明书中没有提及饮食和运动禁忌。目前没有证据表明正常的生活饮食会影响狂犬病疫苗效果[19-22]。

10. 接种狂犬病疫苗后需要查抗体吗?

WHO 的立场文件和《狂犬病暴露预防处置工作规范(2009 年版)》都认为一般人群接种后无需检测抗体，如受种者身体健康，则不管年龄大小、是否使用被动免疫制剂，在暴露后预防处置开始后 14 天大多数患者均能达到保护水平[12]。对于特殊人群可以检测抗体，目前唯一认可的血清学检测方法为中和抗体检测，包括小鼠脑内中和抗体试验、荧光灶抑制试验(RFFIT)两种，血清中和抗体水平≥0.5IU/ml 认为有保护性。

11. 接种狂犬病疫苗后还会不会得狂犬病?

规范的暴露后处置可以有效地预防狂犬病的发生。一般认为首针疫苗接种后 7～14 天，体内抗体能达到保护水平，但若此时病毒已经侵入中枢神经系统，仍有发病的可能。现有的狂犬病监测资料显示，完成狂犬病暴露后全程免疫者没有再发病的报告。

12. 在暴露后处置接种狂犬病疫苗期间，如果某一针次出现延迟，后续针次如何接种？

按照《狂犬病暴露预防处置工作规范(2009 年版)》和《狂犬病预防控制技术指南(2016 版)》，当某一针次出现延迟一天或者数天注射，其后续针次接种时间按延迟后的原免疫程序间隔时间相应顺延。

对于暴露后的疫苗接种，应严格按照程序时间完成全程接种。一周内完成前 3 针接种很重要[3]。WHO 关于狂犬病疫苗和免疫球蛋白的立场文件(2017 更新摘要)中指出，对于任何原因造成的暴露后疫苗接种延迟，应该继续完成原免疫程序，无需重新开始接种[23]。

13. 对于已经完成过全程免疫者，再次被致伤时，应如何接种疫苗？

《狂犬病暴露预防处置工作规范(2009 年版)》中对再次暴露的疫苗接种是如下规定的：全程免疫后半年内再次暴露者一般不需要再次免疫；全程免疫后半年到 1 年内再次暴露者，应当于 0 和 3 天各接种 1 剂疫苗；在 1～3 年内再次暴露者，应于 0、3、7 天各接种 1 剂疫苗；超过 3 年者应当全程接种疫苗。再次暴露时，应按前一次免疫的最后一剂疫苗接种日期计算间隔。

14. 按暴露前免疫接种狂犬病疫苗期间，如果某一针次出现延迟，后续针次如何接种？

暴露前免疫最好按照程序时间进行接种，但如果出现延迟，后续针次接种时间按延迟后的原免疫程序间隔时间相应顺延，无需重新接种[3]。

15. 按暴露前免疫接种狂犬病疫苗期间，如果出现致伤，应如何处置？

伤口按照狂犬病暴露后要求处置。已经接种的疫苗针次有效，可以按照 5 针程序延迟完成后续接种：如果已经按暴露前免疫接种 1 针，致伤后再接种 4 针；如果已经按暴露前免疫接种 2 针，致伤后再接种 3 针。如果致伤达到使用被动免疫制剂的情况，则在首针疫苗注射 7 天内需要接种被动免疫制剂，首针疫苗接种 7 天后无需再接种被动免疫制剂。

16. “十日观察法”是什么？是不是可以适用于所有动物？

在 WHO 的立场文件和《狂犬病预防控制技术指南(2016 版)》中均提到“十日观察法”：如果伤人动物在 10 日观察期内保持健康，或经可靠的实验室使用恰当诊断技术证明该动物未患狂犬病，则可以终止免疫接种；但也同时明确指出：①10 日观察法仅限于家养的犬、猫和雪貂，且伤人动物需有 2 次明确记载有效的狂犬病疫苗免疫接种史。②10 日观察法要考虑众多因素，如暴露地区的动物狂犬病流行病学、伤口类型、暴露严重程度、伤人动物的临床表现及其免疫接种状况、伤人动物进行隔离观察的可能性及实验室诊断的可获及性等。③暴露后预防处置应立即开始，如有可能，应对可疑动物进行识别，隔离观察(外观健康的犬或猫)或安乐死后进行实验室检测，在等待实验室结果或观察期内，应继续进行疫苗的暴露后预防接种。如实验室检测阳性，应立即进行回顾性风险评估以确定所有可能暴露人群，并应给予其暴露后预防程序。如可疑动物无法进行实验室检测或观察，则应给予全程暴露后预防，如果动物经适当的实验室检测证实未感染狂犬病则暴露后预防可以终止。

17. *在接种狂犬病疫苗过程中出现过敏者如何完成后续疫苗接种？*

在接种狂犬病疫苗过程中出现过敏者可使用不同组织来源的疫苗替代，例如对 VERO 细胞培养的疫苗有过敏反应，可以使用人二倍体细胞疫苗或鸡胚细胞培养的疫苗替代，同时可预防性使用抗组胺药物[24]。

参考文献

[1] 中华人民共和国国家卫生和计划生育委员会. 狂犬病暴露预防处置工作规范(2009 年版)[Z]. 2009-12-11.

[2] 中国疾病预防控制中心. 狂犬病预防控制技术指南(2016 版)[Z]. 2016-1-29.

[3] WHO. WHO Expert Consultation on Rabies[R]. Geneva: WHO, 2013 Contract No.: 982.

[4] Abazeed M E, Cinti S. Rabies prophylaxis for pregnant women[J]. Emerging Infectious Diseases, 2007, 13(12): 1966-1967.

[5] Sudarshan M K, Giri M S, Mahendra B J, et al. Assessing the safety of post-exposure rabies immunization in pregnancy[J]. Hum Vaccin, 2007, 3(3):87-89.

[6] Huang G, Liu H, Cao Q, et al. Safety of post-exposure rabies prophylaxis during pregnancy: A follow-up study from Guangzhou, China[J]. Hum Vaccin Immunother, 2013, 9(1): 177-183.

[7] 刘琼芳. 87 例孕妇狂犬病暴露后接种狂犬疫苗对孕妇影响的研究[J]. 中华流行病学杂志, 2006, 27(12): 1064.

[8] 钟玉香, 林玉兰. 犬咬伤孕妇注射狂犬病疫苗后的随访结果[J]. 浙江预防医学, 2011, 23(6): 82-83.

[9] 李艳辉. 育龄妇女狂犬病暴露后接种疫苗对妊娠的影响[J]. 中国优生与遗传杂志, 2012, 20(3): 127-128.

[10] Jaijaroensup W, Tantawichien T, Khawplod P, et al. Postexposure rabies vaccination in patients infected with human immunodeficiency virus[J]. Clin Infect Dis, 1999, 28(4): 913-914.

[11] Tantawichien T, Jaijaroensup W, Khawplod P, et al. Failure of multiple-site intradermal postexposure rabies vaccination in patients with human immunodeficiency virus with low $CD4^+$T lymphocyte counts[J]. Clin Infect Dis, 2001, 33(10): E122-E124.

[12] Publication W. Rabies vaccines: WHO position paper-recommendations[J]. Vaccine, 2010, 28(44): 7140-6142.

[13] 中华人民共和国国家卫生和计划生育委员会,食品药品监督管理总局.疫苗储存和运输管理规范(2017 年版)[Z]. 2017-12-15.

[14] 扈荣良. 狂犬病理论、技术与防治[M]. 北京: 科学出版社, 2007.

[15] Helmick C G, Tauxe R V, Vernon A A. Is there a risk to contacts of patients with rabies[J]. Rev Infect Dis, 1987, 9(3): 511-518.

[16] Leach C N, Johnson H N. Human rabies with special reference to virus distribution and titer[J]. Am J Trop Med, 1940, 128: 159-164.

[17] Sulkin S E, Harford C G. Concerning the infectivity of saliva in human rabies[J]. Ann Intern Med, 1943, 19: 256-262.

[18] Fekadu M, Shaddock J H, Baer G M. Excretion of rabies virus in the saliva of dogs[J]. J Infect Dis, 1982, 145: 715-719.

[19] 郑日真, 刘启录, 吴德仁, 等. 狂犬疫苗免疫效果影响因素的 logistic 回归分析[J]. 华南预防医学, 2014, 40(1): 16-19.

[20] 杨萍. 影响狂犬疫苗免疫应答因素的探讨[J]. 临床医学, 2006, 26(3): 69.

[21] 李俊华, 叶凤. 238 例接种狂犬疫苗后抗体阴性原因分析[J]. 现代预防医学, 2013, 40(4): 760-761.

[22] 莫燕萍. 动物致伤 1260 例流行病学特征及狂犬疫苗免疫效果分析[J]. 中国公共卫生管理, 2006, 22(2): 161-162.

[23] Rabies vaccines and immunoglobulins: WHO position. Summary of 2017 updates[R]. http://www.who.int/rabies/resources/who_cds_ntd_nzd_2018.04/en/.

[24] Stanley A P, Walter A O, Paul A O. 疫苗, 狂犬病疫苗[M]. 6 版. 罗凤基, 等译. 北京: 人民卫生出版社, 2017.

第 11 章　北京市甲型病毒性肝炎监测方案

甲型病毒性肝炎(甲肝)是由甲型肝炎病毒(HAV)所引起的，以肝实质细胞炎性损伤为主的肠道传染病。传染源包括急性临床患者和亚临床型感染者，急性患者排毒量大，尤其在黄疸出现之前传染性最强。虽然亚临床感染者的排毒量不及临床患者，但因其活动不受限制，前者与后者比例为(3～10)∶1。甲肝主要传播途径是粪-口途径，通过日常生活接触、水和食物 3 种方式传播。日常生活接触传播是维持一个地区甲型肝炎地方性流行的方式。在我国西南地区较常见，常引起不同程度的暴发流行，我国东部和沿海地区出现食用不洁贝类水生动物造成的暴发流行。甲型肝炎病毒潜伏期 14～49 天，平均 30 天。人群对甲型肝炎病毒普遍易感，6 月龄以下儿童具有来自母体的抗-HAV 而不易感染，6 月龄后逐渐成为易感者。甲型肝炎病毒感染后可获得持久免疫力。我国是甲型肝炎发病率较高的国家之一，不同省市间甲肝人群自然感染率存在较大差别。随着经济发展及公众卫生意识的提高，北京市甲肝发病率近年呈现逐步下降的趋势，2009 年甲肝灭活疫苗纳入国家免疫规划。为了规范甲型病毒性肝炎监测工作，进一步控制甲肝发病，参照《全国病毒性肝炎防治方案》、《甲型病毒性肝炎诊断标准》(WS 298—2008)等制定本方案。

1　监测目的

(1) 及时发现甲肝病例，采取针对性措施，预防和控制疫情。

(2) 掌握甲肝流行病学特征、疫苗效果和人群抗体水平，确定易感人群，加强预测、预警。

(3) 评价甲肝预防控制效果，为适时调整甲肝防控策略、措施提供依据。

2　监测病例定义与分类

2.1　疑似病例

指发病初期常有乏力、厌食、恶心、呕吐等症状，随后出现黄疸、小便深黄、大便灰白、皮肤巩膜黄染、肝脾肿大、体温升高，还可出现腹泻、肌肉疼痛、咽炎等甲肝相关临床症状和(或)符合以下流行病学史者：发病前 2～7 周内有不洁饮食史或不洁饮水史；或与甲肝急性患者有密切接触史；或当地出现甲肝暴发流行；或有甲肝流行区旅游史。

2.2 临床诊断病例

疑似病例及符合以下任何一条者为临床诊断病例。

(1)实验室检测血清丙氨酸氨基转移酶(ALT)明显升高。

(2)实验室检测血清总胆红素(TBIL)大于正常上限 1 倍以上和(或)尿胆红素阳性。临床诊断病例分黄疸型和无黄疸型，具体参照《甲型病毒性肝炎诊断标准》(WS 298—2008)。

2.3 实验室诊断病例

临床诊断病例符合以下一条者为实验室诊断病例。

(1)抗-HAV IgM 阳性。

(2)抗-HAV IgG 双份血清呈 4 倍升高。

实验室诊断病例分黄疸型和无黄疸型，具体参照《甲型病毒性肝炎诊断标准》(WS 298—2008)。

3 经常性预防措施

3.1 预防接种

按照《北京市免疫规划疫苗免疫程序及说明(2017 年版)》的要求，满 18 月龄儿童接种甲肝灭活疫苗 1 剂次，间隔 6～12 个月再接种 1 剂次。

3.2 一般措施

主要措施包括加强水源、饮食、粪便管理，开展健康教育活动，促进公众养成良好公共卫生与个人卫生习惯。

3.3 宣传培训

托幼机构、学校等集体单位定期开展病毒性肝炎防病知识宣传和传染病报告培训。

4 疫情报告与处理原则

4.1 疫情性质分类

4.1.1 散发疫情

发病率呈历年的一般水平，小范围内出现散在甲肝病例，各病例之间的发病时间、地点无明显流行病学关联，属于散发疫情。

4.1.2 暴发疫情

符合下列条件之一，即为甲肝暴发。

(1)在 30 天内，一个学校、托幼机构、工厂等集体单位发生≥3 例甲肝病例。

(2)在 15 天内，在一个自然村或居委会出现≥5 例甲肝病例。

(3)在 15 天内，一个乡(镇、街道)发现≥20 例甲肝病例。

4.1.3 突发公共卫生事件

同一学校、幼儿园、自然村寨、社区、建筑工地等集体单位 1 周内发生 5 例及以上甲肝病例。

4.2 疫情报告

传染病疫情责任报告单位、责任报告人应按照网络直报要求 24 小时内报告，未实行网络直报的责任报告单位应在 24 小时内寄出传染病报告卡。

发现暴发疫情或突发公共卫生事件，责任报告人应在 2 小时内以电话或传真等方式向所属区疾病预防控制中心报告。区疾病预防控制中心一旦接到突发公共卫生事件报告，应对信息进行核实，并在 2 小时内将“突发公共卫生事件信息报告卡”进行网络直报，同时向北京市疾病预防控制中心和本级卫生健康主管部门报告。

4.3 疫情处理

4.3.1 散发疫情处理

接到疫情报告后，地段医疗机构预防保健科应在 24 小时内到达现场，核实诊断，进行流行病学调查，填写个案调查表(表 11-1)，并采取有效可行的综合措施，防止疫情传播。

4.3.2 暴发疫情处理

病例居住所属辖区的区疾病预防控制中心和地段医疗机构预防保健科共同负责，接报后应立即到达现场，市级疾病预防控制中心应协助或参与疫情处理。首次现场调查后 2 天内完成初次调查报告。最后一例确诊病例发病后，45 天内无新发病例，疫情可终止。疫情结束后 2 天内完成结案报告。

4.3.3 突发公共卫生事件

按《国家突发公共卫生事件相关信息报告管理工作规范(试行)》的要求，及时进行疫情发生网络初次报告，并根据疫情发展、调查控制情况等做好进程报告和结案报告等工作。

在突发公共卫生事件发生过程中，还应撰写事件进程报告。每年年底将暴发疫情和突发公共卫生事件进行汇总分析。

5　疫情控制措施

5.1　隔离传染源

甲肝病例应进行隔离治疗，隔离期从发病之日起共 3 周，病例痊愈后无明显临床症状，肝功能持续正常，可恢复工作或学习。居家隔离治疗的由所属辖区的地段医疗机构预防保健科定期上门随访。对病例居住和活动场所消毒、粪便无害化处理。甲肝疑似病例未确诊前，应暂时停止原工作。

对疑似和确诊病例应完成 3 次访视，首次访视进行核实诊断，指导病家消毒、隔离，进行流行病学调查 1 周后对病例进行第 1 次随访，督促检查措施落实情况；45 天后，进行第 2 次随访，观察病例转归。

幼托机构和学校中发现甲肝病例后，除病例隔离治疗外，应对密切接触者进行医学观察，及早发现接触者中的发病情况，进行早期隔离治疗。严禁患病儿童和学生带病上课，痊愈后须持地段医疗机构预防保健科或治疗医院的康复证明方可入托或返校。

5.2　切断传播途径

5.2.1　消毒

(1) 所属辖区的地段医疗机构预防保健科对甲肝病例居住过的环境和生活环境(家庭、宿舍及托幼机构等)进行彻底消毒。对甲肝病例排泄物(粪便等)严格消毒后方可外排。

(2) 托幼机构、学校等集体单位出现甲肝疫情后要在疾病预防控制中心的指导下对其环境进行消毒。

(3) 对可能污染的自来水或自取水源进行消毒。

(4) 具体消毒方法参照卫生部《消毒技术规范》(2002 年版)。

5.2.2　饮用水源和食品的管理

疫情暴发期间当地卫生健康主管部门及水源管理部门应加强合作确保饮水安全，疾病预防控制中心负责指导对水源的消毒，并进行消毒效果的检测。严格执行饮食从业人员的准入制度。

5.2.3 做好粪便管理

医疗机构要进行粪便无害化处理，病家的粪便要进行消毒处理，避免污染环境。

5.2.4 禁止大型聚餐活动

在甲肝暴发疫情和突发公共卫生事件发生区域范围内，禁止大型聚餐活动直至疫情结束。

5.3 保护易感人群

5.3.1 应急接种

发生疫情后，为控制甲肝疫情进一步蔓延，保护易感人群，根据疫情流行状况和既往甲肝免疫状况等，评估疫情蔓延风险，确定接种范围和对象，根据《疫苗流通和预防接种管理条例》，按照“知情同意、自愿接种”的原则开展甲肝疫苗应急接种，采用甲肝灭活疫苗(18 月龄以上)，接种 2 剂次，间隔 6 个月。

5.3.2 托幼机构和学校加强晨检制度

幼托机构和学校加强考勤制度，对未到集体单位入托幼儿和上学的儿童应了解缺勤情况，及时掌握发病情况。

5.3.3 健康宣传

开展多种形式预防甲肝的健康教育和卫生宣传活动，教育群众不喝生水、不吃生冷食品、饭前便后勤洗手、保持个人卫生，阻断粪口传播途径，做好饮水卫生、食品卫生和环境卫生，增强自我保护意识，达到预防甲肝的目的。

6 标本采集与实验室检测

暴发疫情和突发公共卫生事件现场调查时，应开展病例标本采集工作。

6.1 采样种类

6.1.1 血清标本

病例数＜10 例的暴发疫情，尽可能采集全部病例血清标本；病例数≥10 例的暴发疫情，采集 10 例病例标本即可。采集静脉血 5ml，离心后取上清液装至血清管中。血清样本应采集急性期与恢复期双份血清。血清样本保存在–20℃以下，冷藏条件运输。

6.1.2　粪便标本

采集潜伏期或急性期早期的病例粪便，–80～–20℃低温冻存待检。

6.2　样本检测

6.2.1　甲肝抗体检测

由区疾病预防控制中心开展急性期血清检测抗-HAV IgM 抗体，双份血清检测抗-HAV IgG 抗体，标本采集 24 小时内进行检测和结果反馈。市疾病预防控制中心定期抽取部分疫情标本进行复核。

6.2.2　甲肝病原学检测

采集潜伏期或急性期早期的病例粪便、血清进行病毒分离甲型肝炎病毒分离；采集病例潜伏期或急性期的粪便，以实时荧光 PCR 技术检测 HAV-RNA。

7　资料管理

地段医疗机构预防保健科负责流行病学调查表的管理，录入数据，将数据库于每年 7 月 15 日、1 月 15 日报所在区疾病预防控制中心；各区疾病预防控制中心负责数据库质量控制和传输，至少每半年整理一次并归档保存，于每年 7 月 20 日、1 月 20 日上报市疾病预防控制中心。充分利用资料撰写疫情调查总结、年终总结、阶段性疫情简报及其他临时性总结。市疾病预防控制中心在下年度第一个季度内完成甲型病毒性肝炎预防控制工作的年终总结。

8　其他相关监测

人群病毒性肝炎感染率的监测：每隔 5 年将抽取部分地区，进行自然人群的病毒性肝炎感染率调查。

9　评价指标

(1) 病例接到报告 48 小时内调查处理及时率≥80%。

(2) 标本送检反馈及时率≥80%。

(3) 年传输上报个案数据库及时率≥80%。

(3) 儿童甲肝疫苗接种率≥90%。

表 11-1 甲型肝炎疑似病例流行病学个案调查表

病例编号：＿＿＿＿＿＿　　收卡日期：＿＿＿年＿＿月＿＿日

一、患者基本情况

1. 患者姓名：＿＿＿＿＿＿　　联系方式：＿＿＿＿＿＿＿＿
   户主姓名：＿＿＿＿＿＿　　家庭住址：＿＿＿＿＿＿＿＿
2. 患者性别：①男　②女
3. 患者年龄：＿＿岁
4. 与户主关系：①户主　②父子(女)　③母子(女)　④兄弟姐妹　⑤其他
5. 患者职业：①幼托儿童　②散居儿童　③学生　④教师　⑤保育员
   ⑥餐饮食品业　⑦公共场所服务人员　⑧商业服务　⑨医务人员　⑩工人
   ⑪农民工　⑫农民　⑬牧民　⑭渔民　⑮海员及长途驾驶员　⑯干部职员
   ⑰离退人员　⑱家务及待业　⑲不详　⑳其他
6. 发病时间：＿＿＿年＿＿月＿＿日
7. 就诊时间：＿＿＿年＿＿月＿＿日
8. 本次就诊单位：①省级　②地市(区)级　③县市(区)级　④乡(镇)级　⑤村级
9. 初步诊断：①急性甲型肝炎　②急性戊型肝炎　③甲、戊型肝重叠感染
10. 诊断依据：
    症状体征：①发热＿＿＿℃　②恶心　③呕吐　④腹痛　⑤头痛　⑥纳差　⑦厌油
    ⑧皮肤巩膜黄染　⑨尿黄
    肝功能：①正常　②异常 ALT＿＿＿IU　AST＿＿＿IU　③未做
    病毒感染标志：①抗-HAV IgM 阳性　②HAV-RNA 阳性
    ③抗 HEV 阳性　④HEV-RNA 阳性　⑤未检测
11. 本次发病前是否患过甲肝：①是　②不是　③不清楚
    患病日期：＿＿＿年＿＿月
    诊断单位：①省级　②地市(区)级　③县市(区)级　④乡(镇)级
12. 本次发病前是否患过戊肝：①是　②不是　③不清楚
    患病日期：＿＿＿年＿＿月
    诊断单位：①省级　②地市(区)级　③县市(区)级　④乡(镇)级
13. 甲肝疫苗接种史：①有　②无　③不清楚
    甲肝疫苗接种时间：第一针＿＿＿年＿＿月＿＿日
    第二针＿＿＿年＿＿月＿＿日

二、发病有关因素调查(以下项目仅调查发病前 15 日至 75 日内的情况)

1. 是否与甲、戊型肝炎患者接触：①有　②无
   接触情况：①共同就餐　②共同生活　③护理　④共同学习或玩耍　⑤其他

2. 是否有不洁饮水史：①有　②无

如果有，您怀疑：①喝生水　②桶装水　③瓶装矿泉水

3. 是否有不洁饮食史：①有　②无

如果有，您怀疑：①生冷海鲜　②瓜果凉菜　③散装熟食

4. 您是否经常外出就餐：①是　②否

如经常外出就餐，您主要选择的餐馆卫生评级：

①A 级及以上　②B 级　③C 级　④未评级小餐馆　⑤随便

三、病家处理情况

1. 患者是否住院：①是　②否

2. 是否指导消毒：①是　②否

3. 密切接触者是否接种甲肝疫苗：①是　②否　未种原因：________

密切接触者管理登记

姓名	性别	年龄	与患者的关系	接触情况*	疫苗预约接种日期	有无续发	备注

*①共同就餐②共同生活③护理④共同学习或玩耍⑤其他。

四、随访情况

1. 第一次随访(距首次访视一周后)：

1.1 时间：______年____月____日

1.2 最终诊断疾病名称：

1.3 密切接触者是否接种甲肝疫苗：①是　②否

2. 第二次随访(距首次访视 45 天后)：

2.1 时间：______年____月____日

2.2 患者是否康复(指症状、体征完全消失)：①是　②否

2.3 是否采血检测：①是　②否

2.4 采血结果：肝功能①ALT_______IU　②AST_______IU　③抗 HAV IgM 阳性

④抗 HAV IgM 阴性　⑤抗 HAV IgG 4 倍升高　⑥未做

2.5 患者出院日期：______年____月____日

2.6 患者复工、(复课)日期：______年____月____日

2.7 密切接触者中是否出现续发病例：①是　②否

调查者：____________________

调查单位：____________________

调查日期：______年____月____日

第 12 章　北京市乙型病毒性肝炎管理技术规范

乙型病毒性肝炎(简称乙肝)是由乙肝病毒(HBV)引起的乙类传染病，主要通过血液、母婴和性传播。我国于 1992 年开始在新生儿中普遍接种乙肝疫苗，2002 年将乙肝疫苗纳入儿童计划免疫范围。国家卫生健康委提出到 2005 年以省为单位，3 岁以下儿童乙肝病毒表面抗原(HBsAg)携带率≤2%。2014 年血清流行病学调查显示，全人群 HBsAg 标化阳性率已降至 2.73%，北京市人群 HBsAg 阳性率已由 1992 年的中度流行(2%～7%，标化阳性率为 6.01%)向低流行(＜2%)过渡。近年北京市人群新发乙肝发病率控制在 1/10 万以下。为进一步做好本市乙肝控制工作，依据并参照《全国病毒性肝炎防治方案》、《消毒技术规范》(2002 年版)、《关于进一步规范入学和就业体检项目维护乙肝表面抗原携带者入学和就业权利的通知》、《乙型病毒性肝炎诊断标准》(WS 299—2008)、北京市卫生局《关于开展乙型肝炎专项调查的通知》等，修订本规范。

1　监测目的

(1) 及时发现乙肝病例，采取针对性措施，预防和控制疫情。

(2) 及时收集和分析乙肝发病情况及流行态势，为制定和调整有关策略和措施提供依据。

2　病例诊断与分类

依据卫生部发布的中华人民共和国卫生行业标准《乙型病毒性肝炎诊断标准》(WS 299—2008) 诊断。

2.1　急性乙肝

(1) 近期出现无其他原因可解释的明显乏力和消化道症状，可有尿黄、眼黄和皮肤黄疸。

(2) 肝脏生化检查异常，主要是血清谷丙转氨酶(ALT)升高，可有血清胆红素升高。

(3) HBsAg 阳性。

(4) 有明确的证据表明 6 个月内曾检测血清 HBsAg 阴性。

(5)抗-HBc IgM 阳性 1∶1000 以上。

(6)肝组织学符合急性病毒性肝炎改变。

(7)恢复期血清 HBsAg 阴转，抗-HBs 阳转。

疑似急性乙肝病例，符合下列任何一项可诊断：

①同时符合 2.1(1)项和 2.1(2)项。

②同时符合 2.1(2)项和 2.1(3)项。

确诊急性乙肝病例，符合下列任何一项可诊断：

①疑似病例同时符合 2.1(4)项。

②疑似病例同时符合 2.1(5)项。

③疑似病例同时符合 2.1(6)项。

④疑似病例同时符合 2.1(7)项。

2.2　慢性乙肝

(1)急性 HBV 感染超过 6 个月仍 HBsAg 阳性或发现 HBsAg 阳性超过 6 个月。

(2)HBsAg 阳性持续时间不详，抗-HBc IgM 阴性。

(3)慢性肝病患者的体征如肝病面容、肝掌、蜘蛛痣，肝、脾肿大等。

(4)血清 ALT 反复或持续升高，可有血浆白蛋白降低和(或)球蛋白升高，胆红素升高等。

(5)肝脏病理学有慢性病毒性肝炎的特点。

(6)血清HBeAg阳性或者可检出HBV DNA，并排除其他导致ALT升高的原因。

疑似慢性乙肝病例，符合下列任何一项可诊断：

①符合 2.2(1)项和 2.2(2)项。

②符合 2.2(1)项和 2.2(3)项。

③符合 2.2(1)项和 2.2(4)项。

确诊慢性乙肝病例，符合下列任何一项可诊断：

①同时符合 2.2(1)项、2.2(4)项和 2.2(6)项。

②同时符合 2.2(1)项、2.2(5)项和 2.2(6)项。

③同时符合 2.2(2)项、2.2(4)项和 2.2(6)项。

④同时符合 2.2(2)项、2.2(5)项和 2.2(6)项。

2.3　乙肝肝硬化

(1)血清 HBsAg 阳性，或者有明确的慢性乙肝病史。

(2)血清白蛋白降低，或血清 ALT 或 AST 升高，或血清胆红素升高，伴有脾功能亢进[血小板和(或)白细胞减少]，或明确食管、胃底静脉曲张，或干性脑病或腹水。

(3) 腹部 B 型超声、CT 或 MRI 等影像学检查有肝硬化的典型表现。

(4) 肝组织学表现为弥漫性纤维化及假小叶形成。

符合下列任何一项可诊断：

①符合 2.3(1) 项和 2.3(2) 项。

②符合 2.3(1) 项和 2.3(3) 项。

③符合 2.3(1) 项和 2.3(4) 项。

2.4　乙肝病毒相关原发性肝细胞癌

(1) 血清 HBsAg 阳性，或有慢性乙肝病史。

(2) 一种影像学技术 (B 超、CT、MRI 或血管造影) 发现＞2cm 的动脉多血管性结节病灶，同时 AFP≥400μg/L，并能排除妊娠、生殖系胚胎源性肿瘤及转移性肝癌。

(3) 两种影像学技术 (B 超、CT、MRI 或血管造影) 均发现＞2cm 的动脉多血管性结节病灶。

(4) 肝脏占位性病变的组织学证实为肝细胞癌。

符合下列任何一项可诊断：

①符合 2.4(1) 项和 2.4(2) 项。

②符合 2.4(1) 项和 2.4(3) 项。

③符合 2.4(1) 项和 2.4(4) 项。

2.5　慢性 HBV 携带者

(1) 血清 HBsAg 阳性史 6 个月以上。

(2) 1 年内连续随访 3 次或以上，血清 ALT 和 AST 均在正常范围，且无慢性肝炎的体征如肝掌、蜘蛛痣，肝、脾大等。

(3) HBeAg 阳性，血清 HBV DNA 可检出。

(4) 肝组织学检查无明显炎症、坏死和纤维化。

(5) 疑似病例：符合 2.5(1) 项、2.5(2) 项和 2.5(3) 项。

(6) 确诊病例：疑似病例同时符合 2.5(4) 项。

2.6　非活动性 HBsAg 携带者

(1) 血清 HBsAg 阳性 6 个月以上。

(2) 1 年内连续随访 3 次或以上，血清 ALT 和 AST 均在正常范围。

(3) 血清 HBeAg 阴性，抗-HBe 阳性或阴性，血清 HBV DNA 检测不到。

(4) 肝脏组织学检查无明显炎症或炎症轻微。

(5) 疑似病例：符合 2.6(1) 项、2.6(2) 项和 2.6(3) 项。

(6) 确证病例：疑似病例同时符合 2.6(4) 项。

3　疫情报告

3.1　疫情性质分类

3.1.1　散发病例

散发病例是指各病例间在发病时间和地点方面无明显联系，表现为散在发生。

3.1.2　暴发疫情

以行政村、居委会、集体机构等为单位，6 个月内发生 5 例及以上有流行病学联系的急性乙肝病例为暴发疫情。

3.1.3　突发公共卫生事件

1 周内在一个区域内急性乙肝发病水平超过前 5 年平均发病水平 1 倍以上为突发公共卫生事件。

3.2　病例报告

乙肝为乙类传染病，应按照《中华人民共和国传染病防治法》规定进行报告。

(1) 医疗机构在做出乙肝诊断时，如已知该病例曾经做出诊断并被报告过，则本年度不再进行报告。

(2) 如对该病例的报告情况不清楚，或在同年内多次接诊该病例(包括复发病例)，则仅对首次就诊进行一次报告。再次就诊且诊断结果未发生变更时则不再进行报告。

(3) 发现乙肝病原携带者，可不进行网络直报，但需进行登记，以周为单位报告至属地的区疾病预防控制中心的传染病监测或管理机构。

3.3　报告时限

责任疫情报告人和报告单位发现散发病例后，应于 24 小时内进行网络直报并填写传染病报告卡。

责任疫情报告人和报告单位发现暴发疫情和突发公共卫生事件后，应在 2 小时内以最快方式(电话、传真等)向所属地区疾病预防控制中心进行报告，待核实疫情后由本级疾病预防控制中心立即向上级疾病预防控制中心和本级卫生健康主管部门报告。

4　疫情调查处理

4.1　散发疫情

急性乙肝散发病例城区 24 小时、农村 48 小时内由病例住址所属的地段医疗机构预防保健科完成流行病学调查，填写病例调查表(表 12-1)，并将流调资料录入个案数据库。对患者及其家人进行健康教育，指导日常消毒，对易感者及高危人群建议接种乙肝疫苗。发生外籍病例疫情时，可要求区疾病预防控制中心共同参与疫情处理。慢性乙型肝炎病例不做调查处理要求。

对确诊的急性乙肝病例应完成 3 次访视，首次访视进行核实诊断，指导病家消毒、隔离，进行流行病学调查。1 周后第二次访视，督促检查措施落实情况。半年后，进行第 3 次访视，观察患者转归及密切接触者有无续发病例。疾病预防控制中心应对预防保健科访视管理质量定期检查。

4.2　暴发疫情和突发公共卫生事件

接到暴发疫情和突发公共卫生事件疫情报告后，由病例住址所属的区疾病预防控制中心、相关部门立即开展流行病学调查，共同处理疫情。对已发生的全部病例进行个案调查，填写个案调查表(表 12-1)，并将流调资料录入个案数据库。通过病例调查找寻可疑传播因素，分析与发病的相关关系，多方面加以论证。在追踪可疑传染源和传播途径时，可配合病原学、血清学和卫生学检测进一步确定。

5　标本采集与检测

(1) 各级医院对本单位报告的急性乙肝和乙肝未分类病例采集血标本并分离血清 2ml 放置于血清冻存管中，–20℃保存。

(2) 医院所在地区疾病预防控制中心负责到医院收集急性乙肝和乙肝未分类病例血清标本，填写乙肝病例标本送检单(表 12-2)，于每周五送市疾病预防控制中心免疫预防所实验室。

(3) 市疾病预防控制中心接到标本后及时检测乙肝五项，并对抗-HBc IgM 抗体进行 1∶1000 稀释检测。

(4) 市疾病预防控制中心于 15 个工作日内将检测结果反馈至医院所在地区疾病预防控制中心，并由医院所在地区疾病预防控制中心将结果反馈至报告医院。报告医院在收到结果后应在 3 个工作日内完成报告卡的订正工作。报告卡应明确填写病例抗-HBc IgM 抗体 1∶1000 检测结果、ALT 检测值。

(5) 病例所在地区疾病预防控制中心应在急性乙肝病例发病后 6～8 个月内采

集病例血标本并分离血清 2ml 放置于血清冻存管中，–20℃保存，送市疾病预防控制中心免疫预防所实验室检测乙肝五项指标。

6 疫情控制措施

6.1 隔离传染源

建议患者住院隔离治疗，不能住院者可开设家庭病床隔离治疗。乙肝可不定隔离日期，如需住院治疗，也不宜以 HBsAg 阴转或肝功能完全恢复正常为出院标准，只要病情稳定，即可出院。乙肝患者的居住地及活动区域不必进行特殊消毒处理，如有被乙肝患者血液或体液污染的物品，使用前需严格消毒，防止乙肝传播。具体消毒方法参照卫生部《消毒技术规范》(2002 年版)。

6.2 切断传播途径

乙肝以血液传播为主，如输血、血制品，未经充分消毒的医疗器械引起的医源性传播(如注射器、采血针、针灸针、拔牙器、内窥镜、肾透析)和日常生活中共用剃须刀、牙刷等。乙肝母婴传播和性传播均为重要传播途径。

6.3 保护易感人群

应急接种：在疫情性质确定后，对密切接触者完成免疫接种工作。乙肝密切接触者采用乙肝疫苗预防(按照 0、1、6 个月的程序进行全程接种)，必要时可使用乙肝高效价免疫球蛋白注射。

7 经常性预防控制措施

7.1 常规免疫

按照 0、1、6 个月的程序进行全程接种。

7.2 入托、入学、入职人员乙肝患者的管理

根据人社部、教育部、卫生部《关于进一步规范入学和就业体检项目维护乙肝表面抗原携带者入学和就业权利的通知》中的要求，入托、入学、入职体检中，非特殊行业要求，取消 HBsAg 检测，只对 ALT 进行检测。对 ALT 异常人员，暂缓入托、入学、入职，待复查正常后可正常学习、工作。

7.3 献血员管理

献血员应在每次献血前进行体格检查，检测谷丙转氨酶(ALT)、HBsAg，凡

ALT异常和(或)HBsAg阳性者不得献血。为增加HBV检出的敏感性，有条件的地区可以开展HBV DNA的检测工作，但不能代替常规的ALT和HbsAg检测。

7.4　乙肝病毒携带者的管理

乙肝病毒携带者不按现症肝炎患者处理，可照常工作和学习，携带者要注意个人卫生和经期卫生，以及行业卫生，防止自身唾液、血液和其他分泌物污染周围环境，传染他人。所用食具、修面用具、牙刷、盥洗用具应与健康人分开。

7.5　高危人群

人群对乙肝普遍易感，乙肝由于暴露机会的关系，其高危人群为医务人员、静脉吸毒者、血友病、透析患者、同性恋者、多性伴者、器官移植者等。做好乙肝疫苗的接种工作，特别是配偶HBsAg阳性的新婚易感者、经常接触血液的重点科室的医务人员及乙肝患者和乙肝病毒携带者的密切接触者。

7.6　防止医源性传播

各级医疗卫生单位应加强消毒防护措施。各种医疗及预防注射(包括皮试、卡介苗接种等)应实行一人一针一管，各种医疗器械及用具应实行一人一用一消毒(如采血针、针灸针、手术器械、划痕针、探针、各种内窥镜及口腔科钻头等)。尤其应严格对带血污染物的消毒处理。对透析病房，应加强卫生管理，对确诊及疑似乙型肝炎病例进行医疗和预防注射时，要求使用一次性注射器。

7.7　阻断母婴传播

妇产科医务人员应向HBsAg阳性的育龄妇女广泛宣传防止将乙肝传染其婴儿及其他人群的注意事项。应将HBsAg列入产前常规检查项目。对HBsAg阳性孕妇，应设专床分娩，产房所有器械要严格消毒，病房应做到床边隔离。建议HBeAg阳性的母亲到设有产科的传染病专科医院进行分娩。对HBsAg阳性的孕妇所生的婴儿，应及时注射乙肝免疫球蛋白(HBIG)和乙肝疫苗，如没有接种乙肝免疫球蛋白，应及时并全程接种乙肝疫苗。HBV DNA阴性的母亲，婴儿在及时接种乙肝免疫球蛋白和(或)乙肝疫苗后，可以进行哺乳；HBV DNA阳性或HBeAg阳性的母亲应采用人工喂养方式。乳头有损伤的HBsAg阳性产妇应暂停哺乳。

8　资料管理

预防保健科负责管理病例个案调查表，及时录入和传输病例调查表数据库，每季度传至区疾病预防控制中心，区疾病预防控制中心应充分利用疫情资料撰写乙肝流行情况分析、年终总结、阶段性疫情简报及其他临时性总结，并上报市疾病预防控制中心。

9 疫情监测

人群病毒性肝炎感染率的监测：每隔 5 年将抽取部分地区，进行自然人群的感染率调查。

按《北京市乙肝疫苗免疫工作管理规程(2016 修订版)》进行乙肝疫苗基础免疫成功率监测及乙肝疫苗接种率监测，重点对 HBsAg 阳性母亲的儿童进行免疫后抗体的监测。

10 评价指标

(1) 乙肝疫苗基础免疫合格接种率≥95%。

(2) 乙肝疫苗首针及时接种率≥90%。

(3) 病例接到报告 48 小时内调查处理及时率≥80%。

(4) 急性乙肝病例个案流行病学调查率≥80%。

(5) 急性乙肝和乙肝未分类病例采血率≥95%。

(6) 传染病报告卡“附卡”信息填写完整率≥95%。

(7) 病例 ALT 检测率≥95%。

(8) 急性乙肝发病后 6～8 个月采血率≥95%。

表 12-1　乙型病毒性肝炎病例流行病学个案调查表

病例编号(报告卡编号)：□□□□□□□□□□□□□□□□□□□□□□

调查单位所在区编码：□□□□□□

调查单位类别：①医疗机构　②疾控机构□

调查单位级别：①乡(镇)级　②区级　③地市级　④省级□

第一部分　基本情况

A1 患者姓名：____________(患儿家长姓名：____________)

A2 民族：□　　①汉族　②蒙古族　③藏族　④维吾尔族　⑤壮族

⑥回族　⑦满族　⑧其他(请注明)______________

A3 文化程度：□

①小学及以下　②初中　③高中(中专)　④大专　⑤本科及以上

A4 婚姻：□

①未婚　②已婚　③离异　④同居　⑤丧偶

A5 居住地址：____________________________________

A6 居住地类型：□　　①城镇　②农村

A7 联系电话：__________________________

A8 诊断单位级别：□

①村级医生　②乡(镇)医院　③区级医院　④地市级医院　⑤省级医院

A9 实验室检测结果：

A9.1 HBsAg 阳性时间：□

①＞6 个月　②6 个月内由阴性转为阳性　③既往未检测或结果不详

A9.2 首次出现乙肝症状和体征的时间：□

①______年____月　②无症状

A9.3 本次 ALT：_____________U/L

A9.4 抗-HBc IgM 1∶1000 检测结果：□

①阳性　②阴性　③未检测

A9.5 肝穿检测结果：□

①急性病变　②慢性病变　③未检测

第二部分　既往免疫史及肝病史

B1 乙肝免疫史

B1.1 是否接种过乙肝疫苗吗？□

①否　②是　③不清楚

B1.2 如接种过乙肝疫苗，打过几针？□

①1 针　②2 针　③3 针　④超过 3 针　⑤记不清

B1.3 如接种过乙肝疫苗，请填写接种时间：(超过 3 针者请填写最后三针接种时间)

第一针：年月日　□□□□/□□/□□

第二针：年月日　□□□□/□□/□□

第三针：年月日　□□□□/□□/□□

B1.4 接种乙肝疫苗最后一针 1～2 个月后，是否检测过抗-HBs？ □

①阴性　②阳性　③不清楚

B1.5 您是否接种过乙肝高效价免疫球蛋白？ □

①未接种过　②接种过　③不清楚

B1.6 乙肝高效价免疫球蛋白接种时间？年月日　□□□□/□□/□□

B2 既往肝病史

B2.1 您是否曾经被明确诊断过以下“肝病”？(可多选)　□

①否　②甲肝　③乙肝　④丙肝　⑤戊肝　⑥肝硬化

⑦肝癌　⑧酒精性肝病　⑨其他(请注明)____________________

第三部分　急性乙肝病例危险因素暴露史(半年以内)

C1 日常密切接触者中是否有乙肝患者或表面抗原携带者？□

①无　②有　③不详

C1.1 如有，是谁？(可多选)□

①母亲　②父亲　③配偶　④性伴侣　⑤子女　⑥兄弟姐妹　⑦其他(请注明) __________

C2 是否与他人共用剃须刀？□

①否　②是　③不清楚

C3 是否与他人共用牙刷？□

①否　②是　③不清楚

C4 有无手术治疗史：□

①无　②有(具体地点)__________________　③不清楚

C5 有无拔牙、补牙、洗牙等口腔诊疗史：□

①无　②有(具体地点)__________________　③不清楚

C6 有无内窥镜(胃镜、肠镜、纤维支气管镜、腹腔镜等)医学诊疗史：□

①无　②有(具体地点)__________________　③不清楚

C7 有无输血(或血制品)史：□

①无　②有(具体地点)__________________　③不清楚

C8 有无有偿献血史：□

①无　②有(具体地点)__________________　③不清楚

C9 有无针灸治疗：□

①无　②有(具体地点)__________________　③不清楚

C10 有无与他人共用注射器史：□

①无　②有　③不清楚

C11 您曾去美容院做过创伤性治疗(文眉、眼线、唇线、文身、打耳洞等)吗？口

①无　②有(具体地点)__________________　③不清楚

C12 您经常去理发店修面或刮胡须吗？口

①不　②1 次/周　③2 次/周　④3 次/周　⑤3 次以上/周

C13 您经常去洗浴场所或足浴店修脚吗？口

①从不　②1 次/月　③2 次/月　④3 次/月　⑤3 次以上/月

调查单位：____________________________　调查者：__________________________

调查时间：__________年______月_____日　审核者：__________________________

表 12-2　乙肝病例标本送检单

报告卡编号	患者姓名	患儿家长姓名	性别	患者联系电话	出生日期	发病日期	诊断日期	病例分类(急/慢性)	报告医院	患者所属区	采样日期

送检单位：__________疾病预防控制中心　送检日期：________年_____月____日

第 13 章　北京市疫苗使用与管理规范

本规范依据《中华人民共和国疫苗管理法》、《预防接种工作规范(2016 年版)》、《疫苗储存和运输管理规范》、《中华人民共和国药品管理法》及北京市疫苗管理和预防接种有关规定与技术规范制定。

1　疫苗分类

根据《中华人民共和国疫苗管理法》，疫苗分为免疫规划疫苗和非免疫规划疫苗。

免疫规划疫苗，是指居民应当按照政府的规定接种的疫苗，包括国家免疫规划确定的疫苗，省、自治区、直辖市人民政府在执行国家免疫规划时增加的疫苗，以及县级以上人民政府或者其卫生健康主管部门组织的应急接种或者群体性预防接种所使用的疫苗。

非免疫规划疫苗，是指由居民自愿接种的其他疫苗。

2　疫苗使用计划的制订

北京市疾病预防控制中心根据《北京市免疫规划疫苗免疫程序》和北京市预防、控制传染病的发生、流行的需要，制订北京市疫苗的使用计划，并做好疫苗的分发组织工作。

2.1　制订疫苗使用计划的依据

(1)《北京市免疫规划疫苗免疫程序》。

(2)北京市免疫规划疫苗针对传染病发病水平、人群免疫状况和开展强化免疫、查漏补种、应急接种等特殊免疫活动的计划。

(3)总人口数、出生率、各年龄组人数。

(4)疫苗运输、储存形式与能力。

(5)上年年底疫苗库存量。

(6)疫苗损耗系数：由市疾病预防控制机构根据接种服务形式、接种周期、疫苗包装类型、规格等确定。

疫苗损耗系数=疫苗使用数÷(基础免疫每剂次疫苗接种剂量×基础免疫人次数+加强免疫每剂次疫苗接种剂量×加强免疫人数)。

2.2 制订疫苗使用计划的内容和方法

2.2.1 计划内容

计划内容包括疫苗品种、规格、数量、供应渠道和供应方式等。

2.2.2 疫苗使用量按下述公式计算

(1)疫苗年使用量=(基础免疫使用量+加强免疫使用量+特殊免疫使用量)–上年年底库存量

(2)基础免疫疫苗年使用量=(出生儿童数+流动儿童数+漏种儿童数)×每剂次剂量×免疫次数×损耗系数

(3)加强免疫疫苗年使用量=加强年龄组人口数之和×每剂次剂量×免疫次数×损耗系数

(4)特殊免疫使用量=特殊免疫人口数×每剂次剂量×免疫次数×损耗系数

制订疫苗使用计划时，除按上述公式计算外，还要适当增加一定数量的机动疫苗和突发疫情应急接种的疫苗。

2.3 制订疫苗使用计划的程序

接种单位应于每年 3 月 15 日前，根据预防接种工作的需要，制定下一年疫苗需求计划(表 13-1、表 13-2)，并上报所属区疾病预防控制中心；区疾病预防控制中心汇总、审核后，于每年 4 月 1 日前将本区下一年度疫苗需求计划上报市疾病预防控制中心；市疾病预防控制中心汇总、审核后，结合下一年预计开展工作情况，制定全市疫苗需求计划。

3 疫苗管理

市疾病预防控制中心负责制定北京市免疫规划疫苗和非免疫规划疫苗的推荐使用目录，由北京市卫生计生委进行确认并组织实施招标采购。市疾病预防控制中心负责采购合同的签订和执行。

各级疾病预防控制中心及接种单位均必须按照相关法律法规和政府有关文件的规定，建立健全疫苗管理制度，有专人负责做好疫苗的请领、分发、储存和调配工作。

3.1 疫苗的下发

(1)疫苗请领的需求信息逐级汇总报送，即预防接种单位→区疾病预防控制中心→市疾病预防控制中心。

(2) 市疾病预防控制中心委托具有药品冷链物流资质的物流公司，按照区疾病预防控制中心上报的配送计划将疫苗分发到全市各预防接种单位，即市疾病预防控制中心→区疾病预防控制中心→预防接种单位。

(3) 预防接种单位不得向其他单位或者个人分发疫苗。

3.2　疫苗的接收

(1) 各级疾病预防控制中心在接收疫苗时，应当进行查验、审核以下文件，并索取加盖供货单位印章的文件复印件。

a. 疫苗生产企业的“药品生产许可证”和“GMP 证书”。

b. 进口疫苗经营企业提供食品药品监督管理机构的备案登记、进口疫苗生产企业与经营企业签署的授权委托书。

c.“药品注册批件”或“进口药品注册证”。

d.“进口药品通关单”。

e. 由药品检验机构依法签发的生物制品批签发合格证。

f. 疫苗运输温度记录单。

物流配送单位的疫苗交接单应用 A4 标准纸，以便接种单位装订存档。运输温度记录单应采用打印方式。以上文件保存至超过疫苗有效期 5 年备查。

(2) 各级疾病预防控制中心和接种单位应当查验疫苗的冷运条件。在规定的冷运要求下运输的疫苗，方可接收。

(3) 各级疾病预防控制中心、接种单位在接收疫苗时，应对疫苗品种、剂型、批准文号、数量、规格、批号、有效期、温度记录、供货单位及生产厂商资质、质量状况等内容进行核对，做好记录。保存至超过疫苗有效期 5 年备查。

3.3　疫苗的储存与运输

(1) 各级疾病预防控制中心根据全市的免疫策略、年度工作计划、接种服务形式、冷链储存条件及应急接种需要等情况确定疫苗储存数量。原则上免疫规划疫苗储存量为：市级 6 个月，区级 2 个月，接种单位不得超过 1 个月，接种单位派出机构不得存储疫苗。非免疫规划疫苗则应根据各级单位常年使用情况确定常备库存量。

(2) 疫苗应按品种、批号分类码放。

(3) 疫苗的储存和运输温度要求按照药典和疫苗使用说明书的规定执行。运输疫苗时应使用冷藏车，并在 2～8℃条件下运输。在没有冷藏车的情况下，可使用冷藏箱运输疫苗。运输过程中有动态温度记录。

3.4 疫苗分发领取的注意事项

(1) 领取或分发疫苗时要遵循“先产先出、先进先出、近效期先出”的原则，有计划地分发。

(2) 疾病预防控制中心和接种单位，应当建立真实、完整的购进、分发、供应疫苗记录(表 13-3)。记录应当保存至超过疫苗有效期 5 年备查。

(3) 疾病预防控制中心下发疫苗的同时，应主动提供加盖本单位印章的疫苗批签发或批检验证明文件复印件，进口疫苗还应当提供加盖本单位印章的“进口药品通关单”复印件。

(4) 疾病预防控制机构和接种单位要经常核对疫苗进出库情况，日清月结，做到账、苗相符。

(5) 使用量统计月(年)报表(表 13-4、表 13-5)与接种率月报同时逐级上报、汇总、统计。

3.5 疫苗的销毁

3.5.1 销毁范围

销毁范围包括已过有效期、包装无法识别、不符合储存温度要求及其他原因不能继续使用的疫苗。

3.5.2 待销毁疫苗的存放

应设置独立的区域存放待销毁疫苗，并放置待销毁警告标识。

3.5.3 销毁流程

(1) 按照《医疗废物分类目录》，待销毁的疫苗属于药物性废物。根据《医疗卫生机构医疗废物管理办法》的规定，医疗卫生机构应当将医疗废物交由取得县级以上人民政府环境保护行政主管部门许可的医疗废物集中处置单位处置。

(2) 预防接种单位和区疾病预防控制中心的待销毁疫苗必须统一回收至区疾病预防控制中心，在同级食品药品监督管理部门和卫生计生部门监督下销毁。

3.5.4 信息报送

(1) 预防接种单位通过“北京市疾控系统疫苗采购进销存管理信息系统”，将待销毁疫苗的信息上报所在区疾病预防控制中心，并填写“北京市疫苗销毁工作记录表”(表 13-6)。

(2) 区疾病预防控制中心通过“北京市疾控系统疫苗采购进销存管理信息系统”，汇总预防接种单位上报的信息、填写本级待销毁疫苗的信息，上报市疾病预防控制中心，并填写“北京市疫苗销毁工作记录表”（表 13-6）。

(3) 市疾病预防控制中心通过“北京市疾控系统疫苗采购进销存管理信息系统”，汇总各区疾病预防控制中心上报的信息、填写本级待销毁疫苗的信息，并填写“北京市疫苗销毁工作记录表”（表 13-6）。

(4) 各级单位填写的“北京市疫苗销毁工作记录表”保留至超过疫苗有效期 5 年备查。

表 13-1 北京市免疫规划疫苗______年度需求计划表(通用)

填报单位：______________(盖章)　填表人：_________　负责人：_________　填报日期：______年____月____日

生物制品名称	剂量单位	基础免疫应种人数	加强免疫应种人数											损耗系数	共需疫苗数	订货量
			18～24月龄	2 岁	3 岁	4 岁	6 岁	小四	初一	初三	大一进京新生	其他	合计			
卡介苗	支															
甲肝	支															
乙肝	支															
脊灰	支															
脊灰	瓶															
无细胞百白破	支															
白破	支															
麻疹	支															
麻风二联	支															
麻风腮	支															
流脑 A	支															
流脑 A+C	支															
乙脑	支															

续表

生物制品名称	剂量单位	基础免疫应种人数	加强免疫应种人数											损耗系数	共需疫苗数	订货量
			18～24月龄	2 岁	3 岁	4 岁	6 岁	小四	初一	初三	大一进京新生	其他	合计			
水痘	支															
出血热	支															
流感疫苗	支															
23 价肺炎疫苗	支															

填表说明：1. “其他”是指其他特殊人群的应种人数。

2. 共需用疫苗数=(基础免疫人数+加强免疫人数)×剂量单位×疫苗损耗系数。

3. 疫苗损耗系数应根据本辖区具体情况，并参照全市系数范围定出。

4. 订货量根据共需疫苗数减去上年估计疫苗库存数定出。

表 13-2　北京市非免疫规划疫苗______年度购买计划表(通用)

填报单位：________________________(盖章)

填表人：__________　负责人：__________　填报日期：_________年_____月_____日

疫苗名称	企业名称	剂量单位	需用疫苗数	库存疫苗量
HIB		支		
水痘		支		
轮状病毒		瓶		
五联疫苗		支		
成人甲肝		支		
乙肝		支		
甲乙肝联合		支		
戊肝		支		
麻腮风		支		
流感(儿)		支		
流感(成)		支		
13 价肺炎		支		
23 价肺炎		支		
狂犬疫苗		支		
狂犬球蛋白		支		
乙脑灭活		支		
森林脑炎		支		
霍乱疫苗		支		
AC 结合流脑		支		
ACYW135		支		
AC 流脑+Hib		支		
EV71		支		
DaTP+Hib		支		
HPV2		支		
HPV4		支		
HPV9		支		
出血热		支		

表 13-3　北京市疫苗领发登记表(通用)

疫苗名称＿＿＿＿＿＿　生产厂家＿＿＿＿＿＿　剂型：液体□　冻干□

疫苗规格＿＿＿＿＿＿　疫苗批号＿＿＿＿＿＿　疫苗失效期＿＿＿年＿＿月＿＿日

批准文号＿＿＿＿＿＿　进货价格＿＿＿＿元/支

批签发合格证明编号＿＿＿＿＿＿＿＿　进口疫苗通关单编号＿＿＿＿＿＿＿

填报单位＿＿＿＿＿＿＿＿＿＿(盖章)　填表人＿＿＿＿＿＿负责人＿＿＿＿＿＿

领发日期	出入库类型	疫苗数量	库存数量	(来源/去向)单位	对方经手人	本方经手人

填表说明：1. 出入库类型是指：①进苗；②下级退回；③发苗；④报废；⑤退回上级等疫苗出入库操作，需填写明确，其中①、②为入库；③～⑤为出库。

2. 当出入库类型为入库时，单位是指疫苗来源单位；当出入库类型为出库时，单位是指疫苗去向单位。

3. 每种疫苗的同一批号填写一张表。

表 13-4　北京市______年____月免疫规划疫苗使用量统计月(年)报表(通用)

填报单位：__________________(盖章)　填报人：__________　负责人：__________　填报日期：______年____月____日

疫苗名称	剂量单位	上月(年)底接种单位库存数 (1)	上月(年)底区CDC库存数 (2)	本月(年)入库数 (3)	本月(年)出库数 (4)	本月(年)退入库数 (5)	本月(年)退出库数 (6)	本月(年)基础免疫接种人(次)数 (7)	本月(年)加强免疫接种人(次)数 (8)	本月(年)应急接种人(次)数 (9)	本月(年)实际使用疫苗数 (10)	本月(年)疫苗损耗数 (11)	疫苗损耗率(%) (12)	本月(年)过期疫苗数 (13)	本月(年)底接种单位库存数 (14)	本月(年)底区CDC库存数 (15)	总计库存 (16)
卡介苗	支																
甲肝	支																
乙肝	支																
脊灰	支																
脊灰	瓶																
无细胞百白破	支																
白破	支																
麻疹	支																
麻风二联	支																
麻腮风	支																
流脑 A	支																
流脑 A+C	支																

续表

疫苗名称	剂量单位	上月(年)底接种单位库存数	上月(年)底区 CDC 库存数	本月(年)入库数	本月(年)出库数	本月(年)退入库数	本月(年)退出库数	本月(年)基础免疫接种人(次)数	本月(年)加强免疫接种人(次)数	本月(年)应急接种人(次)数	本月(年)实际使用疫苗数	本月(年)疫苗损耗数	疫苗损耗率(%)	本月(年)过期疫苗数	本月(年)底接种单位库存数	本月(年)底区 CDC 库存数	总计库存
		(1)	(2)	(3)	(4)	(5)	(6)	(7)	(8)	(9)	(10)	(11)	(12)	(13)	(14)	(15)	(16)
乙脑	支																
水痘	支																
出血热	支																

填表说明：1. 本表根据疫苗领发登记和接种情况统计。

2. 表中数据的逻辑关系如下：(10) = [(7) + (8)+(9)]× 剂量单位；(12) = (11) ÷ (10) × 100%

(16) = (1) + (2) +(3)+(5)−(4)−(6)−(10)−(11)−(13)=(14)+(15)。

表 13-5　北京市______年____月非免疫规划疫苗使用量统计月（年）报表（通用）

填报单位：__________________（盖章）　填报人：__________　负责人：__________　填报日期：______年____月____日

疫苗名称	企业简称	剂量单位	上月（年）底接种单位库存数 (1)	上月（年）底区 CDC 库存数 (2)	本月（年）入库数 (3)	本月（年）出库数 (4)	本月（年）退入库数 (5)	本月（年）退出库数 (6)	本月（年）实际使用疫苗 (7)	本月（年）报告接种人数 (8)	本月（年）已处理过期或破损数 (9)	本月（年）底接种单位库存数 (10)	本月（年）底区 CDC 库存数 (11)	总计库存 (12)
HIB		支												
水痘		支												
轮状病毒		瓶												
五联疫苗		支												
成人甲肝		支												
乙肝		支												
甲乙肝联合		支												
戊肝		支												
麻腮风		支												
流感（儿）		支												
流感（成）		支												
13 价肺炎		支												
23 价肺炎		支												
狂犬疫苗		支												

续表

疫苗名称	企业简称	剂量单位	上月(年)底接种单位库存数 (1)	上月(年)底区CDC库存数 (2)	本月(年)入库数 (3)	本月(年)出库数 (4)	本月(年)退入库数 (5)	本月(年)退出库数 (6)	本月(年)实际使用疫苗 (7)	本月(年)报告接种人数 (8)	本月(年)已处理过期或破损数 (9)	本月(年)底接种单位库存数 (10)	本月(年)底区CDC库存数 (11)	总计库存 (12)
狂犬球蛋白		支												
乙脑灭活		支												
森林脑炎		支												
霍乱疫苗		支												
AC结合流脑		支												
ACYW135		支												
AC流脑+Hib		支												
EV71		支												
DaTP+Hib		支												
HPV2		支												
HPV4		支												
HPV9		支												
出血热		支												

填表说明：1. 本表根据疫苗领发登记和接种情况统计。

2. 表中数据的逻辑关系如下：(12)=(1)+(2)+(3)+(5)−(4)−(6)−(7)−(9)=(10)+(11)；(7)=(8)×剂量单位。

表 13-6　北京市疫苗销毁工作记录表（通用）

填报单位：____________________（盖章）　填报人：__________　负责人：__________

填报日期：____年____月____日

疫苗名称	生产企业	批号	有效期	数量	免疫规划/非免疫规划	销毁原因
报送单位： 签字盖章： 日　期：　年　月　日			接收单位： 签字盖章： 日　期：　年　月　日			

注：“数量”以最小包装单位计算数量。“销毁原因”：①超过有效期，②破损，③超温，④其他，并填写具体原因。

第 14 章 北京市疫苗储存和运输管理规范

为进一步规范疫苗储存、运输，加强疫苗质量管理，保障预防接种的安全性和有效性，根据国家《疫苗流通和预防接种管理条例》(2016 年版)、《预防接种工作规范(2016 年版)》、《疫苗储存和运输管理规范(2017 年版)》等法律、法规、规范性文件，结合本市疫苗储存和运输的实际情况，特制订本规范。

1 疫苗冷链系统定义

(1)冷链是指为保障疫苗质量，疫苗从生产企业到接种单位，均在规定的温度条件下储存、运输和使用的全过程。

(2)冷链设施设备包括冷藏车、疫苗运输车、冷库、冰箱、冷藏箱、冷藏包、冰排、冷链温度监测设备和安置设备的房屋等。

(3)冷链系统是在冷链设施设备的基础上加入管理因素(即人员、管理措施和保障)的工作体系。

2 疫苗储存、运输的设施设备

2.1 各级冷链设备配备的基本要求

市、区疾病预防控制中心、预防接种单位、疫苗生产企业、疫苗仓储配送企业应当装备保障疫苗质量的冷链设施设备。

(1)市疾病预防控制中心根据疫苗储存的需要配备冷库(普通冷库、低温冷库)及温度监测设备。冷库的容积应与使用需求相适应。

(2)区疾病预防控制中心应当配备冷库(普通冷库、低温冷库)或冰箱(医用药品冷藏柜、普通冰箱、低温冰箱等)。冷库或冰箱的容积应与使用需求相适应。

(3)预防接种单位应当配备冰箱(医用药品冷藏柜、普通冰箱、低温冰箱等)、冷藏箱或冷藏包、冰排和温度监测设备。疫苗储存冰箱总容积至少达到一个月免疫规划疫苗储存量的 2 倍。

(4)疫苗储存与配送企业。根据委托服务的要求，配备能够储存全市疫苗所需的冷库(普通冷库、低温冷库)及温度监测设备，同时配备能够满足日常配送所需要的专业冷藏运输车辆和运输设备。

2.2　冷链设备补充与更新

各级疾病预防控制中心应定期评估辖区和本单位冷链设施设备状况，结合冷链设备使用年限(表 14-1)、预防接种工作需要和国家免疫规划的发展等情况，制订 5～10 年的补充、更新计划，并上报同级卫生行政部门或上级疾控机构，由卫生行政部门会同市财政局有计划地对各级冷链设备进行补充与更新。

2.3　冷链系统管理的基本要求

(1) 冷链设备应按计划购置和下发，建立健全领发手续(包括设备档案表、设备维修记录、设备说明书、合格证或检验单、到货通知单及验收报告书等)，做到专物专用，不得存放其他物品。

(2) 冷链设备要有专门房屋安置，正确使用，定期保养，保证设备的良好状态。

(3) 建立健全冷链管理制度。区疾病预防控制中心、接种单位应有专人对冷链设备进行管理与维护。凡由市级下拨到各区疾病预防控制中心及接种单位的冷链设备及免疫规划专用器材按市财政部门相关规定管理。

(4) 建立健全冷链设备档案，填写“冷链设备档案表”(表 14-2)，并通过中国免疫规划信息管理系统进行网络报告。对新装备或状态发生变化的冷链设备，要求在变更后 15 日内通过中国免疫规划信息管理系统更新报告。每年 1 月底前，市、区疾病预防控制中心、接种单位通过中国免疫规划信息管理系统，更新本级冷链设备信息，并填写“北京市冷链设备现况年报表”(表 14-3)备案。区疾病预防控制中心负责审核辖区接种单位当年冷链设备状况。

(5) 冷链设施、设备应定期检查、维护和更新，确保符合规定要求。冷链设备出现故障要及时维修。

(6) 冷链设备的报废，严格按照国有资产管理规定执行。

3　冷链设备验收与安装的基本要求

(1) 设备到货后及时组织技术人员按规定的程序及设备使用说明进行验收。

(2) 设备应安装或存放在干燥通风的专用房间内，避免阳光直射。每台设备安装专用接地插座(三相电源)，不可与其他设备或电器共用插座。

(3) 冷藏车和冷库的安装与调试必须由专业人员承担。

4　常用冷链设备使用与维护

4.1　冷藏车

(1)冷藏车是运输疫苗的专用车辆，应办理特种车辆证。

(2)冷藏车应保持机械和制冷系统的良好状态。每次运输时，根据疫苗储存的温度要求调整冷藏车厢内温度，能自动调控、显示和记录温度状况。

(3)疫苗装车时应注意保留冷气循环通道。每次运输时随车携带外接电源线，如运输途中停车时间较长应接好外接电源，确保车内制冷系统正常运行。

4.2　冷库

(1)冷库的选址、设计、建造、改造和维护必须符合疫苗储存的要求。

(2)冷库的制冷机组应双路供电或配有备用发电机组，安装电压、电流指示仪表，并配有备用制冷机组。

(3)冷库应配有自动监测、调控、显示、记录温度状况及报警的设备。

(4)冷库内疫苗按品种、批号分类码放，码放时应留有一定距离。疫苗与库壁、库顶的间距不得小于 30cm，与库房内控温设备的间距不得小于 30cm，与地面的间距不得小于 10cm。避免将疫苗放在制冷机组的直接进风处，以免冻结。

4.3　冰箱

(1)冰箱应在干燥通风的房间内，摆放平整，避免震动。1 个房间安装 3 台以上冰箱时，应安装空调或排气风扇。

(2)冰箱的上部和散热面要分别留有≥30cm、10cm 的空间。

(3)经常保持冰箱的清洁。可用软布、洗涤剂擦洗内外壁及附件，清洁后用干布擦干。不可用酸、强碱、化学稀释剂、汽油或挥发油擦洗冰箱任何部分。

(4)冰箱蒸发器结霜厚度≥4mm 时要及时除霜，除霜时不得使用锐器。

(5)冰箱长期停止使用时，应将冰箱内外擦干净，每周开机 2 小时。

(6)定期对冰箱进行全面保养。切断电源，检查冰箱铰链、门封条、螺丝是否松动变形，清除冰箱内外暴露部分的灰尘和污物。发现冰箱出现异常或故障应由专业技术人员进行检查和修理。

(7)冰箱内储存的疫苗要摆放整齐，疫苗与箱壁、疫苗与疫苗之间应留有 1～2cm 的空隙，并按品名和失效期分类摆放。

(8)冰箱门因经常开启，温度变化较大，门内搁架不宜放置疫苗。

(9)每天记录冰箱内的温度及其运转情况。每台冰箱应配有温度监测记录表，每天记录冰箱内的温度及其运转情况。停机时要记录原因和持续时间。

4.4 冷藏箱和冷藏包

(1) 储存和运输疫苗时，冷藏箱或冷藏包内应按照要求放置冻制好的冰排。疫苗瓶不能直接与冰排接触，防止冻结。

(2) 储存和运输疫苗时，应在冷藏箱或冷藏包的底层垫上纱布或纸，以便吸水并预防疫苗破损。

(3) 每次使用冷藏箱或冷藏包后，应清洗擦干后保存。

4.5 冰排

(1) 冻制冰排程序：冰排内注入清洁水，注水量为冰排容积的 90%。注水后冰排直立放置在低温冰箱或普通冰箱的冷冻室，冻制时间应不少于 24 小时。

(2) 在冻制冰排时，冰排与低温冰箱箱壁之间应留有 3～5cm 的间隙。

(3) 每次冷链运转结束后，应将冰排的水倒出，清洗干净、晾干后与冷藏箱或冷藏包分开存放。

(4) 预充式冰排按照说明书要求使用。

5 冷链储存、运输的温度监测

市、区疾病预防控制中心、预防接种单位和物流配送企业应当遵守本规范，在疫苗储存、运输的全过程中按要求定时监测、记录温度，保证疫苗质量。

5.1 疫苗储存温度监测

(1) 采用自动温度监测系统，对储存疫苗的冷库、冰箱进行连续、动态的温度监测，温度测量精度要求在±0.5℃范围内，至少间隔 30 分钟记录一次温度数据。自动温度仪测温时间间隔及记录保存要求另行制定。冷链管理人员每天上午和下午各进行一次人工温度记录（间隔不少于 6 小时），填写冷链设备温度记录表(表 14-4)。发现异常温度记录要及时评估，根据评估结果采取相应措施。

(2) 采用温度计对冰箱(包括医用药品冷藏柜、普通冰箱、低温冰箱)进行温度监测，温度测量精度要求在±1℃范围内。温度计应分别放置在普通冰箱冷藏室及冷冻室的中间位置、冰衬冰箱的底部及接近顶盖处或低温冰箱的中间位置。每次应当测量冰箱内存放疫苗的各室温度，冰箱冷藏室温度应当控制在 2～8℃，冷冻室温度应当控制在≤–20℃。

(3) 冷链设备温度超出疫苗储存要求时，应及时将可以使用的疫苗转移到其他设备中，不能使用的疫苗按照有关规定进行处置。当冷链设备状况异常时，应及时报告、维修、更换，并做好设备维修记录。

(4) 所有温度测量、记录设备均应通过计量检定部门的检定校准并定期复检。

5.2 疫苗运输温度监测

(1) 疾病预防控制中心和接种单位在接收疫苗时，要查看疫苗运输过程的温度记录并存档备查，并填写“疫苗运输温度记录表”(表 14-5)。运输温度记录可以为纸质或可识读的电子格式，温度记录要求保存至超过疫苗有效期 2 年备查。

(2) 记录内容包括疫苗运输工具、疫苗冷藏方式、疫苗名称、生产企业、规格、数量、批号、有效期、用途、启运和到达时间、启运和到达时的疫苗储存温度和环境温度、启运至达到行驶里程、送/收疫苗单位、送/收疫苗人签字。

(3) 运输时间超过 6 小时，须记录途中温度。途中温度记录时间间隔不超过 6 小时。

5.3 监控与评价

(1) 区疾病预防控制中心应将冷链管理纳入免疫规划常规督导、考核内容，定期对所辖区内预防接种单位的冷链设备运行情况进行督导、考核。

(2) 考核内容包括：冷链管理制度是否健全，设备使用是否正常；查阅冷链使用记录、维护保养记录，对辖区储存、运输和使用环节中冷链设备的性能和运行状况进行监控及评价。

(3) 评价指标包括设备完好率、使用率、故障设备修复率等，并根据冷链系统的工作状态分析和提出改进措施报告。

6 疫苗仓储配送企业管理

6.1 对疫苗仓储配送企业的基本要求

北京市将疫苗仓储和运输工作委托至第三方物流配送企业(以下称配送企业)。受委托配送企业应具备的基本资质和条件应满足北京市相关采购办法，参考条件如下。

(1) 在北京注册的企业，且提供的冷库必须在北京。

(2) 具有食品药品监督管理部门颁发的《开展第三方药品物流业务确认件》。

(3) 符合《药品经营质量管理规范》要求，具有与所经营药品相适应的质量管理机构、药品质量规章制度、药学技术人员、营业场所、设备、仓储设施、卫生环境。

(4) 应遵循国家及有关药品管理的法律法规及消防、安全、环保、卫生等方面的法律、法规及强制标准的规定。

(5) 应符合《疫苗流通和预防接种管理条例》(2016 年版)、《疫苗储存和运输管理规范》和本规范的规定。

(6)定期或不定期接受食品药品监督管理部门、卫生健康委和委托方的监督检查。

6.2 对配送企业疫苗入库验收的要求

(1)在符合疫苗存放要求的场所和规定时限内，依据合同规定的清单，对疫苗进行逐批验收，完成入库疫苗基本信息的采集。

(2)接收疫苗时，应对供货方运输方式、运输设施、温度状况、运输时间等质量控制状况进行重点检查并记录，对不符合温度要求运输的应拒收。

6.3 对配送企业疫苗储存管理的要求

(1)疫苗应根据疫苗包装上标示的储存温度，按冷藏 2～8℃或冷冻≤–20℃的要求储存。

(2)疫苗储存实行分区、分类、按批号管理。疫苗与其他药品和物品应分开存放。

(3)储存疫苗应避免阳光直射，采取避光、遮光、通风、防潮、防虫、防鼠措施。

(4)对库存疫苗，每期配送完成后进行盘点，做到账、苗相符。

(5)对疫苗入库、储存和运输过程进行记录和存档，至少保存至疫苗过期后 2 年备查。

6.4 对配送企业疫苗仓库温度控制的要求

(1)疫苗应按规定的温度条件储存，储存疫苗的仓库应配备温湿度自动调控、监测、记录、报警的设施设备。自动监测、记录和报警系统可配备不间断电源(UPS)，保证记录的连续性及报警的及时性。

(2)对库房温度实行 24 小时连续、自动监测、数据采集和实时记录。

(3)温度监测和调控设备应定期进行校准或精度校验，并记录。

(4)温度监测记录、调控记录及设备校准记录保存应 2 年备查。

6.5 对配送企业疫苗出库配送的要求

(1)必须采用冷藏车运输疫苗，冷藏车应具有自动温度监控记录功能，采用远程监控技术实施实时全程温度监测、信息跟踪及数据上传。运输过程中的温度记录应具备现场打印能力，并提供给疫苗收货人进行查验。

(2)车辆到达配送地点后，应与疫苗收货人取得联系后再卸车，当场点清疫苗种类、数量，由疫苗收货人签收。如发生破损、货差等质量纠纷，要当场与疫苗收货人分清责任，并在运输单上注明。

(3)对疫苗收货人签字的疫苗运输单逐项检查核对完毕后，按日期、车辆进行分类归档，每月整理后提供给委托方。

7　疫苗储存、运输中温度异常的管理

(1)疫苗应当在批准的温度范围(控制温度)内储存、运输。疫苗生产企业应当评估疫苗储存、运输过程中出入库、装卸等常规操作产生的温度偏差对疫苗质量的影响及可接收的条件。符合接收条件的，疫苗配送企业、疾病预防控制中心、接种单位应当接收疫苗。如不符合接收条件的，疫苗配送企业、疾病预防控制中心、接种单位有权拒绝接收疫苗。

(2)疫苗生产企业应当按照超温验证指导原则和疫苗稳定性研究指导原则，制定疫苗短暂超温储存运输验证评估方案，根据验证结果规定疫苗储存、运输可接受的短暂超温的最高温度、累计最长时间和最多次数。疫苗生产企业应当向社会公开其生产的疫苗可接受的短暂超温范围和条件，并向疾病预防控制中心、接种门诊、疫苗储存和配送企业提供证明材料。除疫苗说明书规定外，液体型的疫苗在发生冻结时不适用短暂超温验证方案。

(3)日常工作中，疫苗使用、储存及运输中如遇到以下疫苗短期脱离冷链的情况，疫苗可视为有效。

a. 接种过程中，工作人员拿取疫苗到放入临时存放的冷藏箱或冷藏包时间短于 30 分钟。

b. 接种单位把配送的疫苗进行入库时间短于 2 小时。

c. 冰箱正常开关门、维修保养导致温度短时间(2 小时内)超过 8℃；冰箱故障，温度低于 2℃，在 0℃以上且未冻结的。

d. 疫苗储存冰箱发生突然断电，在未开启冰箱门的情况下，夏季 2 小时、冬季 4 小时不影响疫苗使用。

e. 如果疫苗贴有 VVM 标签，在标签变色前(可使用范围内)都可以正常使用。

(4)疫苗储存、运输中温度异常的管理。在特殊情况下，如停电、储存运输设备发生故障，造成温度异常的，须填写“疫苗储存和运输温度异常情况记录表”(表 14-6)。疫苗生产企业应当及时启动重大偏差或次要偏差处理流程，评估其对产品质量的潜在影响，并将评估报告提交给相应单位。经评估对产品质量没有影响的，可继续使用。经评估对产品质量产生不良影响的，应当在当地卫生计生行政部门和食品药品监督管理部门的监督下销毁。

表 14-1　冷链设备维护周期和使用年限参考标准

设备名称	建议维护周期	建议使用年限	参考依据
冷藏车	500～700 小时进行一次维护和保养	10～15 年/40～60 万 km	机动车强制报废标准规定
疫苗运输车	一般 5000km 维护一次	15 年	机动车强制报废标准规定
低温冷库	每年至少全面维护一次	8～10 年	中华人民共和国机械行业标准 JB/T9061-1999/冷库管理规范
普通冷库	每年至少全面维护一次	8～10 年	中华人民共和国机械行业标准 JB/T9061-1999/冷库管理规范
低温冰箱	根据需要定期除霜	8～10 年	中华人民共和国医用低温保存箱国家标准 GBT20154
普通冰箱		8～10 年	中华人民共和国医疗器械行业标准 YY0086-2007
冷藏箱(包)	每次使用后进行清洁和擦拭	在保证封闭和保温状态正常的情况下可长期使用	WHO/EPI/LHIS/9707（E4/PROC/1）

表 14-2　冷链设备档案表

设备名称：①冷藏车　②疫苗运输车　③普通冷库　④低温冷库　⑤普通冰箱
⑥冰衬冰箱　⑦低温冰箱　⑧冷藏箱　⑨备用冷库制冷机组　⑩发电机
⑪冷藏包　⑫冰排

设备编码：________________

设备来源：①中央财政　②省财政　③市财政　④县财政　⑤国际项目　⑥自购
⑦其他来源 ________

生产企业：________________　设备型号：________________

出厂编号：________________　总 容 积：________________升

到货日期：______年____月____日　启用日期：______年____月____日

收货人签名：________________　保管人签名：________________

当前状态：①正常　②待修　③报废　④备用　当前使用单位：________________

维修记录：

损坏日期	故障原因	是否修复	修复日期

报废记录：

报废日期	报废原因	报废批准单位(盖章)

填写说明：①每个冷链设备填写一张档案表，设备的当前运转状态应根据变化情况更新；②冷链设备编码规则：单位国标编码 10 位+设备名称编码 2 位+顺序码 4 位；③容积单位换算为升；④冷藏包和冰排在“冷链设备运转状况报表”中每年汇总报告一次可用数量。

表 14-3　北京市冷链设备现况年报表

报表年份：______年　报告单位(盖章)：______________　报告日期：______年____月____日　填报人：__________

设备档案编号	设备名称	设备牌、型号	生产厂家	使用单位	到货日期	设备开始运转时间	设备性能		使用年限	设备运转状况	报废日期	设备保管人	建档人
							常规温度(℃)	容积(L)					

填表说明：1. 设备编号：前 10 位数为单位国标编码；第 7、第 8 位数为设备名称编码；后 4 位数为设备编号，从 0001 开始。

2. 普通冰箱常规温度为 2～8℃，低温冰柜常规温度为-20～-15℃，普通冷库常规温度为 2～8℃。

3. “年限”指设备从开始运转到现在的时间。

表 14-4　______年____月冷链设备温度记录表

冷链设备名称：________________　备编码：________________　用单位：________________

记录日期		记录时间	温度(℃)		记录人	记录日期		记录时间	温度(℃)		记录人
			冷藏	冷冻					冷藏	冷冻	
1	上午					17	上午				
	下午						下午				
2	上午					18	上午				
	下午						下午				
3	上午					19	上午				
	下午						下午				
4	上午					20	上午				
	下午						下午				
5	上午					21	上午				
	下午						下午				
6	上午					22	上午				
	下午						下午				
7	上午					23	上午				
	下午						下午				
8	上午					24	上午				
	下午						下午				
9	上午					25	上午				
	下午						下午				
10	上午					26	上午				
	下午						下午				
11	上午					27	上午				
	下午						下午				
12	上午					28	上午				
	下午						下午				
13	上午					29	上午				
	下午						下午				
14	上午					30	上午				
	下午						下午				
15	上午					31	上午				
	下午						下午				
16	上午										
	下午										

填写说明：每台冷链设备每月一张表，每天记录 2 次温度，间隔不少于 6 小时。

表 14-5 疫苗运输温度记录表

出/入库日期：______年____月____日　　出/入库单号：______________

疫苗运输工具：①冷藏车　②疫苗运输车　③其他________________

疫苗冷藏方式：①冷藏车　②车载冷藏箱　③其他________________

运输疫苗情况：

疫苗名称	生产企业	规格	批号	有效期	数量(支)	疫苗类别

运输温度记录：

项目	日期/时间	疫苗储存温度	环境温度
启运	年　月　日　时　分	℃	℃
途中	年　月　日　时　分 年　月　日　时　分 年　月　日　时　分	℃ ℃ ℃	℃ ℃ ℃
到达	年　月　日　时　分	℃	℃

启运至到达行驶里程数：________千米

送疫苗单位：__________________________　送疫苗人签名：________________________

收疫苗单位：__________________________　收疫苗人签名：________________________

填写说明：①本表供疫苗配送企业、疾病预防控制机构、接种单位疫苗运输时填写；②出/入库单号为单位编码+年月日+2 位流水号；③运输超过 6 小时需记录途中温度，间隔不超过 6 小时；④疫苗类别：免疫规划疫苗/非免疫规划疫苗。

表 14-6　疫苗储存和运输温度异常情况记录表

单位：________________　地点：________________

储存/运输设备名称：________________　记录人：________________

一、疫苗情况

疫苗名称	生产企业	规格	批号	有效期	数量(支)	疫苗类别

二、温度异常情况

发现日期/时间	最高温度	最低温度	累计超温时间	环境温度	备注
	℃	℃		℃	

三、处置情况

过程描述：
处置措施：
处理结果：

填写说明：①本表供疫苗生产企业、疫苗配送企业、疫苗仓储企业、疾病预防控制机构、接种单位发生温度异常时填写；②疫苗类别：免疫规划疫苗/非免疫规划疫苗；③文字描述处置情况的过程、处置措施、处理结果。

第 15 章　北京市常规免疫接种率监测方案

常规免疫是指根据国家免疫规划目标要求，按照国家免疫规划疫苗免疫程序，常规性地为适龄儿童提供的预防接种服务，是国家基本公共卫生服务的重要内容之一。其接种率监测工作是及时掌握和评价常规免疫实施进展情况的主要依据。北京市早在 1987 年的《北京市计划免疫工作手册》中就明确提出接种率监测的相关要求，1998 年根据卫生部《全国常规免疫接种率监测方案》，并结合本市具体情况制定了《北京市接种率监测方案(试行)》，后根据《预防接种工作规范》(卫疾控发[2005] 373 号)、卫生部关于印发《扩大国家免疫规划实施方案》的通知(卫疾控发[2007] 305 号)和《国家卫生计生委关于停用三价脊髓灰质炎减毒活疫苗的通知》(国卫发明电[2016] 34 号)、国家卫生计生委办公厅下发的《国家卫生计生委办公厅关于印发预防接种工作规范(2016 年版)的通知》(国卫办疾控发[2016] 51 号)和《国家卫生计生委办公厅关于印发国家免疫规划儿童免疫程序及说明(2016 年版)的通知》(国卫办疾控发[2016] 52 号)、《疫苗流通和预防接种管理条例》(2005 年、2016 年版)等相关文件要求进行了 2002 年、2004 年、2007 年、2014 年几次较大的修订，随后每年都有完善，以此指导全市免疫接种工作，加快了全市免疫接种工作的规范化、程序化、科学化和信息化的发展进程。

为进一步深入贯彻落实《中华人民共和国疫苗管理法》(2019 年 12 月 1 日实施)，修订后的 2019 年版接种率监测方案内容如下。

1　北京市免疫规划疫苗免疫程序

北京市免疫规划疫苗包括：乙肝疫苗、卡介苗、脊灰灭活疫苗、脊灰减毒活疫苗、无细胞百白破疫苗、麻风疫苗、麻腮风疫苗、白破疫苗、白破疫苗(成人及青少年用)、A 群流脑多糖疫苗、A 群 C 群流脑多糖疫苗、乙脑减毒活疫苗、甲肝灭活疫苗等 13 种。对重点人群(主要是发生疫情地区人群)进行出血热疫苗免费应急接种；发生炭疽、钩端螺旋体病疫情或发生洪涝灾害可能导致钩端螺旋体病暴发流行时，对重点人群进行炭疽疫苗和钩端螺旋体疫苗(钩体疫苗)应急接种。在发生水痘疫情的托幼园所、中小学校，对 15 周岁以下儿童实施免费水痘疫苗应急接种。在冬春季流感流行季节，对本市户籍 60 周岁以上老年人、在校中小学生和中等专业学校学生等重点人群免费接种流感疫苗。2018 年 12 月 25 日起，新增对具有本市居民身份证明/社会保障卡、年龄在 65 周岁以上的老年人免费接种肺炎球菌疫苗。

通过接种上述 19 种疫苗，预防乙型肝炎、甲型肝炎、结核病、脊髓灰质炎、百日咳、白喉、破伤风、麻疹、流行性脑脊髓膜炎、流行性乙型脑炎、风疹、流行性腮腺炎、水痘、流行性出血热、炭疽和钩端螺旋体病、流感和肺炎球菌性疾病等 18 种传染性或感染性疾病。

北京市免疫规划疫苗常规免疫程序

月(年)龄	卡介苗 BCG	乙肝疫苗 HepB	甲肝灭活疫苗 HepA-I	脊灰疫苗 PV	百白破疫苗 DTaP	麻风疫苗 MR	麻腮风疫苗 MMR	乙脑减毒活疫苗 JE-L*	流脑多糖疫苗 MPSV
出生	●	●							
1 月龄		●							
2 月龄				●(IPV)					
3 月龄				●(bOPV)	●				
4 月龄				●(bOPV)	●				
5 月龄					●				
6 月龄		●							●(MPSV-A)
8 月龄						●			
9 月龄									●(MPSV-A)
1 岁								●	
1.5 岁			●		●		●		
2 岁			●					●	
3 岁									●(MPSV-AC)
4 岁				●(bOPV)					
6 岁					●(DT)		●		
小学四年级(相当于 9 周岁)									●(MPSV-AC)
初中一年级		●							

续表

月(年)龄	卡介苗 BCG	乙肝疫苗 HepB	甲肝灭活疫苗 HepA-I	脊灰疫苗 PV	百白破疫苗 DTaP	麻风疫苗 MR	麻腮风疫苗 MMR	乙脑减毒活疫苗 JE-L*	流脑多糖疫苗 MPSV
初中三年级					●(dT)				
大一进京新生					●(dT)		●		

*从非疫区新入京的 35 岁以下成人，如大学生，基础免疫 1 剂乙脑减毒活疫苗，第二年加强 1 剂。

BCG：卡介苗
HepB：重组乙型肝炎疫苗(乙肝疫苗)
HepA-I：甲型肝炎灭活疫苗(甲肝灭活疫苗)
PV：脊髓灰质炎疫苗
IPV：脊髓灰质炎灭活疫苗(脊灰灭活疫苗)
bOPV：二价口服脊髓灰质炎减毒活疫苗(脊灰减毒活疫苗)
DTaP：无细胞百日咳白喉破伤风联合疫苗(百白破疫苗)
DT：白喉破伤风联合疫苗(白破疫苗)
dT：白破疫苗(成人及青少年用)
MR：麻疹风疹联合减毒活疫苗(麻风疫苗)
MMR：麻腮风联合减毒活疫苗(麻腮风疫苗)
JE-L：乙型脑炎减毒活疫苗(乙脑减毒活疫苗)
MPSV-A：A 群脑膜炎球菌多糖疫苗(A 群流脑多糖疫苗)
MPSV-AC：A 群 C 群脑膜炎球菌多糖疫苗(A 群 C 群流脑多糖疫苗)

说明：因 2019 年麻疹/麻风疫苗供货不足，市疾控中心组织召开专家论证。根据论证意见，将北京市免疫规划疫苗免疫程序中大一进京新生麻疹疫苗调整为麻腮风疫苗。

2 预防接种合格/及时判定标准

2.1 PV

2.1.1 基础免疫合格接种标准

(1) 接种日期不早于免疫程序规定的起始月龄。

(2) 剂次间隔不少于 28 天。

(3) 12 月龄内完成全程免疫。

2.1.2 基础免疫及时接种标准

(1) 接种日期不早于免疫程序规定的起始月龄，不晚于免疫程序规定的起始月龄后 1 个月。

(2) 剂次间隔最短 28 天，最长 60 天。

(3) 12 月龄内完成全程免疫。

2.1.3　加强免疫合格接种标准

4 岁 bOPV：在 4～5 岁完成，与基础免疫间隔不少于 1 年。

2.2　DTaP

2.2.1　基础免疫合格接种标准

(1) 接种日期不早于免疫程序规定的起始月龄。
(2) 剂次间隔不少于 28 天。
(3) 12 月龄内完成全程免疫。

2.2.2　基础免疫及时接种标准

(1) 接种日期不早于免疫程序规定的起始月龄，不晚于免疫程序规定的起始月龄后 1 个月。
(2) 剂次间隔最短 28 天，最长 60 天。
(3) 12 月龄内完成全程免疫。

2.2.3　加强免疫合格接种标准

(1) 1.5 岁 DTaP：在 1.5～2 岁完成，与基础免疫间隔不少于半年。
(2) 6 岁 DT：在 6～7 岁完成，与前剂次间隔不少于半年。
(3) 初中三年级 dT：在初中三年级完成。

2.3　MR/MMR

2.3.1　基础免疫合格接种标准

(1) 接种日期不早于免疫程序规定的起始月龄。
(2) 12 月龄内完成。

2.3.2　基础免疫及时接种标准

(1) 接种日期不早于免疫程序规定的起始月龄，不晚于免疫程序规定的起始月龄后 1 个月。
(2) 12 月龄内完成。

2.3.3　加强免疫合格接种标准

(1) 1.5 岁 MMR：在 1.5～2 岁完成，与基础免疫间隔不少于半年。
(2) 6 岁 MMR：6～7 岁完成。

2.4 HepB

2.4.1 基础免疫合格接种标准

(1) 接种日期不早于免疫程序规定的起始月龄。
(2) 第 1、第 2 剂次间隔应不少于 28 天；第 2、第 3 剂次间隔应不少于 60 天。
(3) 12 月龄内完成全程免疫。

2.4.2 基础免疫及时接种标准

及时接种：第 1 剂次在出生后 24 小时内接种。

2.4.3 加强免疫合格接种标准

初中一年级 HepB：在初一年级完成，与前剂次间隔不少于 1 年。

2.5 JE-L

2.5.1 基础免疫合格接种标准

1 岁 JE-L：在 1～2 岁完成。

2.5.2 基础免疫及时接种标准

接种日期不早于免疫程序规定的起始年龄，不晚于免疫程序规定的起始年龄后 1 个月。

2.5.3 加强免疫合格接种标准

2 岁 JE-L：在 2～3 岁完成，且与基础免疫间隔不少于 1 年。

2.6 MPSV

2.6.1 基础免疫合格接种标准

(1) 接种日期不早于免疫程序规定的起始月龄。
(2) 剂次间隔不少于 3 个月。
(3) 18 月龄内完成全程免疫。

2.6.2 基础免疫及时接种标准

(1) 接种日期不早于免疫程序规定的起始月龄，不晚于免疫程序规定的起始月龄后 1 个月。

(2)剂次间隔不少于 3 个月。

(3)12 月龄内完成全程免疫。

2.6.3　加强免疫合格接种标准

(1)3 岁 MPSV-AC：在 3～4 岁完成。与第 2 剂次 A 群 MPSV 接种间隔不少于 1 年。若之前只接种过 1 剂次 A 群 MPSV，间隔不少于 3 个月。

(2)小学四年级 MPSV-AC：在小学四年级完成。与前剂次 MPSV-AC 接种间隔不少于 3 年。

2.7　HepA-I

2.7.1　基础免疫合格接种标准

1.5 岁 HepA-I：在 1.5～2 岁完成。

2.7.2　基础免疫及时接种标准

接种日期不早于免疫程序规定的起始年龄，不晚于免疫程序规定的起始年龄后 1 个月。

2.7.3　加强免疫合格接种标准

2 岁 HepA-I：在 2～3 岁完成，与基础免疫间隔不少于半年。

3　接种率指标

每年根据工作进展与要求，对指标进行适度调整或修订，并随年度免疫规划工作计划下达。以下指标以区为单位。

3.1　预防接种报告质量控制指标

国家免疫规划信息管理系统接种数据月报及时率≥90%。

国家免疫规划信息管理系统接种数据项目完整率≥90%。

3.2　常规免疫接种指标

3.2.1　常住儿童以区为单位(接种率调查)

(1)12 月龄建卡率≥98%；建证率≥98%；卡证符合率≥95%。

(2)12 月龄脊灰疫苗基础免疫合格接种率≥98%；及时接种率≥90%。

(3)12 月龄乙肝疫苗基础免疫合格接种率≥95%；首剂及时接种率≥90%。

(4) 12 月龄百白破疫苗基础免疫合格接种率≥95%；及时接种率≥90%。

(5) 12 月龄含麻疹成分疫苗基础免疫合格接种率≥98%；及时接种率≥90%。

(6) 1.5 岁 A 群流脑多糖疫苗基础免疫合格接种率≥90%；及时接种率≥90%。

(7) 2 岁含风疹、腮腺炎成分疫苗、乙脑疫苗、甲肝疫苗基础免疫和百白破疫苗加强免疫合格接种率≥90%。

(8) 2 岁含麻疹成分加强免疫疫苗合格接种率≥98%。

(9) 3 岁乙脑疫苗、甲肝疫苗加强免疫合格接种率≥90%。

(10) 4 岁 A 群 C 群流脑多糖疫苗加强免疫合格接种率≥90%。

(11) 5 岁脊灰疫苗加强免疫合格接种率≥90%。

(12) 7 岁麻腮风疫苗、白破疫苗加强免疫合格接种率≥90%。

(13) 五苗基础免疫全程合格率≥90%；四苗基础免疫全程及时率≥85%。

注明："五苗"包括卡介苗、脊灰、百白破、麻疹和乙肝。"五苗"基础免疫合格标准：①有准确的出生年月日和接种年月日记录；②免疫起始月龄不提前；③接种剂次间隔不缩短(≥28 天)；④基础免疫在 12 月龄内完成。"四苗"包括卡介苗、脊灰、百白破、麻疹。"四苗"基础免疫全程及时标准：同时满足该四种疫苗各自的及时接种标准，其中卡介苗的及时接种标准为在出生后 1 个月内完成。其余疫苗及时标准参见 2.1～2.7 部分。

3.2.2　流动儿童以区为单位(报告接种率)

(1) 12 月龄脊灰疫苗基础免疫接种率≥90%。

(2) 12 月龄乙肝基础免疫接种率≥85%。

(3) 12 月龄百白破疫苗基础免疫接种率≥80%。

(4) 12 月龄含麻疹成分疫苗基础免疫接种率≥95%。

(5) 12 月龄 A 群流脑多糖疫苗基础免疫接种率≥80%。

(6) 1 岁乙脑疫苗基础免疫接种率≥80%。

(7) 1.5 岁含麻疹成分疫苗加强免疫接种率≥95%。

(8) 1.5 岁含风疹、腮腺炎成分疫苗、甲肝疫苗基础免疫和百白破疫苗加强免疫接种率≥80%。

(9) 2 岁乙脑疫苗、甲肝疫苗加强免疫接种率≥80%。

(10) 3 岁 A 群 C 群流脑多糖疫苗加强免疫接种率≥80%。

(11) 4 岁脊灰疫苗加强免疫接种率≥80%。

(12) 6 岁麻腮风疫苗、白破疫苗加强免疫接种率≥80%。

3.2.3　学生以区为单位(报告接种率)

(1) 小学四年级流脑多糖疫苗加强免疫接种率≥90%。

(2)初中一年级乙肝疫苗加强免疫接种率≥90%。

(3)初中三年级白破疫苗加强免疫接种率≥90%。

4　接种率报告

4.1　报告程序

(1)预防接种单位于每月 5 日前，通过北京市免疫规划信息管理系统汇总、导出报表并备份。

(2)区疾病预防控制中心于每月 15 日 24:00 点，通过北京市免疫规划信息管理系统审核、导出报表至本地硬盘，通过国家免疫规划信息管理系统上报报表并备份。

(3)市级疾病预防控制中心于每月 20 日前登录国家免疫规划信息管理系统，完成审核后并上报至中国疾病预防控制中心。

4.2　报表形式

预防接种报表以“表 15-1 免疫规划疫苗常规免疫接种情况报表”和“表 15-2 非免疫规划疫苗接种情况统计表”为准。表 15-1 按户籍、疫苗和剂次报告应种和实种数据；表 15-2 按疫苗报告接种情况。

4.3　疫苗种类

预防接种报表中列出了要求上报的疫苗，其中免疫规划疫苗(表 15-1)种类具体包括：HepB、BCG、IPV、bOPV、DTaP、DT、dT、MR、MMR、MPSV-A、MPSV-AC、JE-L、HepA-I。

非免疫规划疫苗种类详见表 15-2，若用非免疫规划疫苗替代免疫规划疫苗接种，需同时在免疫规划疫苗和非免疫规划疫苗报表中报告接种数。

4.4　接种率统计方法

4.4.1　国家免疫规划疫苗常规免疫接种情况报表

计算方法：全部疫苗剂次均按靴形统计法统计。

4.4.1.1　接种率统计

(1)应种人数：到本次预防接种时，在接种单位辖区范围内，常住户口和流动人口中达到免疫程序规定应接受某疫苗(某剂次)预防接种的适龄儿童人数，加上一次预防接种时该疫苗(该剂次)应接种儿童中的漏种者。应种人数中包括有接种禁忌的人数，但不包括已患该疫苗预防疾病的儿童。报告月临时接种常规免疫疫苗儿童，按照疫苗(剂次)数“应种+1，实种+1”进行应种统计报告。

(2)实种人数：本次预防接种中，某疫苗(某剂次)应接种人数中实际受种人数。实种剂次数中包括免疫规划疫苗剂次和含免疫规划疫苗成分的非免疫规划疫苗剂次。符合常规免疫程序的查漏补种疫苗剂次数，作为常规接种实种剂次数统计报告。产科预防接种单位接种的卡介苗和首剂乙肝疫苗，由管理儿童的预防接种单位在新生儿建立预防接种卡(指电子个案信息记录，下同)后统计报告。临时管理儿童接种疫苗后，按照疫苗(剂次)数“应种+1，实种+1”进行实种统计报告。

(3)接种率计算如下。

某疫苗(某剂次)接种率(%)＝某疫苗(某剂次)实际接种人数/该疫苗(该剂次)应接种人数×100%。

4.4.1.2　累计接种率统计

(1)累计应种人数：指本年度某疫苗(某剂次)上次累计实种人数与本年度最后1次该疫苗(该剂次)的应种人数之和。

(2)累计实种人数：指某疫苗(某剂次)的各次实种人数之和。

(3)累计接种率计算如下。

某疫苗(某剂次)累计接种率=某疫苗(某剂次)累计实种人数/该疫苗(该剂次)累计应种人数×100%。

4.4.1.3　统计与报告的要求

接种单位每月对责任区内适龄儿童进行清理核实，更新信息化系统数据，按不同剂次统计每种疫苗各剂次应接种人数，并随时根据儿童迁入和迁出情况进行修正。

接种单位每月根据实际接种人数，按各种疫苗不同剂次分别统计受种人数，计算接种率；同时统计累计应种人数、累计受种人数和累计接种率，按要求向上级疾病预防控制中心和同级卫生健康主管部门报告。

上级单位负责审核报告数据，评价报告质量，确保报告数据的及时性、正确性和完整性，发现问题并及时纠正。

4.4.2　非免疫规划疫苗接种情况统计表

仅统计非免疫规划疫苗受种人次数，不统计应种人次数，用累加统计法统计。每月与“免疫规划疫苗常规免疫接种情况报表”(表15-1)同时上报。

5　接种率监测与评价

5.1　工作程序

接种率监测与评价工作程序，见图15-1。

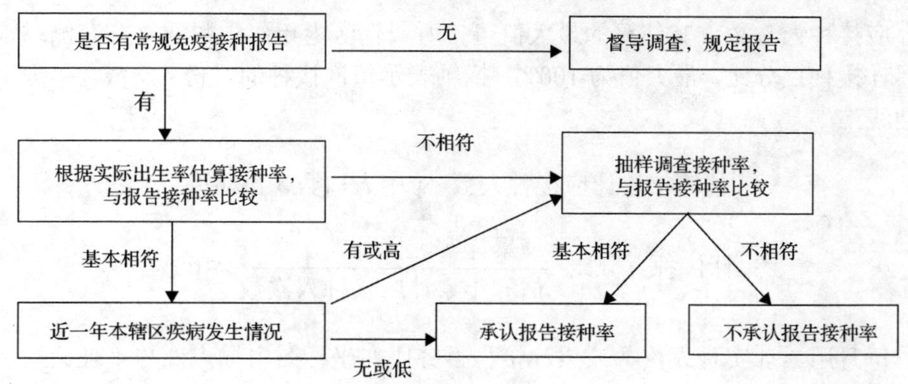

图 15-1　接种率监测与评价工作程序

5.2　监测方法

要求对 6 种疫苗(PV、DTaP、MR、MMR、JE-L、MPSV)的基础免疫(初种)情况进行监测和评价。其监测方法有图表监测法、差值(D)评价和比值(R)评价，这些方法都是评价预防接种报表可靠性的方法。

5.2.1　累计接种百分比监测

累计接种百分比监测适用于乡级和乡级以上单位。

各级要根据所使用疫苗的种类绘制监测曲线图(图 15-2)：图中左侧纵轴表示

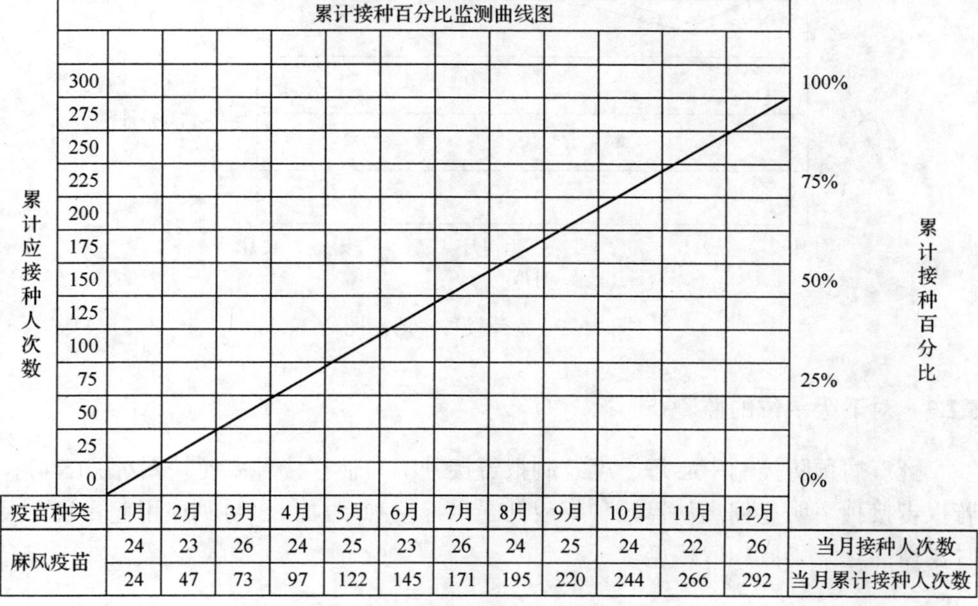

疫苗种类	1月	2月	3月	4月	5月	6月	7月	8月	9月	10月	11月	12月	
麻风疫苗	24	23	26	24	25	23	26	24	25	24	22	26	当月接种人次数
	24	47	73	97	122	145	171	195	220	244	266	292	当月累计接种人次数

图 15-2　累计接种百分比监测曲线图

累计应接种人次数，其估算的最大值可按所属辖区内年出生数估算；右侧纵轴表示累计接种百分比，最大值为100%；横轴表示每次接种的月份；斜线为“理论接种曲线”。

$$估算年累计应接种人数=年中人口数\times出生率$$

$$累计接种百分比=\frac{累计实际接种人次数}{估算年累计应接种人次数}\times100\%$$

每月用累计实种人次数或累计接种百分比在坐标图中描点，与“理论接种曲线”比较，若实际接种率曲线偏离理论接种曲线较远，提示可能是某月的接种率偏低，应采取查漏补种等措施提高接种率。

区级以上疾病预防控制中心在估算接种率时，应以统计部门正式公布的资料为准；或根据本地实际人口情况计算。

5.2.2 累计接种率监测

累计接种率监测适用于区级及以上单位进行接种率监测，用于监测每月接种情况(图 15-3)。若监测当月接种情况，则纵坐标为当月接种率。若监测累计接种情况，则纵坐标为累计接种率。

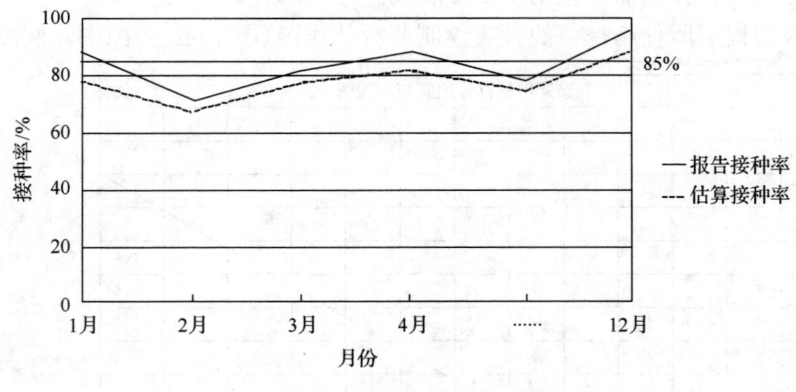

图 15-3 累计接种率监测图

5.2.3 对下级单位的监测

区疾病预防控制中心每季度绘制报告接种率与估算接种率比较图(图 15-4)，若报告接种率明显偏离估算接种率或低于目标接种率(如 85%)则应引起重视，及时发现问题，采取相应措施。

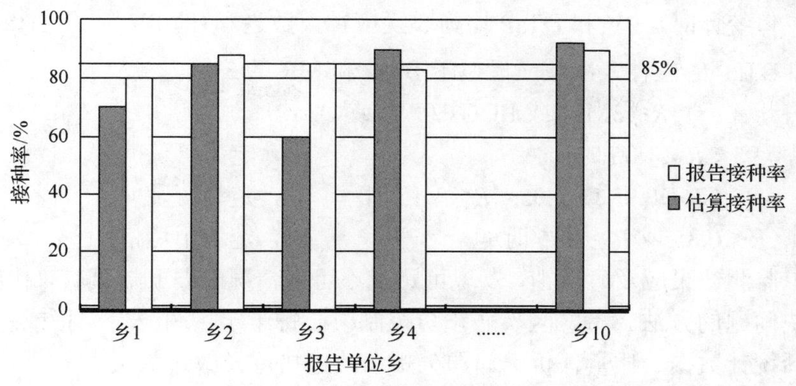

图 15-4　报告接种率与估算接种率比较图

5.3　评价方法

5.3.1　及时性、完整性、正确性评价

通过计算预防接种报表的及时率、完整率、正确率，区疾病预防控制中心应当每月评价下级单位报表的及时性、完整性、正确性。

(1) 及时率：在规定时限内报告单位数占应报告单位数的比例。

(2) 完整率：在规定时限内实际报告及无漏项单位数占应报告单位数的比例。

(3) 正确率：报表中无逻辑性、技术性错误的单位数占应报告单位数的比例。

5.3.2　差值(*D*)评价

上级单位利用下级单位的报告资料，比较报告接种率与估算接种率两者之间的差距。同时与目标接种率(如 95%)进行比较。

$$估算接种率=\frac{报告实接种人次数}{估算应接种人次数}\times 100\%$$

估算应接种人次数可参考制订疫苗计划中各种疫苗应接种年龄人口数、调查出生率等方法获得。

差值计算：　$D=|报告接种率-估算接种率|$

当　$D<0.05$ 时　定为可信

当　$D=0.05\sim 0.15$ 时　定为可疑

当　$D>0.15$ 时　定为不可信

5.3.3　比值(*R*)评价

通过计算和比较各种疫苗应种人次数的比值，判断报告接种率有无逻辑上的错误。具体统计时，PV 和 DTaP 均为 3 次应种人数之和(即 PV_{1+2+3}、$DTaP_{1+2+3}$)，故 PV 和 DTaP 的应种人次数应近似于 BCG 和 MR 的 3 倍。

比值计算：　$R \approx 3MR$(或 BCG) / PV(或 DTaP)

当　$0.95 \leqslant R \leqslant 1.05$ 时　　定为可信

当　$0.85 \leqslant R < 0.95$ 或 $1.05 < R \leqslant 1.15$ 时　　定为可疑

当　$R < 0.85$ 或 $R > 1.15$ 时　　定为不可信

以上监测结果应及时反馈，发现可疑或不可信情况时要开展调查，找出原因，提出解决问题的方法。市、区疾病预防控制中心每半年撰写一份简报或总结，内容应包括统计数据、质量评价、问题分析、改进措施及改进效果。

6　常规查漏补种

6.1　学龄前儿童查漏补种

6.1.1　部门职责与调查人员

在乡(镇、街道)政府的领导和组织下，村(居)委会人员、接种单位预防保健人员、流动人口、计划生育和集贸市场等管理部门人员共同配合、开展调查。

6.1.2　调查对象

出生 1 个月以上的本市户籍婴幼儿、学龄前儿童和在管辖地段连续居住 2 个月以上的学龄前流动儿童。

6.1.3　调查方法

通过各种途径[村(居)委会、流动人口管理办公室、计划生育办公室、集贸市场管理办公室等]获得信息，挨门逐户开展调查。遇到适龄儿童查看预防接种证，核对预防接种卡，发现无卡、无证、漏种者进行登记，调查原因(表 15-3、表 15-4)，并告之接种时间、地点、需要补种疫苗，督促其监护人及时补卡、补证、补种，同时宣传免疫规划知识。

疫苗漏种检查是检查各种免疫规划疫苗的漏种情况，包括 BCG、HepB、PV、DTaP、MR、MMR、JE-L、MPSV、HepA-I 等疫苗。

6.1.4　判断标准

6.1.4.1　无卡、无证

本市儿童出生 1 个月或以上、流动儿童在所属辖区内连续居住 2 个月或以上未建立预防接种卡或预防接种证。

6.1.4.2　疫苗漏种

任何疫苗超过合格接种标准规定的接种时间未接种，视为漏种。

如果儿童未按照推荐的年龄及时完成接种，应根据国家免疫规划疫苗补种的通用原则(参见 2016 年版《国家免疫规划疫苗儿童免疫程序及说明》)，按照北京市对每种疫苗的具体补种要求尽早进行补种。

一般，如果儿童已按外国、外省份或疫苗说明书完成规定剂次的接种，则该疫苗所含成分不算漏种。

6.1.4.3　疫苗补种标准

疫苗补种标准见下表。

北京市免疫规划疫苗补种标准

疫苗	漏种剂次	补种标准
卡介苗	基础	(1)未接种卡介苗的＜3 月龄儿童可直接补种 (2)3 月龄至 3 岁儿童对结核菌素纯蛋白衍生物(TB-PPD)或卡介菌纯蛋白衍生物(BCG-PPD)试验阴性者，应予补种 (3)≥4 岁儿童不予补种 (4)已接种卡介苗的儿童，即使卡痕未形成也不再予以补种
乙肝疫苗	基础 1～3	补满基础剂次。第 1 剂次和第 2 剂次间隔应≥28 天。第 2 剂次和第 3 剂次间隔应≥60 天。若已＞14 岁，不再补种
	初一加强	初二及以上年级不再补种
脊灰疫苗	基础 1～3	(1)从未接种过脊灰疫苗的儿童，按 IPV-bOPV-bOPV 补足 3 剂次 (2)接种过 1 剂次或 2 剂次 bOPV 的儿童，接种 1 剂 IPV，其余剂次用 bOPV 补，补足 3 剂次 (3)接种过 3 剂次 bOPV 且不满 4 岁儿童，增加接种 1 剂 IPV(信息系统中标记为“强化”) (4)接种过 1 剂次或 2 剂次 IPV 的儿童，用 bOPV 补足 3 剂次 剂次间隔≥28 天，若已＞14 岁，不再补种
	4 岁加强	(1)既往已有 tOPV/IPV 免疫史、脊灰疫苗剂次数≥4 次的儿童，不算漏种，无需接种/补种 4 岁 bOPV (2)既往已有 tOPV/IPV 免疫史、脊灰疫苗剂次数不足 4 次的漏种疫苗儿童，用 bOPV 补种即可 (3)基础免疫均为 bOPV 的漏种疫苗儿童，用 IPV 补种 (4)基础免疫、加强免疫均为 bOPV 的儿童，增加接种 1 剂 IPV(信息系统中标记为“强化”) (5)与前剂次间隔≥28 天，若已＞14 岁，不再补种
百白破疫苗	基础 1～3	补满基础，剂次间隔≥28 天补种。若已＞6 岁，未完成的基础剂次用白破补，第 1 剂次和第 2 剂次间隔≥28 天，第 2 剂次和第 3 剂次间隔≥半年。若已＞14 岁，不再补种

续表

疫苗	漏种剂次	补种标准
百白破疫苗	1.5 岁加强	与基础间隔≥半年补种，若已>6 岁，用白破补，若已>14 岁，不再补种
	6 岁白破	与前剂次间隔≥半年补种，小学二年级及以上不再补种
	初三白破	与前剂次间隔≥半年补种，初中毕业后不再补种
麻风疫苗	基础	若未接种过含麻疹成分的疫苗，用麻风疫苗补，与含风疹/流腮成分的疫苗间隔≥28 天补种。若已>1.5 岁，不再补种
麻腮风疫苗	1.5 岁	与含麻疹/风疹/流腮成分的疫苗间隔≥28 天补种。若已>14 岁，不再补种
	6 岁	与前剂次间隔≥1 年补种。若已>14 岁，不再补种
流脑多糖疫苗	基础 1～2	A 群流脑疫苗补基础，2 剂次间隔≥3 个月。若已>3 岁，不再补种
	3 岁 A+C	若之前接种过 2 剂次 A 群流脑疫苗，与前剂次间隔≥1 年补种。若之前接种过 1 剂次 A 群流脑疫苗，需间隔≥3 个月补种。若已>14 岁，不再补种
	小四 A+C	与前剂次间隔≥3 年补种。若已>14 岁，不再补种
乙脑减毒活疫苗	基础	补基础。若之前接种过 1 剂次灭活乙脑疫苗，视为无效接种，补 1 剂次乙脑减毒活疫苗。若之前已按国家免疫程序完成基础免疫(2 剂次灭活或 1 剂次乙脑减毒活疫苗)，不再补种。若已>14 岁，不再补种。
	2 岁	与基础间隔≥1 年补种。若已>14 岁，不再补种
甲肝灭活疫苗	1.5 岁	补基础，若已>14 岁，不再补种
	2 岁	与基础间隔≥半年补种。若已>14 岁，不再补种。若之前已按国家免疫程序接种过 1 剂甲肝减毒活疫苗，不再补种

6.1.4.4　疫苗间隔要求

(1)不同疫苗同时接种：现阶段的国家免疫规划疫苗均可按照免疫程序或补种原则同时接种，两种及以上注射类疫苗应在不同部位接种。严禁将两种或多种疫苗混合吸入同一支注射器内接种。

(2)不同疫苗接种间隔：两种及以上国家免疫规划使用的注射类减毒活疫苗，如果未同时接种，应间隔≥28 天进行接种。国家免疫规划使用的灭活疫苗和口服脊灰减毒活疫苗，如果与其他种类国家免疫规划疫苗(包括减毒和灭活)未同时接种，对接种间隔不做限制。

(3) 免疫规划疫苗和非免疫规划疫苗。若发生冲突时，应优先保证免疫规划疫苗的接种(特殊情况外)；如未同时接种，参照免疫规划疫苗接种间隔要求。

(4) 如需同时接种两种及以上免疫规划疫苗，应在不同部位接种。两种疫苗在同一部位接种必须间隔 28 天。

(5) 在遇到免疫规划疫苗针对传染病疫情时，可以不考虑疫苗间隔进行应急接种。

6.1.5 工作重点

重点地区：流动人口聚居地、集贸市场、新建住宅楼、建筑工地和矿区的家属区等，尤其是辖区界定不清楚的“三不管”地区。

6.1.6 工作周期

基层保健人员应根据工作量合理安排调查时间，每 6 个月为一周期完成所属辖区内的查漏补种。

所属辖区内的流动人口聚居地，每 3 个月为一周期完成查漏补种。

流动人口聚居地是指以乡(镇、街道)为单位，所属辖区内学龄前流动儿童数超过 500 名。

6.1.7 数据上报

(1) 对学龄前儿童的无卡、无证、漏种及其原因，以及所辖地段调查覆盖情况，通过录入北京市免疫规划信息系统上报原始表(表 15-3 和表 15-4)，市疾病预防控制中心、区疾病预防控制中心登陆信息系统实现审核和数据汇总功能。

(2) 数据报告程序与日期。

预防接种单位于 1 月 16 日和 7 月 16 日前将查漏补种数据录入并上报北京市免疫规划信息系统。

流动人口聚居地每季度录入并上报一次查漏补种数据，报告日期为下一季度第 1 个月 20 日前，如第一季度数据上报时间为 4 月 20 日前。

(3) 市、区疾病预防控制中心每半年撰写 1 份简报或总结，内容应包括统计数据、质量评价、问题分析、改进措施及改进效果。

(4) 针对各级免疫规划人员无法解决的问题，可及时将详细情况报上级卫生健康主管部门解决。

6.1.8 评价指标

评价指标以区为单位。

(1) 乡(镇、街道)调查覆盖率 100%。

(2) 村居调查覆盖率≥95%。

(3) 户调查覆盖率≥90%。

(4) 以乡(镇、街道)为单位补卡率≥95%；脊灰疫苗补种率≥97%；麻风疫苗(或麻腮风疫苗)第 1 剂次、第 2 剂次接(补)种率均≥95%；流脑多糖疫苗(A 或 AC)、百白破疫苗零剂次补种率≥90%；其他疫苗零剂次预约或补种率≥95%。

6.1.9 工作督导

各区疾病预防控制中心每半年抽查一次基层查漏补种工作，每次抽查一两个村或居委会，对被抽查单位的查漏补种质量和存在的问题进行全面调查，调查由区疾病预防控制中心人员进行，市疾病预防控制中心派人督导，主要针对工作薄弱地区和流动人口聚集地，对调查结果进行统计和分析，并随每半年的简报/总结上报。

6.2 入托、入学和转学儿童预防接种证查验及疫苗补种

6.2.1 工作指标

(1) 区卫生健康主管部门和教委指标：以区为单位，各级各类托幼园所和学校接种证查验覆盖率 100%；以托幼园所或学校为单位，入学儿童查验率 100%；托幼园所、学校培训率 100%。

(2) 区疾病预防控制中心指标：接种单位培训率 100%。

(3) 学校和接种单位指标：以托幼园所或学校为单位，补卡、补证率 100%。各疫苗补种率≥95%。

6.2.2 查验与补种对象

预防接种证查验对象：各类托幼园所、中小学校(包括打工子弟幼儿园和学校)本学年新入托儿童、小学一年级入学新生、初中一年级入学新生和新转入儿童。

疫苗补种对象：查验中发现未按《北京市免疫规划疫苗免疫程序》完成疫苗接种的入托、入学及转学儿童。

6.2.3 查验及补种时间

入托、入学儿童：从报名之日至当年 9 月 30 日前完成查验，11 月 30 日前至少完成漏种疫苗的首次补种、漏种疫苗儿童复验；转学儿童：转入后一个月内完成查验和补种。

6.2.4　查验内容

查验内容主要包括 PV、DTaP、MV/MR、MMR、JE-L、MPSV-A、MPSV-AC、HepB、HepA-I 等疫苗的接种情况。

6.2.5　工作流程

(1) 区教委将辖区所属托幼园所和中小学校名单(教委用)(表 15-5) 提供给区卫生健康主管部门。各区疾病预防控制中心或接种单位组织开展托幼园所和中小学校查验人员的培训。

(2) 接种单位负责在北京市儿童免疫规划信息管理平台中维护辖区内幼儿园和中小学校信息。

(3) 托幼园所、中小学校在儿童入托入学报名或转学儿童转入时，通知家长登录 APP 维护儿童信息，并查询儿童接种情况，如有漏种疫苗，前往指定接种单位补证/补种。

(4) 托幼园所、中小学校在儿童入托入学后，通过家长再次登录 APP 维护班级信息，并及时将儿童分班信息提供给辖区接种单位，接种单位在北京市儿童免疫规划信息管理平台中完善新入托入学儿童信息后，为托幼机构、中小学校导出"儿童免疫规划疫苗接种情况登记表"(表 15-6) 电子版文件，托幼机构、中小学校打印留存。

(5) 托幼园所、中小学校根据打印的登记表，如有漏种，填写儿童疫苗补种通知单(表 15-7) 交予儿童监护人，督促监护人带儿童到预防接种单位补种疫苗，无预防接种证者需补证。

(6) 托幼园所、学校查验人员应在查验后 1 个月内复验漏种疫苗儿童预防接种证，并将补种情况如实补充填写在"儿童免疫规划疫苗接种情况登记表"(表 15-6)。

(7) 托幼园所、学校在补种、复验结束后，填写"儿童免疫规划疫苗补种情况汇总表(托幼园所、学校用)"(表 15-8) 并报至所属辖区预防接种单位。接种单位根据表 15-8 汇总"儿童免疫规划疫苗补种情况汇总表(接种单位和区级通用)"(表 15-9) 并上报区疾病预防控制中心。

(8) 市卫生健康主管部门和市教委查验接种证与补种工作评估结束后，可将预防接种证交还给儿童监护人保存。预防接种卡由托幼园所、学校所在地预防接种单位保管，保管期限应到儿童满 22 周岁为止。

6.2.6　判断标准

(1) 无卡、无证：儿童接种记录以预防接种证为准，无预防接种证应以接种卡为准，无卡无证视为未种。

(2) 疫苗漏种：疫苗漏种情况判定使用入托入学或转学儿童预防接种证查验参考用表（表 15-10）。

(3) 疫苗补种标准：未完成《北京市免疫规划疫苗免疫程序》规定剂次的儿童，只需补种未完成的剂次。补种按《北京市免疫规划疫苗补种标准》执行。对于无卡且无证的初一入学新生，在每年 11 月 30 日前必须至少完成 MMR 和 MPSV-AC 的补种。

(4) 推荐补种顺序：脊灰疫苗、麻腮风疫苗、A 群或 A 群 C 群流脑多糖疫苗、百白破疫苗或白破疫苗、乙脑疫苗、乙肝疫苗和甲肝疫苗。

(5) 补种方式：托幼园所或学校所在地的预防接种单位负责为漏种疫苗儿童进行补种，也可在托幼园所、学校中符合要求的临时接种场所（表 15-11）进行。

6.2.7　各部门职责

(1) 区卫生健康主管部门：负责会同教委制定适合本区的实施计划，落实预防接种证查验培训、疫苗补种工作和人员经费，密切配合教委做好学校传染病的危害、预防和控制的宣传，组织开展所属辖区各级各类托幼园所和学校预防接种证查验的培训、督导工作。

(2) 区教委：负责会同卫生健康主管部门制定实施计划，及时向卫生部门提供所属辖区托幼园所和中小学校名单，开展有关组织、培训和宣传教育工作，定期组织检查，确保该项工作有序进行。

(3) 疾病预防控制中心：负责所属辖区托幼园所、学校及预防接种单位接种证查验与疫苗补种的技术指导、培训和督导。组织接种人员业务培训，做好疫苗供应、疑似预防接种异常反应监测及接种数据的收集、汇总、统计和上报。

(4) 卫生监督所：负责对所属辖区托幼园所、学校的预防接种证查验工作情况的督导检查，并向卫生健康主管部门反馈检查结果。

(5) 托幼园所、学校：要指定专人负责预防接种证查验工作，并将该项工作纳入儿童入托、入学（转学）报名程序，记录查验结果，督促漏种疫苗儿童补种、复验和登记补种情况，做好数据的统计、汇总和上报。充分利用多种形式向学生及家长宣传预防接种的意义和有关知识。

(6) 托幼园所、学校所在地预防接种单位：为托幼园所和学校开展预防接种证查验工作提供技术支持，做好托幼园所、学校查验人员的培训。在托幼园所、学校配合下，及时开展疫苗补种、疑似预防接种异常反应报告与调查处理，记录儿童接种信息，按时上报补种数据。相关资料保存不得少于 5 年。

6.2.8　工作督导

各区卫生监督所每年对托幼园所或学校查验预防接种证工作情况进行执法检

查。托幼园所或学校未依照规定查验预防接种证，或者发现未依照规定受种的儿童后未向疾病预防控制中心或者接种单位报告的，要按照《疫苗流通与预防接种管理条例》(2016 年版) 第六十七条、《中华人民共和国疫苗管理法》第九十二条规定由县级以上地方人民政府教育行政部门责令改正，给予警告，对主要负责人、直接负责的主管人员和其他直接责任人员依法给予处分。

6.2.9　信息反馈

每年 7 月 31 日前，区教委向区卫生健康主管部门提供所属辖区所属托幼园所和中小学校名单。

12 月 10 日前，各托幼园所、学校将“儿童免疫规划疫苗补种情况汇总表(托幼园所、学校用)”(表 15-8) 报所在地预防接种单位；同时，中小学校还应将上表报本区中小学保健所。

12 月 15 日前，各接种单位将“儿童免疫规划疫苗补种情况汇总表(接种单位和区通用)”(表 15-9) 上报区疾病预防控制中心。

12 月 20 日前，各区疾病预防控制中心将汇总表和区教委提供的托幼园所和中小学校名单(表 15-5) 和本系统掌握的其他托幼园所、中小学名单合并后上报市疾病预防控制中心。

12 月 20 日前，区卫生健康主管部门和区教委将数据分析和工作总结分别上报市卫生健康主管部门、市疾病预防控制中心和市教委。

每年 6 月 30 日前，各托幼机构、学校将本学年转学儿童查验情况报所在地预防接种单位，接种单位于 15 日内完成汇总后上报区疾病预防控制中心，区疾病预防控制中心于 15 日内完成汇总后上报市疾病预防控制中心。

7　接种率调查

为确保北京市免疫规划疫苗接种率维持在较高水平，同时确认常规免疫报告接种率的可靠性，自 2003 年起，全市每年均于 10～12 月、以区为单位开展儿童免疫规划疫苗接种率的抽样调查。

7.1　工作指标

以区为单位，常住儿童预防接种建卡率、建证率≥98%，卡证符合率≥95%；脊灰、麻疹基础免疫合格率≥98%，百白破、乙肝基础免疫合格率≥95%，其余疫苗剂次免疫合格率≥90%；脊灰、百白破、麻疹基础免疫、乙肝第 1 针免疫及时率≥90%；五苗基础免疫全程合格率≥90%；四苗基础免疫全程及时率≥85%。

7.2　调查对象

在调查地区实际连续居住半年以上的儿童(不分本市和外来户籍)，年龄范围为 1 岁≤年龄<3 岁。

7.3　调查内容

(1) 儿童建卡、建证和卡证符合情况。

(2) 卡介苗、甲肝、乙肝、脊灰、百白破、麻疹、风疹、流腮、乙脑和 A 群流脑多糖疫苗基础免疫接种情况。

(3) 百白破、麻疹疫苗第 1 次加强免疫或复种接种情况。

(4) 每种疫苗各剂次未种原因。

7.4　调查方法

7.4.1　评价区及以上单位接种率：标准组群抽样法

该方法是世界卫生组织(WHO)推荐的用于估计接种率的抽样方法，又称按容量比例概率抽样法(PPS)，属于两阶段整群抽样法。根据精确度水平、预期接种率水平和调查的组群数量查表法确定每个组群内的适龄儿童样本量。第一阶段，在确定的区域范围内，随机抽取抽样单位；第二阶段，在每个选中的抽样单位随机确定一户，并由该户开始按规定的路线调查询访适龄儿童的接种情况，计算接种率。

该方法适用于对区及以上范围进行接种率调查。要求调查地区的人口总数在 10 万以上，每个基本抽样单位(行政村)的人口总数应大于 1000。如人口总数小于 10 万，则与邻近地区合并使之大于 10 万，基本抽样单位人口总数小于 1000 的也应与邻近单位合并使之大于 1000 人。

标准组群抽样法的调查能够对整个抽样地区的接种率进行点值和区间估计，但不能用于对单个组群所在区域进行点值估计或对几个组群所在地区之间进行比较。该方法样本量大，方法比较复杂，耗时多，多适用于常规接种率调查，难以连续地对每次接种活动及时进行评价。

7.4.2　评价乡级接种率：批质量保证抽样法

批质量保证抽样法(LQAS)源于工业生产中对产品质量的快速检验。通过抽取少量样本来检验每批产品的质量，以此收集工业管理信息，是一项成本低、效益高的抽样方法。可用于对较小规模的区域(如乡)免疫规划疫苗接种率是否达到某一标准做出判断。根据 LQAS 的抽样原则，其抽样方法分两个阶段：第一个阶段为乡的抽取；第二个阶段为确定调查户及适龄儿童。每个乡内，若指定的目标接种率为 85%，则样本量均确定为 n=29，即在每个乡级单位内调查 29 名适龄儿童。若假阳性率为 5%，则在 29 名儿童中最多允许出现 1 名未接种者或不合格接种者，若大于 1 名，则该乡未达到 85%的目标。

与 PPS 相比，该方法适用于评价较小的群体，如对乡接种率抽样调查。调查结果仅能对接种率是否达到某个标准做出判断。

7.4.3　以 PPS 为例的具体调查方法

具体调查方法内容如下。

(1) 每个区首先制作村(居)级抽样单位选定表(表 15-12)，按容量比例概率抽样法各抽取 30 个村(居)，每个村随机确定 7 名适龄儿童，共 210 名儿童。

(2) 各区 30 个村(居)的抽样采用 2004 年全国审评时使用的“全国计划免疫审评接种率调查抽样系统”。

(3) 以选定抽样单位[村(居)]户口登记册中户号为序号，用人民币号码随机抽样的方法确定调查的第 1 户。在城镇地区根据所辖街道的门牌号、楼栋和层次，随机确定第 1 户；农村地区按自然村的前、后、左、中、右等位置顺序确定所要调查的第 1 户。第 2 户的选择可在第 1 户确定后按预先规定的同一方向逐户调查，直到找到 7 名适龄儿童，若一户内有 2 名及以上适龄儿童，则选择年龄最小的适龄儿童作为调查对象。若一个村(居)调查样本不够，选取距离最近的下一个村开展调查。

7.5　判定标准

(1) 有接种证和接种卡者以接种证记录为准；无接种证，有接种卡者以接种卡记录为准；接种证和接种卡两者均无者，判断为未接种。

(2) 对每名儿童的合格接种判断只能选择接种证或接种卡一种方式。不能一种疫苗以接种证为准，另外一种疫苗以接种卡为准。

(3) 各疫苗合格与及时接种标准参见常规预防接种的接种率指标，应注意各疫苗基础免疫和加强免疫的应种儿童不完全相同。

7.6　质量控制

各区免疫预防科负责人必须对调查质量和数据准确性进行严格把关。严格按照随机的原则进行抽样，平行双录入调查数据，经过 2 人以上审核后上报数据。

7.7　数据上报

每年 12 月 31 日前，区疾病预防控制中心应将数据库上报至市疾病预防控制中心。

表 15-1　免疫规划疫苗常规免疫接种情况报表

报告年月：____年____月　单位名称：____________　单位编码：________

疫苗		本地		流动	
		应种剂次数	实种剂次数	应种剂次数	实种剂次数
乙肝疫苗	1				
	1(及时)	—		—	
	2				
	3				
卡介苗					
脊灰疫苗	1				
	2				
	3				
	4				
百白破疫苗	1				
	2				
	3				
	4				
白破疫苗					
麻风疫苗	1				
	2	—		—	
麻腮风疫苗	1	—		—	
	2	—		—	
麻腮疫苗	1	—		—	
	2	—		—	
麻疹疫苗	1	—		—	
	2	—		—	
A 群流脑疫苗	1				
	2				
A+C 群流脑疫苗	1				
	2				

续表

疫苗		本地		流动	
		应种剂次数	实种剂次数	应种剂次数	实种剂次数
乙脑减毒活疫苗	1				
	2				
乙脑灭活疫苗	1				
	2				
	3				
	4				
甲肝减毒活疫苗					
甲肝灭活疫苗	1	—		—	
	2				

注：“—”为不接种，不用报数。

表 15-1（续）　免疫规划疫苗常规免疫接种情况报表（北京增加剂次）

报告年月：______年____月　单位名称：____________　单位编码：________

疫苗	本地		流动	
	应种剂次数	实种剂次数	应种剂次数	实种剂次数
初一乙肝疫苗				
6 岁麻腮风疫苗				
大一进京新生麻风疫苗	—	—		
初三白破疫苗				
大一进京新生白破疫苗				
白破疫苗替代百白破疫苗第 1 剂				
白破疫苗替代百白破疫苗第 2 剂				
白破疫苗替代百白破疫苗第 3 剂				
新疆进京新生乙脑减毒活疫苗第1剂				
新疆进京新生乙脑减毒活疫苗第2剂				
老年人肺炎疫苗			—	—

注：“—”为不接种，不用报数。

表 15-2　非免疫规划疫苗接种情况统计表

填报年月：______年____月　单位名称：______________　单位编码：__________

疫苗	接种剂次数	疫苗	接种剂次数
乙肝疫苗		23 价肺炎疫苗	
白破疫苗		7 价肺炎疫苗	
百白破疫苗		13 价肺炎疫苗	
破伤风疫苗		出血热疫苗	
麻风疫苗		钩体疫苗	
麻腮疫苗		炭疽疫苗	
麻腮风疫苗		狂犬病疫苗	
风疹疫苗		伤寒疫苗	
腮腺炎疫苗		布病疫苗	
乙脑疫苗（减毒）		鼠疫疫苗	
乙脑灭活疫苗（Vero）		霍乱疫苗	
A+C 群流脑疫苗（多糖）		森林脑炎疫苗	
A+C 群流脑疫苗（结合）		三价脊灰灭活疫苗（Salk）	
A+C+Y+W135 群流脑疫苗（多糖）		戊肝疫苗	
甲肝疫苗（减毒）		DTaP-IPV 和-Hib 五联疫苗	
甲肝疫苗（灭活）		百白破 Hib 四联疫苗	
甲乙肝疫苗		流脑 Hib 联合疫苗	
Hib 疫苗		EV71 疫苗	
水痘疫苗		2 价 HPV 疫苗	
轮状病毒疫苗		4 价 HPV 疫苗	
流感疫苗		9 价 HPV 疫苗	
5 价轮状病毒疫苗		4 价流感疫苗	

表 15-2（续）　非免疫规划疫苗接种情况统计表（北京增加统计）

填报年月：______年____月　单位名称：____________　单位编码：_________

疫苗	接种剂次数
狂犬病人免疫球蛋白	
抗狂犬病血清	

表 15-3　常规查漏补种调查覆盖范围情况表

调查周期：______年____～____月　调查地区：北京市____区______乡(镇、街道)

调查单位：北京市________区　　预防接种单位：________

编码	村(居)委会名称	总户数	调查户数	学龄前儿童数		调查日期	调查人
				本市	流动		
合计							

表 15-4　查漏补种无卡、无证和漏种疫苗儿童登记表

儿童编号：______________　儿童姓名：________　性别：①男　②女

出生日期：______年____月____日　户籍：①本市：____区　②外省：______省(市)

现住址：____区______乡(镇、街道)____村(居)委会　门牌号：______________

家长姓名：________　联系电话：____________　调查日期：______年____月____日

调查项目	调查结果		原因	预约补种日期	实际补种日期
接种卡	无卡：①是　②否				
接种证	无证：①是　②否				
卡介苗	漏种：①是　②否				
乙肝疫苗	漏种：①第 1 剂 ②第 2 剂 ③第 3 剂 ④否				
脊灰疫苗	漏种：①第 1 剂 ②第 2 剂 ③第 3 剂 ④第 4 剂 ⑤否				
百白破疫苗	漏种：①第 1 剂 ②第 2 剂 ③第 3 剂 ④第 4 剂 ⑤否				
麻疹/麻风疫苗	漏种：①第 1 剂 ②第 2 剂 ③否				
麻腮风疫苗	漏种：①第 1 剂 ②否				
流脑疫苗	漏种：①第 1 剂 ②第 2 剂 ③第 3 剂④否				
乙脑疫苗	漏种：①第 1 剂 ②第 2 剂 ③第 3 剂 ④否				

填表说明：1. 儿童编号=2 位区编码+2 位乡编码+2 位村编码+3 位儿童编号。

2. 调查结果项只能选择一个代号填入，多剂漏种时以最早漏种剂次为准。

3. 原因项(只选主要原因)填写下列代号。

无卡、无证原因

(1)不知到要建卡或证
(2)不知道建立时间、地点
(3)建立地点太远
(4)建立时间不合适
(5)家中无人带孩子去建
(6)儿童患病未去建
(7)建立时无卡或证
(8)带孩子去时无人建
(9)等待时间太长未建
(10)孩子无户口不让建
(11)孩子户口在外地不让建
(12)卡或证丢失
(13)卡或证不在现住址
(14)其他__________
(15)说不清楚

漏种原因

(1)不知到要接种
(2)不知道接种时间、地点
(3)怕接种有不良反应
(4)有人说接种不好
(5)接种地点太远
(6)接种时间不合适
(7)家中无人带孩子去接种
(8)孩子患病未去接种
(9)孩子患病医生不予接种
(10)接种时无疫苗
(11)带孩子去时无人接种
(12)等待时间太长未接种
(13)孩子无户口不让种
(14)孩子户口在外地不让种
(15)接种情况不详，无法接种
(16)其他__________
(17)说不清楚

表 15-5　＿＿＿＿＿区托幼园所和中小学校名单（教委用）

1 托幼园所　2 小学　3 初中

序号	机构名称	是否在教委注册： ①在册 ②不在册	机构性质： ①教育部门和集体办 ②民办 ③其他部门办	是否为打工子弟校 ①是 ②否	机构地址	机构联系人	联系电话	预计招生人数

说明：1.学校类别按托幼园所、小学、初中分别统计。

2.可将此表转换为 Excel 表上报。

表 15-6　儿童免疫规划疫苗接种情况登记表(托幼园所、学校用)

区：__________　学校名称：__________　班级：________　填表人：________　填表日期：__________

编号	是否需要补种	是否完成补种	姓名	性别	出生日期	户籍	是否有证	卡介苗	乙肝				脊灰				百白破				白破	麻疹/麻风	麻腮风		A 群流脑		A 群 C 群流脑		乙脑		甲肝		水痘
									1	2	3	4	1	2	3	4	1	2	3	4			1	2	1	2	1	2	1	2	1	2	

填表说明：请根据预防接种证记录如实在疫苗每剂次处空格中填写接种日期。本次活动补种的疫苗应用红色笔写入接种日期。是否统计水痘全市不作统一要求，由区疾控中心统一规定。

表 15-7　儿童疫苗补种通知单

儿童疫苗补种通知单存根　　　编号________

姓名：________ 性别：_____ 班级：_______

补种疫苗名称：__________________

家长签字：_________　　　　日期：__________

-------------------------------托幼园所/学校骑缝章-----------------------------------

儿童疫苗补种通知单　　　编号________

________家长：

经查验预防接种记录，发现您的孩子漏种以下疫苗，请您在______年____月____日之前带孩子及预防接种证到__________进行补种。补种后将接种证交回幼儿园/学校，进行复验。

卡介苗	乙肝疫苗	脊灰疫苗	百白破疫苗	白破疫苗
麻腮风疫苗	A 群流脑疫苗	A 群 C 群流脑疫苗	乙脑疫苗	甲肝疫苗

空格中请填写需补种剂次数

托幼园所/学校盖章：

年　　月　　日

(注：此通知单由预防接种单位留存)

表 15-8　儿童免疫规划疫苗补种情况汇总表(托幼园所、学校用)

区：______　学校名称：______　学校分类：______　接种单位：______　填表人：______　填表日期：______

	入学人数	实查验人数	需要补种人数	完成补种人数	接种证		乙肝		脊灰		百白破		白破		麻腮风		A 群流脑		A+C 群流脑		乙脑		甲肝		水痘		卡介苗	
					应补人数	实补人数	应补剂次数	实补剂次数	应补剂次数	实补剂次数	应补剂次数	实补剂次数	应补剂次数	实补剂次数	应补剂次数	实补剂次数	应补剂次数	实补剂次数	应补剂次数	实补剂次数	应补剂次数	实补/预约剂次数	应补剂次数	实补剂次数	应补剂次数	实补剂次数	应补剂次数	实补剂次数
本市户籍																												
外省户籍																												

填表说明：填写本校数据，托幼园所、小学、初中三种情况分别统计。疫苗应补、实补数据为剂次数。只有托幼园所才需统计卡介苗的应补和实补数据。

表 15-9　儿童免疫规划疫苗补种情况汇总表(接种单位和区级通用)

1 托幼园所　2 小学　3 初中

区：________　填表人：________　户籍类别：________　填表日期：________

学校名称	入学人数	实查验人数	需要补种人数	完成补种人数	接种证		乙肝		脊灰		百白破		白破		麻腮风		A 群流脑		A+C 群流脑		乙脑		甲肝		水痘		卡介苗	
					应补人数	实补人数	应补剂次数	实补剂次数	应补剂次数	实补剂次数	应补剂次数	实补剂次数	应补剂次数	实补剂次数	应补剂次数	实补剂次数	应补剂次数	实补剂次数	应补剂次数	实补剂次数	应补剂次数	实补/预约剂次数	应补剂次数	实补剂次数	应补剂次数	实补剂次数	应补剂次数	实补剂次数
合计																												

说明：1.户籍类别按本市、外省户籍分别统计；学校类别按托幼园所、小学、初中分别统计。

2.接种单位将此表以电子形式上报。

3.疫苗应补、实补数据为剂次数。

4.只有托幼园所才需统计卡介苗的应补和实补数据。

表 15-10　入托入学或转学儿童接种证查验参考用表

新入托或转入儿童接种证查验参考用表
（托幼园所查验人员用）

	卡介苗	乙肝	脊灰	百白破	麻腮风	A 群流脑	A 群 C 群流脑	乙脑	白破	甲肝
1.5～2 岁	1	3	3	3	—	2	—	1	—	—
2 岁～	1	3	3	4	1	2	—	1	—	1
3 岁～	1	3	3	4	1	—	—	2	—	2
4 岁～	1	3	3	4	1	—	1	2	—	2
5 岁～、6 岁～	1	3	4	4	1	—	1	2	—	2
7 岁～	1	3	4	4	2	—	1	2	1	2

注：接种证显示少于上表所示接种次数的，视为漏种，是否需要补种由接种医生判断。

小一、初一入学或转学生接种证查验参考用表
（中小学校查验人员用）

	乙肝	脊灰	百白破	麻腮风	A 群 C 群流脑	乙脑	白破	甲肝
5 岁～、6 岁～	3	4	4	1	1	2	—	2
7 岁至小学四年级	3	4	4	2	1	2	1	2
小学五年级、小学六年级、初一	3	4	4	2	2	2	1	2
初二	4	4	4	2	2	2	1	2
初三	4	4	4	2	2	2	1	2

注：接种证显示少于上表所示接种次数的，视为漏种，是否需要补种由接种医生判断。

表 15-11　临时预防接种点的基本设置要求

项目	具体内容	是否达标
1	临时预防接种点的设置按照属地管理原则，须经当地区级卫生健康主管部门指定认可，设置在交流便利、人口相对集中的地方，便于受种者接受服务，有利于预防接种工作的实施	
2	接种单位必须具有医疗机构执业许可证	
3	承担接种的医务人员必须是接受过区卫生健康主管部门组织的预防接种专业考核合格的执业医师、执业助理医师、护士	
4	临时预防接种点可依托卫生室/社区卫生服务站、居委会/村委会办公用房、集贸市场管理办公室和学校医务室、办公室、教室等固定房屋设置。灾区可通过搭建帐篷建立临时预防接种点	
5	临时预防接种点室内要求应宽敞清洁、光线明亮、通风保暖，为受种者和家长提供座椅。接种前使用紫外线对接种室消毒 60 分钟，消毒情况应及时记录。人均不低于 2 平方米(含工作人员)	
6	临时预防接种点要有醒目标志，在醒目地点张贴接种疫苗的品种、接种时间、接种对象、预防接种注意事项等内容	
7	临时预防接种点应标示工作流程，按照候种预诊、预防接种、留置观察等功能进行分区	
8	每个临时预防接种点应配备≥2 名具有免疫预防专业资格的医务人员实施现场预防接种工作。根据受种者数量适当增加人员，并根据接种对象数量合理安排工作，每个医务人员日均接种数控制在 75 剂次以下	
9	临时预防接种点应配备必需的急救药品和器材，接种后观察 30 分钟。如出现疑似预防接种异常反应，及时到医院就诊，并及时通知区疾病预防控制中心，按《北京市疑似预防接种异常反应监测方案(试行)》调查处理	
10	接种单位接种前均需下发疫苗接种知情同意书，收到同意回执后方可接种。回执保存 5 年	
11	临时预防接种点应配备用于储存疫苗的冷链设施设备和与受种者数量相适应的注射器材、药品和器械等，并做好预防接种记录等工作。接种现场必须符合生物制品管理要求和冷链管理要求，免疫接种服务按照《北京市预防接种工作技术规范》相关内容执行	

表 15-12　村(居)级抽样单位选定表(示例)

编号	村(居)委会名称	人口数	累计人口数	选定抽样单位
1		1 015	1 015	…
2		1 041	2 056	1
3		1 290	3 346	…
4		1 145	4 491	…
5		1 796	6 287	…
6		1 595	7 882	2
7		2 684	10 566	…
8		3 058	13 624	3
9		4 725	24 349	…
⋮	⋮	⋮	⋮	⋮
60		1 128	98 089	
		组距	98 089/30=3 270	
		随机数	1 047	

注：“—”表示其间无被选中的单位。

第 16 章　北京市学龄前流动儿童强化查漏补种工作方案

流动儿童一直是北京市脊灰、麻疹、风疹、流行性腮腺炎、流脑等疫苗可预防疾病适龄儿童病例中的主要人群。流动儿童由于疫苗接种率相对较低，因此疫苗可预防疾病的发病率高于本市儿童。为维持全市无脊灰状态、努力实现消除麻疹的目标，控制疫苗可预防疾病的发病率，提高流动儿童免疫规划疫苗的接种率，在全市范围内开展学龄前流动儿童强化查漏补种活动。

1　工作指标

以乡(镇、街道)为单位，目标儿童的补证(卡)率≥97%；脊灰疫苗基础和加强免疫剂次补种率≥97%；麻风疫苗(或麻腮风疫苗)第 1、2、3 剂次接(补)种率均≥97%；流脑疫苗(A 群或 A+C 群)、百白破疫苗零剂次补种率≥90%；其他疫苗零剂次预约或补种率≥95%；在当地累计居住≥2 月的流动儿童建卡率、卡证符合率均≥90%。

2　时间安排

2～4 月。

3　接种对象

在本市行政区域内居住、无北京市户籍的学龄前中国籍儿童。

4　部门机构职责

4.1　卫生健康主管部门

市、区卫生健康委负责牵头组织协调相关部门共同制定工作方案，发挥联动和长效工作机制，协同推动工作；区卫生健康委负责组织方案的培训和部分乡(镇、街道)质量评估的督导、向区政府和市卫生健康委提交相关报告。市、区疾病预防控制中心负责提供培训和技术指导、下发数据库并抽取部分乡(镇、街道)参与现场督导、数据收集分析、信息报送和工作总结。地段医疗机构预防保健科负责“北京市免疫规划信息管理系统”数据的下载、核对及更新，检查儿童接种情况、补卡、补证、补种，为免疫预防宣传活动提供技术支持。

4.2 区公安分局、区教委

区公安分局、区教委要加强对此项工作的协调，积极配合区卫生健康委做好各项工作，确保工作顺利开展。

4.3 乡(镇、街道)政府、村居委员会

乡(镇、街道)政府、村居委员会负责提供辖区内学龄前流动儿童摸底登记资料、组织社区宣传，通知目标儿童家长到指定地点查验疫苗接种情况和补种疫苗，并负责维护现场接种秩序。

4.4 托幼园所和学校

托幼园所和学校负责提供本单位内学龄前流动儿童摸底登记资料、提供儿童预防接种记录或接种证，通知儿童家长到指定地点补种疫苗，并参与现场接种的组织工作。

5 工作流程

5.1 学龄前流动儿童摸底调查

(1) 由乡(镇、街道)政府、社区居委员会负责组织调查小组，挨门逐户对辖区内所有适龄流动儿童进行前期的摸底登记，现场发放“预防接种通知单”(表 16-1)，通知家长携带儿童的预防接种证按指定日期带儿童到指定地点查验接种情况，并填写“北京市学龄前流动儿童登记表”(表 16-2)，开展社区宣传。

(2) 地段医疗机构预防保健人员登录“北京市免疫规划信息管理系统”，以村居为单位与摸底登记情况核对。

a. 对于未摸底登记到的儿童，须及时反馈至调查小组，核实其当前在辖区内的居住和入学情况。仍在辖区内居住的未入学儿童，如不属于疫苗补种对象，则直接将儿童基本情况补登入“北京市学龄前流动儿童登记表”，如为疫苗补种对象，调查小组则应负责通知儿童家长，直至其携儿童到预防保健科补种为止，并将儿童基本情况补登入“北京市学龄前流动儿童登记表”；确已迁出本辖区的儿童，由地段医疗机构预防保健人员登录“北京市免疫规划信息管理系统”，将儿童的在册情况改为“迁出”；已入学的儿童，地段医疗机构预防保健人员应登录“北京市免疫规划信息管理系统”，填写其入学信息。

b. 对于摸底登记到但在京内其他门诊接种，应在“北京市学龄前流动儿童登记表”中删除儿童的摸底信息；若未在京内其他门诊接种且无接种卡，应在信息系统中新建接种卡。

c. 地段医疗机构预防保健人员还应登录“北京市免疫规划信息管理系统”，对跨地段来本门诊接种的儿童进行摸底，并将儿童基本情况补登入“北京市学龄前流动儿童登记表”。

5.2 查验接种证和疫苗补种

对于“北京市学龄前流动儿童登记表”中的所有摸底登记到的流动儿童，预防保健人员均应查验疫苗接种情况。

5.2.1 对于按时来预防接种门诊的儿童

对于按时来预防接种门诊的儿童，针对以下几种情况开展工作。

(1)若有接种证，应核查接种证，并登录“北京市免疫规划信息管理系统”查询卡证符合情况，填写“北京市学龄前流动儿童强化查漏补种免疫登记表”(表 16-3)，如有漏种给予补种。

(2)若无接种证，应登录“北京市免疫规划信息管理系统”，查询儿童接种情况并补证，如有漏种给予补种；若为无卡儿童，应建卡、建证并补种。

5.2.2 对于未按时来预防接种门诊的儿童

将“北京市免疫规划信息管理系统”显示为无卡或漏种的儿童反馈至调查小组，由其负责再次通知儿童家长，直至儿童补卡或补种为止。

5.3 预防接种信息录入

全部儿童补卡和疫苗补种信息均应录入“北京市免疫规划信息管理系统”并上传。

6 信息反馈

(1)“北京市学龄前流动儿童登记表”由村(居)委会、托幼园所或学校调查小组填写，并及时反馈至地段医疗机构预防保健科。

(2)“北京市学龄前流动儿童强化查漏补种免疫登记表”由接种人员现场填写并保存。

(3)地段医疗机构预防保健科汇总“北京市学龄前流动儿童强化查漏补种免疫登记表”，形成“北京市学龄前流动儿童强化查漏补种人数汇总表”(表 16-4)后上报至区疾病预防控制中心。区疾病预防控制中心以乡（镇、街道）为单位，上报《北京市学龄前流动儿童强化查漏补种人数汇总表》至市疾病预防控制中心，同时上报全区汇总表。

以乡（镇、街道）为单位，“北京市学龄前流动儿童登记表”、“北京市学龄前流动儿童强化查漏补种免疫登记表”和“北京市学龄前流动儿童强化查漏补种人数汇总表”中的儿童总数应一致。

7 工作要求

(1) 各区卫生健康委要牵头，协调区相关部门，组织区疾病预防控制中心做好查漏补种工作部署、调查人员和预防保健人员的分级动员与培训。

(2) 各区卫生健康委要协调相关部门和乡（镇、街道）政府开展联合督导检查，确保工作进度与防控措施的落实。区疾控机构要安排专人负责现场督导，查看接种记录，查验疫苗，通过多种途径推进查漏补种工作。

(3) 各区卫生健康委将活动进展情况及时以简报形式反馈，至少撰写 2 期简报，每期均应上报区政府和市疾病预防控制中心。

(4) 活动中使用的接种证、预防接种知情同意书和疫苗经费全部由市财政承担，其他工作经费向区财政申请。

(5) 各级各类医疗卫生机构、各有关单位与部门要通过广播、电视等多种方式开展宣传动员活动。所有免疫接种门诊要在强化查漏补种期间全程开展宣传，设立明显标识。

(6) 强化查漏补种结束后，各区卫生健康委组织开展现场质量评估，评估方案见附件 16-2。

8 补卡、补证、补种标准

8.1 补卡、补证对象

无论在当地居住多长时间，调查时未在“北京市免疫规划信息管理系统”中显示为“在册儿童”且未在京内其他门诊接种者，视为无卡儿童，需要补录预防接种信息个案；调查时未提供预防接种证者，视为无证儿童，需要补证。

8.2 OPV/IPV 补种对象

(1) 已满 3 月龄第 1 剂尚未接种者（即零剂次）。

(2) 与上剂次接种时间间隔超过 60 天仍未接种第 2 剂或第 3 剂者。

(3) 已满 5 岁第 4 剂尚未接种，且与前剂次间隔 28 天者。

8.3　麻风(麻腮风)疫苗接/补种对象

8.3.1　麻风疫苗

接种对象：满 8 月龄不足 9 月龄未接种过含麻疹成分的疫苗。

补种对象：满 9 月龄不足 1.5 岁未接种过含麻疹成分的疫苗。

8.3.2　麻腮风疫苗

(1) 接种对象：①满 1.5 岁不足 2 岁未接种过第 2 剂含麻疹成分的疫苗且距上剂次麻疹(麻风二联、麻腮二联、麻腮风三联)疫苗接种间隔超过 28 天；②满 1.5 岁不足 2 岁未接种过第 1 剂含风疹或腮腺炎成分的疫苗且距上剂次麻疹(麻风二联、麻腮二联)疫苗接种间隔超过 28 天；③满 6 岁不足 7 岁未接种过第 2 剂含风疹或腮腺炎成分的疫苗且距上剂次麻疹(麻风二联、麻腮二联、麻腮风三联)疫苗接种间隔超过 28 天。

(2) 补种对象：①满 1.5 岁未接种过含麻疹成分的疫苗；②满 2 岁未接种过第 2 剂含麻疹成分的疫苗且距上剂次麻疹(麻风二联、麻腮二联、麻腮风三联)疫苗接种间隔超过 28 天；③满 2 岁未接种过含风疹或腮腺炎成分且距上剂次麻疹(麻风二联、麻腮二联)疫苗接种间隔超过 28 天；④满 7 岁未接种过第 2 剂含风疹或腮腺炎成分的疫苗且距上剂次麻疹(麻风二联、麻腮二联、麻腮风三联)疫苗接种间隔超过 28 天。

8.3.3　其他疫苗零剂次补种对象

(1) 乙肝：未接种乙肝疫苗。

(2) 百白破：满 4 月龄未接种百白破疫苗。

(3) 乙脑：满 2 岁未接种乙脑疫苗。

(4) 流脑：已满 7 月龄未接种流脑疫苗。

8.3.4　疫苗补种注意事项

(1) OPV/IPV 疫苗补种程序参见《北京市脊髓灰质炎疫苗序贯免疫策略实施工作方案》。

(2) 不足 1.5 岁的儿童补种麻风疫苗，满 1.5 岁的儿童补种麻腮风疫苗。

(3) 不满 3 岁的流脑零剂次儿童补种 A 群流脑疫苗，满 3 岁补种 A+C 群流脑疫苗。

(4) 2 种灭活疫苗或 1 种灭活疫苗与 1 种减毒活疫苗可在同一天不同部位接种，也可以在不同时间不同部位接种，如果 2 种疫苗需在同侧同部位接种，需间隔 28 天；2 种减毒活疫苗如未同一天接种，需间隔 28 天。

(5) 疫苗补种顺序：脊灰疫苗、麻风疫苗或麻腮风疫苗、A 群或 A+C 群流脑疫苗、百白破疫苗、乙脑疫苗、乙肝疫苗。

9 具体工作进度安排

2 月 28 日前：各级动员培训、疫苗准备、材料印刷下发等。

3 月 1～20 日：强化查漏补种摸底调查、补种疫苗、补卡/补种信息录入。

3 月 21～31 日：质量评估与督导。

4 月 1～15 日：各区疾病预防控制中心向市疾病预防控制中心上报报表和质量评估报告。

4 月 16～30 日：市区疾病预防控制中心进行数据统计、分析和总结。

5 月 15 日前：各区将专项工作总结上报区政府和市疾病预防控制中心。

5 月 30 日前：市疾病预防控制中心将专项工作总结报告报市卫生健康委。

10 附件

附件 16-1　北京市学龄前流动儿童强化查漏补种工作表单

附件 16-2　北京市学龄前流动儿童强化查漏补种现场质量评估方案

附件 16-1　北京市学龄前流动儿童强化查漏补种工作表单

表 16-1　预防接种通知单

______乡(镇、街道)______村(居)委会　儿童预防接种通知单(编号：　　　)

门牌号：

家长姓名：　　　　　　家长电话：

儿童姓名：　　　　　　性别：　　　　　　年龄：

儿童姓名：　　　　　　性别：　　　　　　年龄：

儿童姓名：　　　　　　性别：　　　　　　年龄：

儿童家长：您好！

请您于　　月　　日，携带孩子、预防接种证和此通知单到____________接种门诊进行免疫接种查验，如果您的孩子漏种了疫苗，我们将免费补种。

门诊联系电话：

年　　月　　日

表 16-2　北京市学龄前流动儿童登记表[村(居)委会填写]

北京市______区______乡(镇、街道)__________村　填表人________　填表日期：______年____月____日

编号	儿童姓名	性别	年龄	监护人姓名	家庭住址	联系电话	出租房主姓名	是否发通知单

注：1.表中各项内容应与“预防接种通知单”相应项填写一致。

2.此表中的流动儿童汇总数应与表 16-3、表 16-4 一致。

表 16-3 北京市学龄前流动儿童强化查漏补种免疫登记表

北京市______区______乡(镇、街道)__________村(居)委会　填表人______　填表日期__________

编号	儿童姓名	出生日期	家长姓名	住址	联系电话	在本村(居)委会居住的累计时间≥2月	接种卡		接种证		脊灰疫苗			麻风疫苗				麻腮风疫苗				流脑零剂次		百白破零剂次		乙脑零剂次		乙肝零剂次	
							有卡	补卡	有证	补证	漏种		实补种	应接种	实接种	应补种	实补种	应接种	实接种	应补种	实补种	应补种	实补种	应补种	实补种	应补种	补种/预约	应补种	补种/预约
											零剂次	非零剂次																	

注：满足此项填“√”，不满足此项填“×”，补种填“1”，预约填“2”。

表 16-4　北京市学龄前流动儿童强化查漏补种人数汇总表

北京市______区______乡(镇、街道)__________村(居)委会　　填表人______　　填表日期__________

统计分类		儿童在本村(居)委会居住的累计时间	调查人数	接种卡		接种证		脊灰疫苗			麻风疫苗				麻腮风疫苗				流脑零剂次		白百破零剂次		乙脑零剂次		乙肝零剂次	
				无卡	补卡	无证	补证	漏种		实补种	应接种	实接种	应补种	实补种	应接种	实接种	应补种	实补种	应补种	实补种	应补种	实补种	应补种	预约/补种	应补种	预约/补种
								零剂次	非零剂次																	
出生年份	2018	<2 月							—		—	—	—	—	—	—	—	—	—	—	—	—	—	—		
		≥2 月							—		—	—	—	—	—	—	—	—	—	—	—	—	—	—		
	2017	<2 月																								
		≥2 月																								
	2016	<2 月																								
		≥2 月																								
	2015	<2 月																								
		≥2 月																								
	2014	<2 月																								
		≥2 月																								
	2013	<2 月																								
		≥2 月																								

续表

统计分类		儿童在本村(居)委会居住的累计时间	调查人数	接种卡		接种证		脊灰疫苗			麻风疫苗				麻腮风疫苗				流脑零剂次		白百破零剂次		乙脑零剂次		乙肝零剂次	
				无卡	补卡	无证	补证	漏种		实补种	应接种	实接种	应补种	实补种	应接种	实接种	应补种	实补种	应补种	实补种	应补种	实补种	应补种	预约/补种	应补种	预约/补种
								零剂次	非零剂次																	
出生年份	2012	<2 月																								
		≥2 月																								
	2011	<2 月																								
		≥2 月																								
合计		<2 月																								
		≥2 月																								

注：本表根据表 16-3 汇总。

出生年份以“2008 年北京市学龄前流动儿童强化查漏补种”为例。

附件 16-2　北京市学龄前流动儿童强化查漏补种现场质量评估方案

一、评估对象

同时满足以下条件的学龄前流动儿童。

(1)最近一次到被调查村居的时间早于当年 3 月 1 日。

(2)出生日期为当年 2 月 28 日前。

(3)未上小学的学龄前儿童。

(4)户籍为非北京市户籍。

二、评估点的选择

各区选择前一年发生高危 AFP 病例、零剂次适龄儿童百日咳和麻疹病例所在的乡(镇、街道)为评估点。除上述乡(镇、街道)外，各区还应根据辖区内学龄前流动儿童总数、麻疹发病情况、每月含麻疹成分疫苗常规免疫接种情况(参见北京市 2017 年消除麻疹常规免疫工作简讯)至少选定 3 个乡(镇、街道)为评估点，每个评估点按照随机数字的方法选取 3 个村(居)委会进行调查，每个村居评估 15 名适龄对象。

三、评估方法

1. 评估前准备工作

被评估乡(镇、街道)提前 2 天上报所辖的所有村(居)委会的人口基本情况(表 16-5)和其所有村(居)委会的最新人口登记列表、门牌号列表或自然村(小区)及住户列表(选取覆盖率最高的一种列表)等(表 16-6)。区级抽取 3 个最终被评估的村(居)委会，并在每个被评估的村(居)委会内抽样确定 15 个起始调查户。

2. 现场评估工作

到达被评估的村(居)委会后，调查员对确定的起始调查户逐一进行入户调查。如户中有 1 名适龄调查儿童，则调查该儿童；有几名适龄儿童，则按照 Kish 方法随机抽取 1 名调查(**经 Kish 方法选定的儿童不得随意更换**)；如无适龄儿童，则选择距离最近的户继续调查，直至找到 1 名适龄儿童。距离最近的户选择方法如下。

(1)按出门步行距离最近的原则，选择下一个家庭户；若有两个及以上家庭户距离当前被调查户的步行距离相等，则调查者需站在出门处，面向外，选择右侧步行距离最近的家庭户作为下一户。

(2)若为楼房，依次逐户调查，当该层住户均调查完后，选择离当前最后一个家庭户步行距离最近的楼层中步行距离最近的一户继续开展调查(若当前户离向上和向下的楼层距离相等，则选择向下的楼层)；若该单元的调查已完成，则走出该单元后寻找下一个步行距离最近的单元的第一个住户进行调查(若与两边的单元距离相等，则调查者需站在单元门口，面向外，选择向右步行距离最近的单元进行调查)。

对每个被调查的家庭户，调查员需现场填写“北京市学龄前流动儿童强化查漏补种质量评估入户基本信息调查表”(表 16-7)，如户内有适龄调查对象，则现场查看儿童的预防接种证，填写“北京市学龄前流动儿童强化查漏补种质量评估调查表”(表 16-8)。

对于符合调查要求但接种证在托幼园所或学校保存的适龄调查对象，调查人员需前往其所在的托幼园所或学校查验并抄录儿童预防接种证上的信息。若仍未获得预防接种证，则视为无证儿童，也应填写“北京市学龄前流动儿童强化查漏补种质量评估调查表”(表 16-8)。

四、评估指标

以乡(镇、街道)为单位，评估指标如下。

(1)无卡者≤1 人。

(2)无证者≤1 人。

(3)脊灰疫苗漏种儿童≤1 人。

(4)麻风疫苗(或麻腮风疫苗)应接(补)种儿童≤1 人。

(5)流脑疫苗(A 或 A+C)、百白破疫苗零剂次儿童各≤1 人。

(6)其他各类疫苗零剂次且未预约儿童均≤1 人。

(7)在当地累计居住≥2 月的儿童卡证不符合人数≤1 人。

五、无(证)卡、漏种标准

以下标准均截至当年 3 月 1 日。

1. 无卡、无证

无论在当地居住多长时间，调查时未在“北京市免疫规划信息管理系统”中显示为**“在册儿童”**且未在京内其他门诊接种者，视为无卡儿童；调查时未提供预防接种证者，视为无证儿童。

2. 卡证不符

儿童出生日期或任何一剂被调查疫苗(下述疫苗)接种日期的卡证不符，则为卡证不符。

3. 脊灰疫苗(OPV/IPV)漏种

(1)已满 3 月龄第 1 剂尚未接种者。

(2)与上剂次接种时间间隔超过 60 天仍未接种第 2 剂或第 3 剂者。

(3) 已满 5 岁第 4 剂尚未接种者。

4. 麻风疫苗

满 8 月龄不足 1.5 岁未接种过含麻疹成分的疫苗。

5. 麻腮风疫苗

(1) 满 1.5 岁未接种过含麻疹成分的疫苗。

(2) 满 1.5 岁未接种过第 2 剂含麻疹成分的疫苗且距上剂次麻疹(麻风二联、麻腮二联、麻腮风三联)疫苗接种间隔超过 28 天。

(3) 满 1.5 岁未接种过第 1 剂含风疹或腮腺炎成分的疫苗且距上剂次麻疹(麻风二联、麻腮二联、麻腮风三联)疫苗接种间隔超过 28 天。

(4) 满 6 岁未接种过第 2 剂含风疹或腮腺炎成分的疫苗且距上剂次麻疹(麻风二联、麻腮二联、麻腮风三联)疫苗接种间隔超过 28 天。

6. 其他疫苗零剂次

(1) 乙肝：未接种乙肝疫苗。

(2) 百白破：满 4 月龄未接种百白破疫苗。

(3) 乙脑：满 2 岁未接种乙脑疫苗。

(4) 流脑：满 7 月龄未接种流脑疫苗。

六、质量控制

(1) 市疾病预防控制中心负责制定统一的评估方案并提供培训和技术指导，负责下发数据库并抽取部分乡(镇、街道)参与现场督导。

(2) 被评估的村(居)委会由区级人员在评估当天抽取。被抽到的村(居)委会不得更改，确因特殊原因需要更改的，须上报至区卫生健康委，并详细记录变更情况和原因。

(3) 适龄儿童的寻找要严格按照方案入户进行，并按要求详细记录入户过程，避免人为误导。

(4) 入户调查至少应由 2 名经过培训的评估人员组成：1 人负责调查，1 人负责监督入户路线和目标儿童确定、审核调查表填写的准确性和完整性。审核调查表发现漏项时，应当天查明原因并予以补充，必要时要补充调查。

(5) 现场调查过程中，不可去幼儿园调查儿童，调查路途中碰到的适龄儿童不纳入调查。

(6) 儿童基本信息(姓名、出生日期)和疫苗接种信息以接种证为准；如无接种证，以接种卡为准；如无卡证，则依据家长口述记录儿童基本信息，疫苗接种信息则均为“无”。

(7) 有接种禁忌证的儿童也纳入调查，但不计入漏种儿童范畴。

(8) 调查数据库实行计算机双录入，并复检。

七、职责分工

1. 市卫生健康委

市卫生健康委组织市疾病预防控制中心制定质量评估方案，协调市级相关部门，组织市疾病预防控制中心对部分乡(镇、街道)的现场质量评估工作进行督导。市疾病预防控制中心负责提供培训和技术指导，负责下发数据库并抽取部分乡(镇、街道)参与现场督导，收集汇总各区质量评估报告并完成全市报告。

2. 区卫生健康委

各区卫生健康委负责组织区疾病预防控制中心完成以下工作。

(1)选定被评估的乡(镇、街道)。

(2)提前收集被评估乡(镇、街道)的村(居)委会列表(表 16-5)和每个村(居)委会的最新人口登记列表、门牌号列表、自然村(小区)及住户列表或居民健康档案列表(选取覆盖率最高的一种)等。

(3)组织调查人员在每个评估点中现场选择 3 个被评估的村(居)委会，对每个被评估的村(居)委会抽样确定 15 个起始调查户，严格按照评估方案要求开展调查，现场填写评估表(表 16-7～表 16-9)。

(4)判断每名被调查儿童的接种情况、卡证相符情况，对各评估点的工作指标达标情况进行汇总。

(5)对评估数据进行平行双录入，开展数据统计分析及撰写评估报告。

八、结果反馈与上报

1. 结果反馈

区疾病预防控制中心对各评估点的工作指标达标情况进行分析，评估结果及时报区卫生健康委；区卫生健康委要向未达标的乡镇反馈结果，帮助分析原因并提出改进要求。

2. 结果上报

各区质量评估报告在报区政府的同时，要上报市卫生健康委和市疾病预防控制中心。

表 16-5　北京市学龄前流动儿童强化查漏补种现场质量评估被评估乡(镇、街道)所辖的村(居)委会列表

______区______乡(镇、街道)　填表人________　填表日期__________

村(居)委会名称	家庭户数(本市+外地)	人口数(本市+外地)	当年学龄前流动儿童总人数

表 16-6　北京市学龄前流动儿童强化查漏补种现场质量评估被评估乡(镇、街道)的村(居)委会家庭户列表

______区______乡(镇、街道)______村(居)委会　填表人________　填表日期__________

编号	家庭户名称	家庭户地址	家庭户联系电话

表 16-7　北京市学龄前流动儿童强化查漏补种质量评估入户基本信息调查表

______区______乡(镇、街道)________村(居)委会

家庭户编号 必填项	家庭户是否失访[①] (失访/未失访) 必填项	家庭户人口总数	是否有符合条件的目标儿童 (是/否)	符合条件的目标儿童数	被调查儿童的编号 (同表 16-8)	备注(如：儿童托幼园所)

注：①“失访”指家庭户中无人应答或拒访，失访的家庭户无需填写后续信息。

表 16-8　北京市学龄前流动儿童强化查漏补种质量评估调查表

儿童编号：________

［后 2 位区编号＋2 位乡(镇、街道)编号＋1 位村(居)委会编号＋2 位儿童编号］

儿童姓名：________　　性别：①男　②女

出生日期：_____年____月____日　　来本村(居)时间是否≥2 个月：①是　②否

家长姓名：__________　　家长电话：__________

调查项目	调查结果	
接种证	①有　②无	
接种信息录入	①是　②否	
录入信息与接种证比较	①一致　②不一致	
卡介苗	_____年____月____日	
乙肝疫苗	1	_____年____月____日
	2	_____年____月____日
	3	_____年____月____日
脊灰疫苗(OPV/IPV)	1	_____年____月____日
	2	_____年____月____日
	3	_____年____月____日
	4	_____年____月____日(4 岁剂)
百白破疫苗	1	_____年____月____日
	2	_____年____月____日
	3	_____年____月____日
	4	_____年____月____日
麻疹疫苗	1	_____年____月____日
	2	_____年____月____日
	3	_____年____月____日
风疹疫苗	1	_____年____月____日
	2	_____年____月____日
	3	_____年____月____日
腮腺炎疫苗	1	_____年____月____日
	2	_____年____月____日
	3	_____年____月____日
流脑疫苗	1	_____年____月____日
	2	_____年____月____日
	3	_____年____月____日
乙脑疫苗	1	_____年____月____日
	2	_____年____月____日

表 16-9 Kish 户内调查方法

方法：

调查员到达被调查地址后，如果在该地址的某个家庭户内居住一个以上的适龄调查对象则从年龄最大的男孩开始，自“1”起排序，排完男孩后，排女孩，序号顺序同男孩，直至将所有适龄调查对象排完(例子见表 16-9-1)。

表 16-9-1 Kish 调查方法排序示例

性别	年龄(岁)	序号
男	4	1
女	5	3
男	2	2
女	3	4

按照上述方法将被调查家庭户的所有适龄调查对象基本信息及序号填入“北京市被调查家庭户的多个适龄调查对象 Kish 列表”(表 16-9-2)。在 Kish 选择参照表中，找到被调查地址编号或门牌号的最后一位数字所对应的“列”和该地址适龄调查对象总数所对应的“行”,“列”和“行”的交叉格数字为最终调查对象的儿童序号，从“Kish 选择参照表”(表 16-9-3)中选出序号所对应的儿童，编号后进行现场调查。

步骤：

(1)准确获悉被调查家庭户内居住的适龄儿童总数。

(2)若满足步骤(1)的儿童总数＞1，在表 16-9-3 中罗列所有儿童的基本信息，并按照前述方法排序。

(3)根据 Kish 选择参照表，确定最终被调查的儿童，进行编号并完成现场调查。

表 16-9-2　北京市被调查家庭户的多个适龄调查对象 Kish 列表

被调查地址：＿＿＿＿＿＿　被调查人：＿＿＿＿

儿童姓名	性别	出生日期 信息来源	序号	是否选定为最终调查对象#	最终确定的被调查对象编号 （同表 16-8）

注：出生日期：还应注明信息来源(如接种证、家长口述等)。

#：被选定为调查对象的儿童用“ √”表示。

表 16-9-3　Kish 选择参照表

适龄调查对象总数	居住地址/门牌号的编号最后一位数字									
	0	1	2	3	4	5	6	7	8	9
1	1	1	1	1	1	1	1	1	1	1
2	1	2	1	2	1	2	1	2	1	2
3	3	3	3	3	3	3	3	3	3	3
4	1	4	1	4	1	4	1	4	1	4
5	1	5	1	5	1	5	1	5	1	5
6	6	6	6	6	6	6	6	6	6	6
7	5	7	5	7	5	7	5	7	5	7
8	1	8	1	8	1	8	1	8	1	8
9	8	9	8	9	8	9	8	9	8	9
10	9	10	9	10	9	10	9	10	9	10

第17章　北京市免疫规划信息报告工作方案

为了加强免疫规划信息管理，提高信息管理与报告质量，为免疫规划工作管理和决策提供及时、准确的信息，北京市疾病预防控制中心依据卫生部《儿童预防接种信息报告系统管理规范(试行)》(卫疾控发[2006]512号文件)，制定本方案。

1　组织机构与职责

遵循分级负责、属地管理的原则，各级卫生健康委、疾病预防控制中心、预防接种单位在免疫规划信息报告管理工作中履行以下职责。

1.1　市卫生健康委

(1)负责本辖区免疫规划信息报告工作的管理，建设和完善免疫规划信息系统，为系统正常运行提供保障条件。

(2)结合本辖区具体情况，组织制定免疫规划信息报告工作方案，落实免疫规划信息报告工作。

(3)定期组织开展对预防接种单位免疫规划信息报告工作的监督检查。

1.2　市疾病预防控制中心

(1)建立健全信息管理制度，承担系统用户和权限管理工作，提供相关技术支持。

(2)负责全市免疫规划信息报告业务管理、技术培训和督导，开展考核和评估工作。

(3)负责部分免疫规划信息的收集、登记、录入和网络报告。

(4)负责全市免疫规划信息的收集、审核、分析、评价、报告和反馈。

(5)督导全市免疫规划信息报告的数据备份，确保报告数据安全。

1.3　区疾病预防控制中心

(1)制定本辖区免疫规划信息报告管理工作具体实施计划，指导预防接种单位开展信息系统实施工作，提供相关技术支持。

(2)负责本辖区免疫规划信息报告业务管理、技术培训、督导和预防接种单位免疫规划信息报告的质量控制，开展考核和评估工作。

(3) 负责部分免疫规划信息的收集、登记、录入和网络报告。

(4) 负责本辖区免疫规划信息的收集、审核、分析、评价、报告和反馈。

(5) 督导本辖区免疫规划信息报告的数据备份，确保报告数据安全。

1.4　预防接种单位

(1) 建立健全预防接种证（卡）登记管理制度和免疫规划信息报告制度。

(2) 负责对本单位免疫规划工作人员进行免疫规划信息报告培训。

(3) 负责信息系统的使用管理。

(4) 负责免疫规划信息的收集、登记、录入和网络报告。

(5) 负责本单位信息系统的日常维护和数据备份，确保系统和数据安全。

2　信息登记与报告

市疾病预防控制中心、区疾病预防控制中心、预防接种单位负责相应免疫规划工作的人员为免疫规划信息登记报告的责任人。按照北京市免疫规划相应技术规范和免疫规划信息系统的要求录入及上报相应报表。

2.1　预防接种信息

2.1.1　登记报告信息内容

包括儿童的基本信息和疫苗接种信息两部分。

(1) 基本信息：儿童编码、身份证号、出生证号、儿童姓名、性别、出生日期、出生医院、监护人姓名、身份证号、联系电话、家庭住址、户籍地址、儿童传染病患病情况、儿童过敏史、预防接种异常反应史、接种禁忌证、迁入日期、迁出日期、迁出原因、建卡日期、建卡单位和建卡人等。

(2) 疫苗接种信息：疫苗名称、剂次、免疫类型、接种日期、接种部位、疫苗批号、疫苗规格、接种剂量、疫苗效期、疫苗厂家、接种单位和接种者。预防接种信息包括儿童所有免疫规划疫苗和非免疫规划疫苗的接种信息。

2.1.2　工作程序与方式

预防接种单位登录免疫规划信息系统，建立预防接种信息档案，及时录入和更新每次接种的相关信息，及时将预防接种个案信息上传至北京市政务云平台，北京市政务云平台将预防接种个案信息上传至国家信息管理平台。预防接种单位在每次预防接种过程中，利用免疫规划信息系统获得流动儿童的接种信息，实现流动儿童的接种与信息共享。

2.1.3 登记、录入、核对、打印预防接种信息

基本信息档案建立：本市儿童出生后 1 个月内、外地迁入儿童在迁入后 2 个月内，由预防接种单位通过免疫规划信息系统录入预防接种基本信息，建立儿童的预防接种基本信息电子档案。

疫苗接种信息的录入：接种后，预防接种单位须即时将疫苗接种信息录入免疫规划信息系统。

疫苗接种信息的核对：预防接种单位须在每次接种后，核对各类疫苗不同厂家、批号使用登记情况。

信息打印：对于在北京市建立接种证的儿童，基本信息与疫苗接种信息须打印在儿童接种证上。

2.1.4 上报预防接种信息

上报时限：预防接种单位在每次接种信息录入完成后，即完成数据上报工作。若因断网采用离线接种，一旦网络恢复，应立即将预防接种个案信息上传至北京市政务云平台，北京市政务云平台自动上传至国家信息管理平台。

2.1.5 预约接种

预防接种单位应根据辖区儿童数量、门诊周期、服务能力、接种需求等因素，利用免疫规划信息系统合理预约接种疫苗。

2.1.6 查漏补种与儿童迁出

预防接种单位应至少每月利用免疫规划信息系统开展一次查漏补种工作，每月开展一次在册儿童清理，将非本点居住或非本点接种的儿童及时迁出。

2.2 基本资料、疾病监测等信息的报告

按照相关工作时限要求，通过免疫规划信息系统录入和报告基本资料、疾病监测等信息。

3 数据管理

3.1 数据审核

3.1.1 预防接种单位

预防接种单位应在每次接种前对接种儿童的既往接种信息进行审核，每周对

所有管理儿童接种信息进行审核，检查数据有无错项、漏项和逻辑错误，对有疑问的录入信息及时向相关人员核实，确保录入数据的完整性和准确性。

3.1.2　区疾病预防控制中心

区疾病预防控制中心每周通过免疫规划信息系统审核预防接种单位上传的预防接种信息，检查数据有无错项、漏项和逻辑错误。

3.1.3　市疾病预防控制中心

市疾病预防控制中心每月审核预防接种数据的完整性、及时性和准确性。

3.2　数据订正

预防接种单位和区、市疾病预防控制中心，在数据审核过程中如果发现有错项、漏项和逻辑错误的数据，须告知相关责任填报人对数据予以订正，并及时将订正数据录入免疫规划信息系统。

3.3　数据补报

预防接种单位，发现未录入或未报告的预防接种信息，应当及时录入免疫规划信息系统。

3.4　数据查重

3.4.1　预防接种单位

(1) 应每日通过免疫规划信息系统对预防接种个案信息进行查重，并及时向相关人员核实，删除错误的重复记录。

(2) 每月通过免疫规划信息系统进一步对上传的预防接种个案信息进行查重并核实数据，删除错误的重复记录。

3.4.2　区疾病预防控制中心

每月通过免疫规划信息系统对预防接种单位上传的预防接种个案信息进行查重，督促预防接种单位对数据进一步核实，删除错误的重复记录。

4　质量控制

4.1　数据质量控制

各级疾病预防控制中心每月通过免疫规划信息系统对上报的数据质量进行分

析，分析指标包括信息管理系统覆盖率、上传信息及时率、上传完整率等。督促下级疾病预防控制中心、预防接种单位提高免疫规划信息录入和上报的质量。

4.2 管理质量控制

市、区疾病预防控制中心应经常开展数据的检查复核工作，检查辖区内预防接种证记录或免疫规划报表与免疫规划信息系统相应数据是否一致。

5 分析利用

(1) 各级疾病预防控制中心应每月利用免疫规划信息系统对本辖区的预防接种数据进行统计分析；每年 1 月对上年度全年的免疫规划信息进行总结。

(2) 各级疾病预防控制中心应同时撰写免疫规划信息分析报告，向同级卫生健康主管部门和上级疾病预防控制中心报告；同时向下级疾病预防控制中心、预防接种单位进行反馈。

(3) 预防接种单位应每月利用免疫规划信息系统对本辖区免疫规划数据进行统计分析；每年 1 月对上年度全年的免疫规划信息进行总结。

(4) 各级可根据具体情况按地区、时间、年龄、出生年度、儿童状况(本地儿童和流动儿童)等属性对儿童预防接种情况进行统计分析。

分析的主要指标包括：①国家免疫规划疫苗各剂次基础免疫应种人数、受种人数和接种率；②国家免疫规划疫苗加强免疫应种人数、受种人数和接种率；③省级增加的国家免疫规划疫苗各剂次基础免疫和加强免疫应种人数、受种人数和接种率。

此外，还可以进一步分析以下指标：①各种疫苗(包括免疫规划疫苗和非免疫规划疫苗)的接种人次数；②国家免疫规划疫苗各剂次基础免疫合格接种人数、合格接种率；③国家免疫规划疫苗基础免疫的单苗全程和五苗全程的合格接种人数、合格接种率；④国家免疫规划疫苗各剂次基础免疫和加强免疫的不合格接种原因和接种人数；⑤不同年龄组的建卡儿童数、流动儿童数。

6 系统管理与数据安全

6.1 系统管理

(1) 各级疾病预防控制中心负责辖区内免疫规划信息管理系统用户权限的维护，制定相应的制度，加强信息管理系统账户安全管理。

(2) 计算机要专人管理，信息管理系统使用人员未经许可，不得转让或泄露系统操作账号和密码。发现账号、密码已泄露或被盗用时，应立即采取措施，更改密码，同时向上级疾病预防控制中心报告。

(3)各地应建立健全免疫规划信息查询、使用制度。其他政府部门和机构查询免疫规划信息资料，应经同级卫生健康主管部门批准。

(4)预防接种单位实施免疫规划信息系统后，应对安装免疫规划信息系统的计算机同时安装能及时网络升级的正版杀毒软件。

(5)预防接种服务和管理人员不得利用安装有免疫规划信息系统的计算机浏览与工作无关的网页或做其它与工作无关的事情。

6.2　数据安全

(1)全市免疫规划电子档案由北京市政务云平台长期保管。

(2)免疫规划个案的基本信息未经成人本人或儿童监护人同意，不得向其他人员提供。

(3)各级疾病预防控制中心、预防接种单位应将免疫规划信息资料按照有关规定纳入档案管理。

7　考核评价

(1)各级卫生健康主管部门定期组织本辖区免疫规划信息报告工作督导检查，对发现的问题予以通报批评并责令限期改正。

(2)各级疾病预防控制中心制定免疫规划信息报告工作考核方案，并定期对辖区内预防接种单位进行指导与考核。

(3)预防接种单位应将免疫规划信息报告管理工作纳入工作考核范围，定期进行自查。

8　附录：评价指标

8.1　信息系统覆盖率

信息系统覆盖率=实施免疫规划信息系统的乡(镇、街道)数/辖区乡(镇、街道)数×100%

8.2　上传地区完整率

上传地区完整率=在一定时间内信息平台收到上传预防接种数据的乡(镇、街道)数/辖区乡(镇、街道)数×100%

8.3　上传接种信息数据完整率

上传接种信息数据完整率=在一定时间内上传预防接种个案信息完整的儿童数/上传的儿童数×100%

8.4　上传接种信息及时率

上传接种信息及时率=预防接种个案信息在接种后 5 日内上传的儿童数/实际上传儿童数×100%

8.5　上传接种信息准确率

上传接种信息准确率=上传预防接种个案信息与预防接种证信息相符的儿童数/调查儿童数×100%

8.6　接种证打印开展率

接种证打印开展率=开展接种证打印的预防接种单位数/预防接种单位总数

第18章　北京市免疫预防血清学与疫苗滴度监测规范

血清学监测与疫苗滴度监测是免疫预防工作的重要内容之一，目的是评价免疫规划疫苗的基础免疫效果、人群抗体水平与疫苗效价，为预测疾病流行、制定疾病控制策略、调整免疫程序和评价免疫预防工作质量提供科学依据。

1　基础免疫成功率或阳性率监测

基础免疫成功率或阳性率每2～3年监测1次。随机选择2个区为监测点，每区随机选择监测对象35名，共采集70份血清标本，应保证质量和数量，不能溶血，标本采集及运送注意事项如下。

(1) 血标本在2～8℃条件下保存，24小时内自动沉降或离心分离血清。

(2) 血清标本封装于冻存管内，–20℃以下保存、8℃以下运送，避免反复冻融。

(3) 血清标本容器上标签应注明区、编号和姓名，且字迹清楚。

(4) 送检标本须附相应疫苗基础免疫成功率监测登记表(表18-1)，项目齐全，表内编号与血清标本编号一致。

1.1　脊髓灰质炎疫苗基础免疫阳性率监测

1.1.1　监测对象

同时满足以下4条标准者，可选择为监测对象。

(1) 按照2月龄、3月龄、4月龄的免疫程序完成3剂脊灰疫苗基础免疫。

(2) 3剂脊灰疫苗均为北京市免疫规划疫苗。

(3) 3剂脊灰疫苗均在北京接种。

(4) 基础免疫完成后4～8周的儿童。

1.1.2　标本采集

各监测对象需采集静脉血1.0ml，血清量＞200μl/份。

1.1.3　检测方法与判断标准

采用微量中和实验法测定脊灰中和抗体，中和抗体滴度≥1∶4为阳性。

1.1.4　时间进度

5～6 月采集血清标本，6 月底前送市疾控中心，7～8 月实验室检验，8 月底反馈检验结果，9 月前完成监测总结。

1.2　百白破疫苗基础免疫阳性率监测

1.2.1　监测对象

同时满足以下 4 条标准者，可选择为监测对象。

(1) 按照 3 月龄、4 月龄、5 月龄的免疫程序完成 3 剂百白破三联疫苗基础免疫。

(2) 3 剂百白破三联疫苗均为北京市免疫规划疫苗。

(3) 3 剂百白破三联疫苗均在北京接种。

(4) 基础免疫完成后 4～8 周的儿童。

1.2.2　标本采集

各监测对象采集静脉血 1.0ml，血清量≥200μl/份。

1.2.3　检测方法与判断标准

(1) 采用 ELISA 方法检测百日咳抗体，抗体阳性判断标准参照试剂盒使用说明书。

(2) 采用 ELISA 方法检测白喉毒素抗体，抗体浓度≥0.1IU/ml 为阳性，即为保护水平。

(3) 采用 ELISA 法检测破伤风毒素抗体，抗体浓度≥0.1IU/ml 为阳性，即为保护水平。

1.2.4　时间进度

5～6 月采集血清标本，6 月底前送市疾控中心，7～8 月实验室检验，8 月底反馈检验结果，9 月前完成监测总结。

1.3　麻风疫苗基础免疫成功率监测

1.3.1　监测对象

8～9 月龄需要进行麻风疫苗基础免疫的儿童。

1.3.2　标本采集

采集每名监测对象免疫前 (S1) 和免疫后 4～6 周的血清标本 (S2)，采集末梢血

≥0.2ml 或静脉血 1.0ml，血清量≥100μl/份。

1.3.3　检测方法与判断标准

(1)采用 ELISA 法测定麻疹 IgG 抗体，抗体阳性判断标准参照试剂盒使用说明书。

(2)采用 ELISA 法测定风疹 IgG 抗体，抗体阳性判断标准参照试剂盒使用说明书。

1.3.4　时间进度

6～8 月采集血清标本，8 月底前送市疾控中心，9～11 月进行检验，11 月底反馈检验结果，12 月底完成监测总结。

1.4　流行性腮腺炎疫苗基础免疫成功率监测

1.4.1　监测对象

18～24 月龄需要进行流行性腮腺炎疫苗基础免疫的儿童。

1.4.2　标本采集

每名监测对象采集免疫前(S1)和免疫后 1 个月以上的血清标本(S2)，采集末梢血≥0.2ml 或静脉血 1.0ml，血清量≥100μl/份。

1.4.3　检测方法与判断标准

采用 ELISA 法测定流腮 IgG 抗体，抗体阳性判断标准参照试剂盒使用说明书。

1.4.4　时间进度

6～8 月采集血清标本，8 月底前送市疾控中心，9～11 月进行检验，11 月底反馈检验结果，12 月底完成监测总结。

1.5　流行性乙型脑炎疫苗基础免疫成功率监测

1.5.1　监测对象

12～24 月龄完成流行性乙型脑炎疫苗基础免疫后 4～6 周的儿童。

1.5.2　标本采集

每名监测对象采集免疫前(S1)和免疫后 1～6 个月的血清标本(S2)，采集静脉血≥1ml，血清量≥300μl/份。

1.5.3 检测方法与判断标准

采用蚀斑减少中和实验法，抗体滴度≥1∶10 为阳性。

1.5.4 时间进度

6～8 月采集血清标本，8 月底前送市疾控中心，9 月前完成检验，10 月底反馈检验结果，12 月底完成监测总结。

1.6 流行性脑脊髓膜炎疫苗基础免疫成功率监测

1.6.1 监测对象

完成流行性脑脊髓膜炎疫苗基础免疫后 1～2 月的 1.5 岁内儿童。

1.6.2 标本采集

各监测对象需采集末梢血不少于 0.2ml 或静脉血 1.0ml，常规血清量需≥50μl/份。

1.6.3 检测方法与判断标准

采用杀菌力实验测定流行性脑脊髓膜炎的杀菌抗体水平，抗体保护水平判断标准为≥1∶8。

1.6.4 时间进度

5～6 月采集血清标本，6 月 31 日前送市疾控中心，7～8 月进行检验，8 月底反馈检验结果，9 月前完成监测总结。

2 人群抗体水平监测

2.1 监测频率

每五年监测 1 次。

2.2 监测范围

全市范围内随机选择 8 个区。

2.3 监测病种

脊灰、麻疹、乙脑、风疹、百日咳、白喉、水痘、流腮（由于人狂犬病不具备人群抗体监测意义、流脑实验方法不能实现监测目标，因此均不开展此项监测工作）。

2.4　监测对象

在居住地连续居住 6 个月以上的健康人群(表 18-2)。

2.5　样本量确定

以疫苗针对疾病人群抗体水平阳性率为确定样本量的计算标识，由于不同疾病在年龄组间抗体阳性率不同，所需样本量不同，按照抗体阳性率 π 50%、允许误差 δ 为 10%、Ⅰ型错误概率水准 5%(α=0.05)进行推算。

样本量(n)计算公式：$n=\left(\dfrac{u_{\alpha}^{2}\times\pi\times(1-\pi)}{\delta^{2}}\right)$

2.6　抽样方法

按照地理位置、人口构成，采用典型抽样方法，选择区级监测点；按照随机方法在每个参与调查的区选择 10 个行政村(居)委会作为调查点，8 个区共选择 80 个调查点(表 18-3～表 18-5)。

2.7　样本量分配

每个区采样 250 人，共分 10 个年龄组，即 0 岁、1～4 岁、5～9 岁、10～14 岁、15～19 岁、20～24 岁、25～29 岁、30～34 岁、35～39 岁、40 岁以上，每个年龄组采样 25 人。区级调查点男女抽样比例控制在 0.8～1.2；每个年龄组本市人口和流动人口抽样比例控制在 1∶1；0 岁组至 15 岁年龄组组内年龄别构成均衡；若样本量不足，则从邻村(居)委会补充。

2.8　检测方法及判断标准

北京市人群疫苗可预防疾病抗体水平监测检测项目一览表

疾病	检测方法	阳性标准
脊灰	微量中和试验	中和抗体≥1∶4
乙脑	蚀斑减少中和试验	中和抗体≥1∶10
麻疹	酶联免疫吸附实验	IgG 抗体浓度＞200mIU/ml
风疹	酶联免疫吸附实验	IgG 抗体浓度＞20IU/ml
流腮	酶联免疫吸附实验	IgG 抗体浓度＞100U/ml
百日咳	酶联免疫吸附实验	IgG 抗体浓度≥28IU/ml
白喉	酶联免疫吸附实验	IgG 抗体浓度≥0.1IU/ml
水痘	糖蛋白酶联免疫吸附实验	待定

2.9　标本采集及送检

采集监测对象静脉血5～6ml，血标本在2～8℃条件下保存，血清量每份≥0.5ml。

3　疫苗滴度监测

(1) 监测疫苗：脊髓灰质炎减毒活疫苗。

(2) 监测点：随机选择2个区的各3个接种单位及其疫苗配送物流公司为监测点。

(3) 疫苗采集、保存与送检：每区分别于6月抽取3个接种单位同批号疫苗送检，疫苗配送物流公司同期送检同批号疫苗。各疫苗按储存要求温度保存，8℃以下运送。

(4) 疫苗采样量：各监测点每次采集一个批号脊髓灰质炎疫苗2瓶。

(5) 检测方法及判断标准：脊髓灰质炎疫苗滴度检测采用“微量细胞培养病变法”，滴度≥6.12lgCCID50/100μl为合格。

(6) 监测频率与时间：每2年监测1次。各区分别于6月底前将采自各区接种单位的疫苗样本送市疾控中心检测，疫苗物流配送公司同期送检同批号疫苗。10月底将检验结果反馈给区疾控中心。

(7) 注意事项：送检疫苗应贴上标签，注明区、监测点、疫苗名称和批号；送检时附疫苗滴度监测登记表(表18-6)。

表 18-1　基础免疫成功率或阳性率监测登记表

区：________　年份：__________　疫苗名称：______________　填表人：________

编号	姓名	性别	出生日期	采血单位	是否在此单位全程接种	疫苗接种日期			采血日期(S1)	采血日期(S2)
						1	2	3		

注：脊髓灰质炎、百白破基础免疫为 3 次，流行性脑脊髓膜炎基础免疫为 2 次，只采 S2 血；麻疹、风疹、流行性腮腺炎、流行性乙型脑炎为 1 次，需采 S1 和 S2 血。

表 18-2　2017 年北京市健康人群疫苗可预防疾病抗体水平监测调查登记表

区：__________　村(居)委会名称：__________　村(居)委会序号：________

<table>
<tr><td colspan="6">一、一般情况(所有日期填写公历日期)</td><td></td></tr>
<tr><td colspan="6">1. 姓名：__________</td><td></td></tr>
<tr><td colspan="6">2. 性别：①男　②女</td><td>□</td></tr>
<tr><td colspan="6">3. 详细住址：____________________</td><td></td></tr>
<tr><td colspan="6">4. 联系电话：__________</td><td></td></tr>
<tr><td colspan="5">5. 出生日期：____年___月___日
或年龄：____岁</td><td colspan="2">□□□□/□□/□□
□□</td></tr>
<tr><td colspan="5">6. 采血日期：____年___月___日</td><td colspan="2">□□□□/□□/□□</td></tr>
<tr><td colspan="6">7. 职业：①学龄前儿童　②学生　③教师　④保育员及保姆　⑤餐饮食品业　⑥公共场所服务员　⑦医务人员　⑧工人　⑨民工　⑩农民　⑪干部职员　⑫家务及待业　⑬其他</td><td>□</td></tr>
<tr><td colspan="6">8. 户籍：①本市　②流动</td><td>□</td></tr>
<tr><td colspan="6">二、患病史及疫苗接种情况(所有日期填写公历日期)</td><td></td></tr>
<tr><td rowspan="2">疾病</td><td rowspan="2">患病史
(①是，②否)
如是，最近患病___年___月</td><td rowspan="2">诊断单位
(①医疗机构
②主观判断)</td><td rowspan="2">免疫次数
(0 未接种
99 不详)</td><td rowspan="2">免疫来源
(①接种证
②接种卡
③回忆)</td><td colspan="2">如免疫来源为①或②，记录</td></tr>
<tr><td>疫苗
种类</td><td>接种时间</td></tr>
<tr><td>1. 脊灰</td><td></td><td></td><td></td><td></td><td>1 ____
2 ____
3 ____
4 ____
(4 岁)</td><td>____年____月____日
____年____月____日
____年____月____日
____年____月____日</td></tr>
<tr><td>2. 麻疹</td><td></td><td></td><td></td><td></td><td>1 ____
2 ____
3 ____</td><td>____年____月____日
____年____月____日
____年____月____日</td></tr>
<tr><td>3. 风疹</td><td></td><td></td><td></td><td></td><td>1 ____
2 ____</td><td>____年____月____日
____年____月____日</td></tr>
<tr><td>4. 流腮</td><td></td><td></td><td></td><td></td><td>1 ____
2 ____</td><td>____年____月____日
____年____月____日</td></tr>
<tr><td>5. 百日咳</td><td></td><td></td><td></td><td></td><td rowspan="3">1 ____
2 ____
3 ____
4 ____
5 ____
6 ____</td><td rowspan="3">____年____月____日
____年____月____日
____年____月____日
____年____月____日
____年____月____日
____年____月____日</td></tr>
<tr><td>6. 白喉</td><td></td><td></td><td></td><td></td></tr>
<tr><td>7. 破伤风</td><td></td><td></td><td></td><td></td></tr>
</table>

续表

8. 流脑					1 ____ 2 ____ 3 ____ 4 ____	____年____月____日 ____年____月____日 ____年____月____日 ____年____月____日
9. 乙脑					1 ____ 2 ____ 3 ____	____年____月____日 ____年____月____日 ____年____月____日
10. 水痘					1 ____ 2 ____	____年____月____日 ____年____月____日

填表人：__________________　　填写日期：______年____月____日

审核人：__________________　　审核日期：______年____月____日

表 18-3　北京市人群疫苗可预防疾病抗体水平监测村(居)委会调查点随机抽样方法

1. 编号

区疾控中心按距离区政府的远近，由里向外顺时针排序，将每个行政村依次编号，列出各点的人口数和累计人口数，填写“北京市____区村(居)委会一览表”，上报市疾控中心。

2. 随机抽样

市疾控中心负责确定各区村(居)委会调查点，随机抽样方法如下。

确定组距：组距(*K*)＝全区人口总数/10(取整数)，如某城区总人口 619 116 人，则组距(*K*)为 61912。

确定随机数：使用 Excel 表格产生随机数，点击“插入”→“函数”→“RAND”，即可返回介于 0～1 的小数，小数点后有 15 位数字(通常只显示 9 位)，取其与组距位数相同的后几位数作为随机数(*R*)。如果 *R*＞*K*，则用 *R* 除以 *K*，取其余数作为随机数。以东城区为例，假如随机数为 0.315 364 331 699 827，取与组距位数相同的后 6 位数，得到随机数(*R*)为 99 827，由于 99 827(*R*)＞61 912(*K*)，用 *R* 除以 *K* 余数为 39 715，即为最后确定的随机数(*R*)。

3. 确定抽样单位

R 接近并小于累计人口数的被抽样单位为第 1 个抽样单位，然后用随机数(*R*)＋抽样组距(*K*)×(*i*–1)，可依次确定第 2～10 个抽样单位，*i* 分别等于 2～10。

市疾控中心确定抽样单位后，应填写“北京市______区健康人群疫苗可预防疾病抗体水平监测抽样村(居)委会一览表”，将抽样结果及时反馈至相关区疾控中心。

表 18-4　北京市______区村(居)委会一览表

顺序号	村(居)委会	人口数	累计人口数
1			
2			
3			
4			
5			
6			
7			
8			
9			
10			
11			
12			
13			
14			
15			
16			
17			
18			
19			
20			
21			
22			
23			
24			
25			
26			
27			
28			
29			
30			
31			
32			
33			
34			
35			
36			
37			
38			
39			
40			

表 18-5　北京市______区健康人群疫苗可预防疾病抗体水平监测村(居)委会抽样一览表

序号	村(居)委会名称
1	
2	
3	
4	
5	
6	
7	
8	
9	
10	

表 18-6　北京市疫苗滴度监测登记表

区：________　疫苗批号：________　生产日期：____________

失效日期：____________　填表人：________

监测单位	______接种门诊	________接种门诊	________接种门诊	________公司
入库日期				
存放地点				
存放天数				
有温度记录天数				
最高记录温度				
最低记录温度				
平均记录温度				
采样日期				
采样时疫苗储存环境温度				

第 19 章　北京市疑似预防接种异常反应监测方案

北京市现行的监测系统 2005 年启用，2008 年以来实现网络直报。多年来监测系统不断完善。为进一步加强疫苗使用的安全性监测，规范接种后疑似预防接种异常反应处置，依据国家有关法律、法规，参照卫生部《预防接种工作规范(2016 年版)》(国卫办疾控发[2016] 51 号)、《全国疑似预防接种异常反应监测方案》(卫办疾控发[2010] 94 号)等，制定本方案。

1　目的

规范北京市疑似预防接种异常反应监测工作，调查核实疑似预防接种异常反应发生情况和原因，为评价疫苗上市后安全性和预防接种服务质量提供依据。

2　监测病例定义

2.1　疑似预防接种异常反应

疑似预防接种异常反应(adverse event following immunization，AEFI)是指预防接种后发生的怀疑与预防接种有关的反应或事件。

2.2　严重疑似预防接种异常反应(serious AEFI)

疑似预防接种异常反应中有下列情形之一者：导致死亡；危及生命；导致永久或显著的伤残或器官功能损伤。严重疑似预防接种异常反应包括过敏性休克、过敏性喉头水肿、过敏性紫癜、血小板减少性紫癜、阿蒂斯反应(Arthus reaction)、热性惊厥、癫痫、臂丛神经炎、多发性神经炎、吉兰-巴雷综合征(GBS)、脑病、脑炎和脑膜炎、疫苗相关麻痹型脊髓灰质炎、卡介苗骨髓炎、全身播散性卡介苗感染、晕厥、中毒性休克综合征、全身化脓性感染等。

2.3　群体性疑似预防接种异常反应(AEFI cluster)

群体性疑似预防接种异常反应指短时间内同一接种单位的受种者中，发生 2 例及以上相同或类似临床症状的严重疑似预防接种异常反应；或短时间内同一接种单位的同种疫苗受种者中，发生相同或类似临床症状的非严重疑似预防接种异常反应明显增多。

3 报告

3.1 报告单位和报告人

医疗机构、接种单位、疾病预防控制中心、药品不良反应监测机构、疫苗生产企业及其执行职务的人员为疑似预防接种异常反应的责任报告单位和报告人。

责任报告单位应设专人负责疑似预防接种异常反应的报告。

3.2 报告范围

疑似预防接种异常反应报告范围按照发生时限分为以下情形。

(1) 24 小时内：如过敏性休克、不伴休克的过敏反应(荨麻疹、斑丘疹、喉头水肿等)、中毒性休克综合征、晕厥、癔症等。

(2) 5 天内：如发热(腋温≥38.6℃)、血管性水肿、全身化脓性感染(毒血症、败血症、脓毒血症)、接种部位发生的红肿(直径＞2.5cm)、硬结(直径＞2.5cm)、局部化脓性感染(局部脓肿、淋巴管炎和淋巴结炎、蜂窝组织炎)等。

(3) 15 天内：如麻疹样或猩红热样皮疹、过敏性紫癜、阿蒂斯反应、热性惊厥、癫痫、多发性神经炎、脑病、脑炎和脑膜炎等。

(4) 6 周内：如血小板减少性紫癜、吉兰-巴雷综合征、疫苗相关麻痹型脊髓灰质炎等。

(5) 3 个月内：如臂丛神经炎、接种部位发生的无菌性脓肿等。

(6) 接种卡介苗后 1～12 个月：如淋巴结炎或淋巴管炎、骨髓炎、全身播散性卡介苗感染等。

(7) 其他：怀疑与预防接种有关的其他严重疑似预防接种异常反应。

3.3 报告程序

(1) 疑似预防接种异常反应报告实行属地化管理。

(2) 责任报告单位和报告人应当在发现疑似预防接种异常反应后 24 小时内填写“疑似预防接种异常反应(AEFI)个案报告卡”（表 19-1），并向接种单位所在地的区疾病预防控制中心以电话并传真的方式报告。区疾病预防控制中心经核实后立即通过“中国免疫规划信息管理系统”进行网络直报。

(3) 责任报告单位和报告人发现怀疑与预防接种有关的死亡、严重残疾、群体性疑似预防接种异常反应、对社会有重大影响的疑似预防接种异常反应时，在 2 小时内填写“疑似预防接种异常反应(AEFI)个案报告卡”或“群体性疑似预防接种异常反应(AEFI)登记表”（表 19-2），以电话并传真的方式向接种单位所在地的区级卫生健康主管部门、疾病预防控制中心报告；相关部门在 2 小时内逐级向上一级卫生健康主管部门及疾病预防控制中心报告。区疾病预防控制中心经核实后立即通过“中国免疫规划信息管理系统”进行网络直报。

(4) 不属于本辖区的疑似预防接种异常反应，接报的区疾病预防控制中心应立即将病例个案报告卡向相关区疾病预防控制中心转报。

(5) 各级疾病预防控制中心和药品不良反应监测中心通过“中国免疫规划信息管理系统”实时监测疑似预防接种异常反应报告信息。

(6) 属于突发公共卫生事件的死亡或群体性疑似预防接种异常反应，同时还应当按照《突发公共卫生事件应急条例》的有关规定进行报告。

4 调查与诊断

4.1 核实报告

区疾病预防控制中心接到疑似预防接种异常反应报告后，应当核实疑似预防接种异常反应的基本情况、发生时间和人数、主要临床表现、初步临床诊断、疫苗接种等，完善相关资料，做好深入调查的准备工作。

4.2 调查

除明确诊断的一般反应(如单纯发热、接种部位的红肿、硬结等)外的疑似预防接种异常反应均需调查。

区疾病预防控制中心对核实后的疑似预防接种异常反应 48 小时内组织开展调查，收集相关资料，并在调查开始后 3 日内初步完成“疑似预防接种异常反应(AEFI)个案调查表”(表 19-3)的填写，并通过“中国免疫规划信息管理系统”进行网络直报。

不属于本辖区的疑似预防接种异常反应，也应当收集相关资料，填写个案调查表并及时转报至病例预防接种所在地的区疾病预防控制中心，由预防接种所在地疾病预防控制中心进行网络直报。

怀疑与预防接种有关的死亡、严重残疾、群体性疑似预防接种异常反应、对社会有重大影响的疑似预防接种异常反应，区疾病预防控制中心在接到报告后应当立即组织相关人员进行调查；同时市疾病预防控制中心应当组织预防接种异常反应调查诊断专家组予以指导并参与调查。

属于突发公共卫生事件的死亡或群体性疑似预防接种异常反应，同时还应当按照《突发公共卫生事件应急条例》的有关规定进行调查。

4.3　资料收集

4.3.1　临床资料

通过患者及其就诊医院收集临床资料，包括：既往预防接种异常反应史、既往健康状况(如有无基础疾病等)、家族史、过敏史；掌握患者的主要症状和体征及有关的实验室检查结果、已采取的治疗措施和效果等资料。必要时对患者进行访视和相关临床检查。对于死因不明需要进行尸体解剖检查的病例，应当按照有关规定进行尸检。

4.3.2　预防接种资料

通过相关疾病预防控制中心和接种单位收集疫苗进货和储运资料，包括：疫苗进货渠道、供货单位的资质证明、疫苗购销记录；疫苗运输条件和过程、疫苗储存条件和冰箱温度记录、疫苗送达基层接种单位前的储存情况；疫苗的种类、生产企业、批号、出厂日期、有效期、来源(包括分发、供应或销售单位)、领取日期、同批次疫苗的感官性状等。必要时可向疫苗生产企业收集有关信息。

通过相关接种单位收集预防接种资料，包括：接种服务组织形式、接种现场情况、接种时间和地点、接种单位和接种人员的资质；接种实施情况、接种部位、途径、剂次和剂量、打开的疫苗何时用完；安全注射情况、注射器材的来源、注射操作是否规范；接种同批次疫苗其他人员的反应情况、当地相关疾病发病情况。

4.4　诊断

市、区疾控机构成立预防接种异常反应调查诊断专家组，专家组由流行病学、临床医学、药学等方面的专家组成，负责对辖区疑似预防接种异常反应病例调查诊断。

区疾病预防控制中心组织相关专业人员对辖区内疑似预防接种异常反应病例进行讨论和分类。对需要进行调查诊断的，在申请方提交调查诊断书面申请后，区疾病预防控制中心组织专家进行调查诊断。调查诊断专家组应当依据法律、行政法规、部门规章和技术规范，结合临床表现、医学检查结果和疫苗质量检验结果等，进行综合分析，做出调查诊断结论。原则上，疑似预防接种异常反应的调查诊断结论应当在调查结束后 30 天内做出。

怀疑与预防接种有关的死亡、严重残疾、群体性疑似预防接种异常反应、对社会有重大影响的疑似预防接种异常反应，由市疾病预防控制中心组织预防接种异常反应调查诊断专家组进行调查诊断。

必要时市级预防接种异常反应调查诊断专家组对区级预防接种异常反应调查诊断进行技术指导。任何单位或个人均不得做出预防接种异常反应诊断。

做出调查诊断结论后 10 日内，区疾病预防控制中心应将结论报同级卫生健康主管部门并反馈给相关各方(申请方、疫苗生产企业和接种单位)。

调查诊断怀疑引起疑似预防接种异常反应的疫苗有质量问题的，药品监督管理部门负责组织对相关疫苗质量进行检验，出具检验结果报告。药品监督管理部门或药品检验机构应当及时将疫苗质量检测结果向相关区疾病预防控制中心反馈。

4.5 调查报告

对严重疑似预防接种异常反应、群体性疑似预防接种异常反应及对社会有重大影响的疑似预防接种异常反应，疾病预防控制中心应当在调查开始后 24 小时内完成初步调查报告。

死亡、严重残疾、群体性疑似预防接种异常反应、对社会有重大影响的疑似预防接种异常反应的初步调查报告，应及时向同级卫生健康主管部门、上一级疾病预防控制中心报告。同时，区疾病预防控制中心应当及时通过“中国免疫规划信息管理系统”上报初步调查报告。

调查报告应包括以下内容：对疑似预防接种异常反应的描述，疑似预防接种异常反应的诊断、治疗及实验室检查，疫苗和预防接种组织实施情况，疑似预防接种异常反应发生后所采取的措施，疑似预防接种异常反应的原因分析，对疑似预防接种异常反应的初步判定及依据，撰写调查报告的人员、时间等。

4.6 分类

疑似预防接种异常反应经过调查分析或诊断，按照发生原因分成以下 5 种类型。

(1)不良反应：合格的疫苗在实施规范接种后，发生的与预防接种目的无关或意外的有害反应，包括一般反应和异常反应。

a. 一般反应：在预防接种后发生的，由疫苗本身所固有的特性引起的，对机体只会造成一过性生理功能障碍的反应，主要有发热和局部红肿，同时可能伴有全身不适、倦怠、食欲不振、乏力等综合症状。

b. 异常反应：合格的疫苗在实施规范接种过程中或者实施规范接种后造成受种者机体组织器官、功能损害，相关各方均无过错的药品不良反应。

(2)疫苗质量事故：疫苗质量不合格，接种后造成受种者机体组织器官、功能损害。

(3)接种事故：在预防接种实施过程中违反预防接种工作规范、免疫程序、疫苗使用指导原则、接种方案，造成受种者机体组织器官、功能损害。

(4)偶合症：受种者在接种时正处于某种疾病的潜伏期或者前驱期，接种后巧合发病。

(5) 心因性反应：在预防接种实施过程中或接种后因受种者心理因素发生的个体或者群体的反应。

5　处置原则

(1) 因预防接种异常反应造成受种者死亡、严重残疾或者器官组织损伤的，依照《疫苗流通和预防接种管理条例》及《北京市预防接种异常反应补偿办法(试行)》有关规定给予受种者一次性补偿。

(2) 当受种方、接种单位、疫苗生产企业对疑似预防接种异常反应调查诊断结论有争议时，按照《预防接种异常反应鉴定办法》及北京市有关规定处理。

(3) 因疫苗质量不合格给受种者造成损害的，以及因接种单位违反预防接种工作规范、免疫程序、疫苗使用指导原则、接种方案给受种者造成损害的，依照《中华人民共和国药品管理法》及《医疗事故处理条例》有关规定处理。

(4) 建立媒体沟通机制，引导媒体对疑似预防接种异常反应做出客观报道，澄清事实真相。

(5) 开展与受种者或其监护人的沟通，对疑似预防接种异常反应发生原因、事件处置的相关政策等问题进行解释和说明。

6　分析评价与信息交流

6.1　监测指标

以区为单位，疑似预防接种异常反应监测每年达到以下指标要求。

(1) 疑似预防接种异常反应在发现后 24 小时内报告率≥90%。

(2) 疑似预防接种异常反应在报告后 48 小时内调查率≥90%。

(3) 死亡、严重残疾、群体性疑似预防接种异常反应、对社会有重大影响的疑似预防接种异常反应在调查后 24 小时内完成初步调查报告率≥100%。

(4) 疑似预防接种异常反应个案调查表在调查后 3 日内系统录入率≥90%。

(5) 疑似预防接种异常反应个案调查表关键项目填写完整率达到 100%。

(6) 疑似预防接种异常反应分类率≥90%。

(7) 疑似预防接种异常反应报告接种单位比例达到 100%。

6.2　数据的审核与分析利用

6.2.1　数据的审核与维护

“疑似预防接种异常反应信息管理系统”的数据由各级疾病预防控制中心维

护管理，药品不良反应监测中心共享疑似预防接种异常反应监测信息。区疾病预防控制中心应当根据疑似预防接种异常反应讨论分类和调查诊断的进展与结果，随时对疑似预防接种异常反应个案报告信息和调查报告内容进行订正与补充。

6.2.2 数据的分析与利用

各级疾病预防控制中心和药品不良反应监测中心对疑似预防接种异常反应报告信息实行日审核、定期分析报告制度。市疾病预防控制中心和药品不良反应监测中心至少每月进行一次分析，区疾病预防控制中心至少每季度进行一次分析。

各级疾病预防控制中心和药品不良反应监测中心对于全国范围内开展的群体性预防接种活动、全市范围内或局部地区开展的群体性预防接种或应急接种活动，及时进行疑似预防接种异常反应监测信息的分析。

疾病预防控制中心和药品不良反应监测中心应当实时跟踪疑似预防接种异常反应监测信息，如果发现重大不良事件、疫苗安全性相关问题等情况，应当及时分析评价并按上述要求处理。

6.2.3 信息交流

市卫生健康主管部门、食品药品监督管理部门组织相关部门定期以例会、座谈会等形式，针对疑似预防接种异常反应监测情况、疫苗安全性相关问题等内容进行信息交流。如果发现重大不良事件或安全性问题，部门间及时进行信息交流，食品药品监督管理部门及时向疫苗生产企业通报。

7 职责

7.1 卫生健康主管部门和药品监督管理部门

市、区卫生健康主管部门和药品监督管理部门负责对疑似预防接种异常反应监测工作进行监督管理；适时发布全市或辖区内疑似预防接种异常反应监测和重大不良事件处理的信息；负责组织开展本辖区内疑似预防接种异常反应监测、调查处理；负责组织本辖区内医务人员、接种人员、药品不良反应监测人员的培训工作；定期组织与相关部门进行信息交流。

食品药品监督管理部门负责对涉及疫苗质量问题的疑似预防接种异常反应进行调查处理，并向卫生健康主管部门等相关部门通报疫苗检定结果。

7.2 疾病预防控制中心

区级疾病预防控制中心负责疑似预防接种异常反应报告、组织调查诊断、参与处理等工作；开展疑似预防接种异常反应知识宣传；对医务人员和接种人员进行培训；开展辖区医疗机构和接种单位监测工作的检查指导与信息反馈；负责辖区疑似预防接种异常反应监测数据的审核；对疑似预防接种异常反应监测数据进行分析与评价；定期与相关部门进行信息交流；开展与受种者或其监护人的沟通工作。

市级疾病预防控制中心负责对重大疑似预防接种异常反应组织调查诊断；对各区疑似预防接种异常反应调查诊断与处理、疑似预防接种异常反应监测培训等提供技术支持；对全市疑似预防接种异常反应监测数据进行审核、分析与评价；定期与相关部门进行信息交流。

7.3　药品不良反应监测机构

药品不良反应监测中心参与疑似预防接种异常反应报告、调查诊断和处理等工作；开展药品不良反应相关知识宣传；开展对药品不良反应监测人员、疫苗生产企业和疫苗批发企业相关人员的培训；开展对疫苗生产企业和疫苗批发企业的检查指导和信息反馈；对疑似预防接种异常反应监测数据进行分析与评价；定期与相关部门进行信息交流。

7.4　药品检验中心

药品检验中心对导致疑似预防接种异常反应的可疑疫苗、稀释液或注射器材等进行采样和相关实验室检查，并向药品监督管理部门及相关部门报告结果。

7.5　疫苗生产企业、批发企业

疫苗生产企业、批发企业向受种者所在地的县级疾病预防控制中心报告所发现的疑似预防接种异常反应；向调查人员提供所需要的疫苗相关信息。

7.6　医疗机构

医疗机构向所在地区疾病预防控制中心报告所发现的疑似预防接种异常反应；对疑似预防接种异常反应病例进行临床诊治；向调查人员提供所需要的疑似预防接种异常反应临床资料；保障相关临床专家和参与病例诊治人员参加调查诊断工作。

7.7　接种单位

接种单位向所在地区疾病预防控制中心报告所发现的疑似预防接种异常反应；向调查人员提供所需要的疑似预防接种异常反应临床资料和疫苗接种等情况；配合疾病预防控制中心开展疑似预防接种异常反应的调查、处理。

表 19-1 疑似预防接种异常反应(AEFI)个案报告卡

1. 编码 ____________________ □□□□□□□□□□□□□□□□

2. 姓名* ____________________

3. 性别* ①男 ②女 □

4. 是否孕妇或哺乳期妇女 ①孕妇 ②哺乳期妇女 ③均否 □

5. 出生日期* ______年____月____日 □□□□/□□/□□

6. 职业 ________________________ □□

7. 现住址 ________________________

8. 联系电话 ________________________

9. 监护人 ________________________

10. 可疑疫苗接种情况(按最可疑的疫苗顺序填写)

	疫苗名称*	生产企业*	疫苗批号*	疫苗属性*	规格(剂/支或粒)	接种日期*	接种组织形式*	接种剂次*	接种剂量(ml 或粒)*	接种途径*	接种部位*
1											
2											
3											

11. 反应发生日期* ______年____月____日 □□□□/□□/□□

接种至出现症状的间隔 ____天 ___.__小时 □□/□□.□□

12. 发现/就诊日期* ______年____月____日 □□□□/□□/□□

13. 就诊单位 ________________________

14. 主要临床经过* ________________________

发热(腋温℃)* ①37.1～37.5 ②37.6～38.5 ③≥38.6 □

实际温度℃ □□.□

局部红肿(直径 cm)* ①≤2.5 ②2.6～5.0 ③>5.0 □

实际直径 cm □□.□

局部硬结(直径 cm)* ①≤2.5 ②2.6～5.0 ③>5.0 □

实际直径 cm □□.□

其他症状 □哭闹 □嗜睡 □食欲不振 □乏力
□头痛 □头晕 □皮疹 □肌痛 □关节痛
□出汗 □瘙痒 □麻木
□胸闷 □心悸 □面色苍白

	□咳嗽 □流涕 □咽红 □恶心 □呕吐 □腹痛 □腹泻 □其他_____	
15. 初步临床诊断	_____________ 其他初步临床诊断_______	□□
16. 是否住院*	①是　②否	□
17. 患者转归*	①痊愈　②好转　③加重　④后遗症 ⑤死亡　⑥不详	□
18. 初步分类*	①一般反应　②待定	□
19. 反应获得方式	①被动监测报告　②主动监测报告	□
20. 报告日期*	____年___月___日	□□□□/□□/□□
21. 报告单位*	_____________	
22. 报告人	_____________	
23. 联系电话	_____________	
24. 录入时间*	____年___月___日	
25. 最后修改时间*	____年___月___日	
26. 录入单位	_________	
27. 录入人	_________	

说明：*为关键项目。

表 19-2　群体性疑似预防接种异常反应(AEFI)登记表

群体性 AEFI 编码：县国标码□□□□□□一首例发生年份□□□□一编号□□________发生地区：________________

疫苗名称*：__________ 生产企业*：__________ 规格(剂/支或粒)：________ 有无批签发合格证：____ 接种单位：________

接种人数*：__________ 反应发生人数*：________ 报告单位*：__________ 报告人：________ 联系电话：________

录入时间：____年____月____日 最后修改时间：____年____月____日　录入单位：__________录入人：________

编号	姓名*	性别*	出生日期*	疫苗批号*	接种日期*	接种组织形式*	疫苗属性*	接种剂次*	接种剂量*	接种途径*	接种部位*	反应发生日期*	发现/就诊日期*	是否住院*	患者转归*	反应获得方式	报告日期*	调查日期*	发热(腋温℃)*	局部红肿(直径cm)*	局部硬结(直径cm)*	其他症状	做出结论的组织*	组织级别*	反应分类*	最终临床诊断*	是否严重AEFI	录入日期	最后修改日期	录入单位	录入人

说明：*为关键项目。

表 19-3　疑似预防接种异常反应(AEFI)个案调查表

一、基本情况

1. 编码*　__________　□□□□□□□□□-□□□□-□□□□
2. 姓名*　__________
3. 性别*　①男　②女　□
4. 是否孕妇或哺乳期妇女　①孕妇　②哺乳期妇女　③均否　□
5. 出生日期*　____年____月____日　□□□□/□□/□□
6. 职业　__________　□□
7. 现住址　__________
8. 联系电话　__________
9. 监护人　__________

二、既往史

1. 接种前患病史　①有　②无　③不详　□
   如有，疾病名称　__________
2. 接种前过敏史　①有　②无　③不详　□
   如有，过敏物名称　__________
3. 家族患病史　①有　②无　③不详　□
   如有，疾病名称　__________
4. 既往异常反应史　①有　②无　③不详　□
   如有，反应发生日期　____年____月____日　□□□□/□□/□□
   接种疫苗名称　__________
   临床诊断　__________

三、可疑疫苗情况(按最可疑的疫苗顺序填写)

	疫苗 1	疫苗 2	疫苗 3
1. 疫苗名称*	______	______	______
2. 规格(剂/支或粒)	______	______	______
3. 生产企业*	______	______	______
4. 疫苗批号*	______	______	______
5. 疫苗属性*	______	______	______
6. 有效日期	______	______	______
7. 有无批签发合格证书	______	______	______

8. 疫苗外观是否正常 ________ ________ ________
9. 保存容器 ________ ________ ________
10. 保存温度(℃) ________ ________ ________
11. 送检日期 ________ ________ ________
12. 检定结果是否合格 ________ ________ ________

四、稀释液情况	疫苗 1	疫苗 2	疫苗 3
1. 稀释液名称	________	________	________
2. 规格(ml/支)	________	________	________
3. 生产企业	________	________	________
4. 稀释液批号	________	________	________
5. 有效日期	________	________	________
6. 稀释液外观是否正常	________	________	________
7. 保存容器	________	________	________
8. 保存温度(℃)	________	________	________
9. 送检日期	________	________	________
10. 检定结果是否合格	________	________	________

五、注射器情况	疫苗 1	疫苗 2	疫苗 3
1. 注射器名称	________	________	________
2. 注射器类型	________	________	________
3. 规格(ml/支)	________	________	________
4. 生产企业	________	________	________
5. 注射器批号	________	________	________
6. 有效日期	________	________	________
7. 送检日期	________	________	________
8. 检定结果是否合格	________	________	________

六、接种实施情况	疫苗 1	疫苗 2	疫苗 3
1. 接种日期*	________	________	________
2. 接种组织形式*	________	________	________
3. 接种剂次*	________	________	________
4. 接种剂量(ml 或粒)*	________	________	________
5. 接种途径*	________	________	________
6. 接种部位*	________	________	________

7. 接种单位　______　______　______
8. 接种地点　______　______　______
9. 接种人员　______　______　______
10. 有无预防接种培训合格证　______　______　______
11. 接种实施是否正确　______　______　______

七、临床情况

1. 反应发生日期*　____年____月____日　□□□□/□□/□□
接种至出现症状的间隔　____天 __.__小时　□□□□/□□.□□
2. 发现/就诊日期*　____年____月____日　□□□□/□□/□□
3. 就诊单位　______________

4. 主要临床经过*　______________
发热(腋温℃)*　__________℃　□□.□
①37.1～37.5　②37.6～38.5　③≥38.6　□
局部红肿(直径 cm)*　__________cm　□□.□
①≤2.5　②2.6～5.0　③>5.0　□
局部硬结(直径 cm)*　__________cm　□□.□
①≤2.5　②2.6～5.0　③>5.0　□
其他症状　□哭闹　□嗜睡　□食欲不振　□乏力
□头痛　□头晕　□皮疹　□肌痛　□关节痛
□出汗　□瘙痒　□麻木
□胸闷　□心悸　□面色苍白
□咳嗽　□流涕　□咽红
□恶心　□呕吐　□腹痛　□腹泻
□其他________
5. 初步临床诊断　______________　□□
其他初步临床诊断________
6. 是否住院治疗*　①是　②否　□
如是，医院名称　______________
病历号　______________
住院日期　____年____月____日　□□□□/□□/□□
出院日期　____年____月____日　□□□□/□□/□□
7. 患者转归*　①痊愈　②好转　⑥加重　③后遗症
④死亡　⑤不详　□

如死亡，死亡日期　______年____月____日　□□□□/□□/□□

是否进行尸体解剖　①是　②否　□

尸体解剖结论　________________

八、其他有关情况

1. 疫苗流通情况及接种组织实施过程　________________

2. 同品种同批次疫苗接种剂次数及反应发生情况　________________

3. 当地类似疾病发生情况　________________

九、报告及调查情况

1. 反应获得方式　①被动监测　②主动监测　□

2. 报告日期*　______年____月____日　□□□□/□□/□□

3. 报告单位*　________________

4. 报告人　________________

5. 联系电话　________________

6. 调查日期*　______年____月____日　□□□□/□□/□□

7. 调查单位　________________

8. 调查人　________________

十、结论

1. 做出结论的组织*　①医学会　②调查诊断专家组　③疾控机构　□

组织级别*　①省级　②市级　③县级　□
（历史数据中做出结论的组织和组织级别均有④和⑤选项，但新系统中不再录入④和⑤选项，请在数据迁移时注意）

2. 初步分类*　①一般反应　②待定　□

3. 反应分类*　①一般反应　②异常反应　③疫苗质量事故　④接种事故　⑤偶合症　⑥心因性反应　⑦待定　□

如为异常反应，机体损害程度*　____________参照《医疗事故分级标准》　□

4. 最终临床诊断*

主要临床诊断*　________________　□□

其他主要临床诊断____________

次要临床诊断　________________

5. 是否严重 AEFI*　①是　②否　□

是否群体性 AEFI*　①是　②否　□

如是，群体性 AEFI 编码 ________________　□□□□□□□□□□□□□

6. 是否给予异常反应补偿*　①是　②否　□

如是，补偿金额 ________.元　□ □□□ □□□.□□

补偿时间 ______年____月____日　□□□□/□□/□□

7. 是否给付其他费用*　①是　②否　□

如是，给付金额 ________.元　□ □□□ □□□.□□

给付日期 ______年____月____日　□□□□/□□/□□

8. 录入时间 ______年____月____日　□□□□/□□/□□

9. 最新修改时间 ______年____月____日　□□□□/□□/□□

10. 录入单位 ________________

11. 录入人 ________________

说明：*为关键项目。

监测相关名词解释

名称	英文名称	定义
疫苗	vaccine	为了预防、控制传染病的发生、流行，用于人体预防接种、使机体产生对某种疾病的特异免疫力的生物制品
预防接种	immunization 或 vaccination	利用人工制备的抗原或抗体通过适宜的途径对机体进行接种，使机体获得对某种传染病的特异免疫力，以提高个体或群体的免疫水平，预防和控制针对传染病的发生和流行
预防接种安全性	immunization safety 或 vaccination safety	通过制定正确使用疫苗的公共卫生规范和策略，最大限度减小因注射传播疾病的风险和保证疫苗效果，即从疫苗规范生产到正确使用的一系列过程，通常包括注射安全性与疫苗安全性
疑似预防接种异常反应	adverse event following immunization	在预防接种后发生的怀疑与预防接种有关的反应或事件，包括不良反应、疫苗质量事故、接种事故、偶合症、心因性反应
严重疑似预防接种异常反应	serious adverse event following immunization	疑似预防接种异常反应中有下列情形之一者：导致死亡；危及生命；导致永久或显著的伤残或器官功能损伤。严重疑似预防接种异常反应包括过敏性休克、过敏性喉头水肿、过敏性紫癜、血小板减少性紫癜、阿蒂斯反应、热性惊厥、癫痫、臂丛神经炎、多发性神经炎、吉兰-巴雷综合征、脑病、脑炎和脑膜炎、疫苗相关麻痹型脊髓灰质炎、卡介苗骨髓炎、全身播散性卡介苗感染、晕厥、中毒性休克综合征、全身化脓性感染等
群体性疑似预防接种异常反应	adverse event following immunization cluster	短时间内同一接种单位的受种者中，发生的 2 例及以上相同或类似临床症状的严重疑似预防接种异常反应；或短时间内同一接种单位的同种疫苗受种者中，发生相同或类似临床症状的非严重疑似预防接种异常反应明显增多
预防接种不良反应	adverse reaction following immunization 或 vaccine reaction following immunization	合格的疫苗在实施规范接种后，发生的与预防接种目的无关或意外的有害反应，包括一般反应和异常反应
一般反应	common adverse reaction 或 common vaccine reaction	在预防接种后发生的，由疫苗本身所固有的特性引起的，对机体只会造成一过性生理功能障碍的反应，主要有发热和局部红肿，同时可能伴有全身不适、倦怠、食欲不振、乏力等综合症状
异常反应	rare adverse reaction 或 rare vaccine reaction	合格的疫苗在实施规范接种过程中或者实施规范接种后造成受种者机体组织器官、功能损害，相关各方均无过错的药品不良反应。异常反应是由疫苗本身所固有的特性引起的相对罕见、严重的不良反应，与疫苗的毒株、纯度、生产工艺、疫苗中的附加物如防腐剂、稳定剂、佐剂等因素有关

续表

名称	英文名称	定义
严重异常反应	serious rare adverse reaction 或 serious rare vaccine reaction	严重疑似预防接种异常反应中诊断为异常反应者。可能的严重异常反应包括过敏性休克、过敏性喉头水肿、过敏性紫癜、血小板减少性紫癜、阿蒂斯反应、热性惊厥、癫痫、臂丛神经炎、多发性神经炎、吉兰-巴雷综合征、脑病、脑炎和脑膜炎、疫苗相关麻痹型脊髓灰质炎、卡介苗骨髓炎、全身播散性卡介苗感染等
疫苗质量事故	vaccine quality event	由于疫苗质量不合格，接种后受种者机体组织器官、功能损害。疫苗质量不合格是指疫苗毒株、纯度、生产工艺、疫苗中的附加物、外源性因子、疫苗出厂前检定等不符合国家规定的疫苗生产规范或标准
接种事故	program error	在预防接种实施过程中违反预防接种工作规范、免疫程序、疫苗使用指导原则、接种方案，造成受种者机体组织器官、功能损害
偶合症	coincidental event	受种者在接种时正处于某种疾病的潜伏期或者前驱期，接种后巧合发病。偶合症不是由疫苗的固有性质引起的
心因性反应	psychogenic reaction 或 injection reaction	在预防接种实施过程中或接种后因受种者心理因素发生的个体或者群体的反应。心因性反应不是由疫苗的固有性质引起的
疑似预防接种异常反应监测	surveillance of adverse event following immunization	有计划、连续、系统地收集、整理、分析和解释疑似预防接种异常反应发生及其影响因素的相关数据，并将所获得的信息及时发送、反馈给相关中心与人员，用于疑似预防接种异常反应控制策略和措施的制定、调整和评价
药品不良反应	adverse drug reaction	合格药品在正常用法用量下出现的与用药目的无关的或意外的有害反应
突发公共卫生事件	public health emergency event	突然发生，造成或者可能造成社会公众健康严重损害的重大传染病疫情、群体性不明原因疾病、重大食物和职业中毒及其他严重影响公众健康的事件

第 20 章 北京市预防接种门诊设置标准

本章节选自《北京市预防接种门诊管理办法(2017 年版)》。此门诊管理办法于 2017 年制定，参照国家最新预防接种相关的法律、法规要求，对本市预防接种门诊提出进一步的管理要求。较 2004 年《北京市免疫规划门诊规范化建设方案》，此管理办法适用范围扩大到所有开展预防接种工作的单位，明确了各级管理职责、门诊的服务范围与设置标准及人员资质和工作要求，为预防接种门诊规范化建设的持续推进提供了有力保证。

1 适用范围

本标准适用于本市六类预防接种门诊。

2 设置标准

2.1 免疫规划预防接种门诊

免疫规划预防接种门诊分为达标、A、AA 和 AAA 四个级别。

2.1.1 房屋配置

预防接种门诊原则上应设在地上三层以内，三层以上须配备电梯。必须远离所属医院传染病门诊、肠道门诊、发热门诊等感染性门诊。门诊总使用面积不低于 40 平方米，级别越高相应面积越大。门诊必须设有候种观察室、预诊登记室、接种与冷链室、门诊办公室，各室和各接种台必须有醒目标志。门诊必须配有电脑实行计算机管理，有条件的应配备数字化门诊系统。

2.1.2 人员配置

门诊免疫服务人员数量不低于 2 人(包括兼职人员)，级别越高所需工作人员越多。免疫规划门诊日人均接种数每超过 25 针次，必须增加 1 名免疫服务人员。免疫服务人员必须持有相关行医执业证书，包括医师或助理医师执业证书、护士或助理护士执业证书等，服务人员每年必须参加区卫生健康委组织的免疫规划业务培训。

2.1.3　疫苗管理

预防接种门诊须做好疫苗领发登记，所有疫苗必须从全市统一疫苗供应渠道领取。按要求完成疫苗计划与疫苗使用的统计和上报，记录疫苗使用各个环节的温度记录，规范使用和存放疫苗。

2.1.4　冷链管理

预防接种门诊根据实际需求配备疫苗储存冰箱与冷藏包，疫苗储存冰箱总容积至少达到一个月免疫规划疫苗储存量的 2 倍，并配备自动温度监控系统。冷链应有专人管理，建立冷链设备档案，各种冷链设备做到账物相符。

2.1.5　接种器材与药品管理

预防接种门诊应配备足够的消毒用紫外灯、消毒药品及用于对接种对象的健康体检的医疗药品、药械等耗材。门诊必须配备急救箱(内装 1∶1000 肾上腺素、地塞米松和呼吸兴奋剂等药品)和氧气装置，且门诊工作人员能熟练使用。

2.1.6　免疫接种服务

根据责任区域和服务范围所对应的接种对象数量，合理安排免疫规划接种门诊周期。一般情况下，城镇地区实行按日预防接种，农村地区实行日、周预防接种。城市地区和流动人口聚集乡的免疫接种最大服务半径不超过 2 公里，城镇地区不超过 5 公里，农村地区不超过 10 公里。如超过标准，应由乡街道级门诊适当设置免疫服务站。免疫规划门诊应通过多种渠道掌握接种对象，为接种对象及时建立接种卡与接种证，完成辖区内儿童的免疫规划相关统计。

2.1.7　接种监测

预防接种门诊每月完成上一月疫苗接种数据统计上报，定期开展疫苗接种数据分析，每半年开展一次辖区内免疫规划疫苗查漏补种活动。加强疑似预防接种异常反应监测，发生异常反应要及时调查处理，采取适当措施对患者及时救治。

2.1.8　针对疾病管理

预防接种门诊须负责责任区域内传染病登记与报告，开展免疫可预防传染病的调查与处理，协助疾病预防控制中心进行标本的采集，落实防疫措施，开展应急接种。

2.1.9　宣传培训、检查考核与档案管理

预防接种门诊要定期开展多种形式的免疫规划知识宣传，做好宣传记录。免

疫规划档案要设专人管理，按年份装订成册，并有档案编目以方便查阅。

2.2　产科接种单位

产科接种单位可设置在产房、母婴病房或新生儿室，要配备专用接种台。服务人员必须持有相关行医执业证书，参与接种前必须参加区卫生健康委组织的免疫规划业务培训，并考核通过；应做好疫苗领发登记，必须从全市统一供应渠道领取疫苗，规范使用和存放疫苗，做好疫苗使用各个环节的温度记录；根据实际需求配备疫苗储存冰箱，必须配备急救箱和氧气装置，且工作人员能熟练使用；按要求上报疫苗接种数据，发生异常反应要及时调查处理，采取适当措施对患者及时救治。

2.3　卡介苗接种门诊

由区卫生健康委指定，辖区内至少 1 家免疫规划预防接种门诊提供卡介苗接种服务。卡介苗接种应设专室或专区、配备专用冰箱，并设立明显标识。卡介苗接种人员除持有相关行医执业证书外，需接受市、区结防所组织的技术培训，未经培训不得从事卡介苗接种。

2.4　狂犬疫苗接种门诊

2.4.1　房屋配置

门诊面积须满足工作需要，应设有候诊留观、伤口处理、预防接种等功能区，各功能区布局合理，相对独立。

2.4.2　人员配置

根据工作量配备适当的工作人员，负责咨询登记、伤口处理和预防接种工作。工作人员必须持有相关行医执业证书，并经过区卫生健康委组织的狂犬病防治等专业培训，持证上岗。

2.4.3　疫苗冷链管理

应做好疫苗领发登记，必须从全市统一供应渠道领取疫苗，规范使用和存放疫苗，狂犬疫苗和被动制剂不应纳入“药占比”计算范围；应配备满足一个月狂犬疫苗与被动免疫制剂储存需要的冷链设备，具备 24 小时冷链温度监控。

2.4.4　接种服务

门诊应配备专门用于伤口冲洗的设备或专业的伤口冲洗设备、冲洗剂和消毒剂，除接种疫苗外还应具备接种被动免疫制剂的能力。

2.4.5　接种信息报告

门诊须按全市统一要求上报疫苗及被动免疫制剂使用情况和动物致伤者登记数据；做好一犬咬伤多人的信息报送，发生异常反应要及时调查处理；采取适当措施对患者及时救治。

2.5　成人接种门诊

门诊配置标准参照免疫规划预防接种门诊达标及以上级别执行，接种范围限定于非免疫规划疫苗覆盖人群，仅能提供非免疫规划疫苗接种服务。

2.6　其他预防接种门诊

此类门诊由区卫生健康委视具体情况另行制定，人员资质、疫苗领发、冷链管理、业务指导、数据报告等工作须符合北京市预防接种门诊相关要求。

第 21 章　北京市免疫预防工作管理制度

本制度依据《中华人民共和国疫苗管理法》(2019 年 12 月 1 日实施)、《预防接种工作规范》(国卫办疾控发[2016] 51 号)、《国家卫生健康委办公厅关于印发加快推进预防接种规范化管理工作方案的通知》(国卫办疾控函[2019] 503 号)、《北京市预防接种工作技术规范》等文件制定，目的是保证疫苗质量，规范预防接种行为，保障公众健康。

1　市级、区级免疫预防工作管理制度

1.1　免疫规划人员管理制度

(1) 市、区疾病预防控制中心由免疫规划主管领导，并须单独设立负责预防接种工作的业务部门(所、科、室)。

(2) 免疫规划专职人员数量充足，至少 4 人，并结合本行政区域的服务人口、服务面积和地理条件等因素，合理配置专业技术人员。

1.2　生物制品管理制度

(1) 进货渠道遵循“市→区→门诊”的原则。

(2) 免疫规划用生物制品做到生物制品年有计划、月有安排。

(3) 各种生物制品每月结算一次，做到制品出入及库存账物相符，领入、支出有登记，疫苗信息可追溯。

(4) 市、区两级疾病预防控制中心应建立疫苗定期检查制度，对存在包装无法识别、储存温度不符合要求、超过有效期等问题的疫苗，采取隔离存放，设置警示标志等措施并按规定销毁。

(5) 生物制品由专人负责运输、储存和管理。

1.3　冷链管理制度

(1) 掌握本级与基层运转状况(更新、补充、使用情况)。

(2) 冷链设备要有专人负责。

(3) 所有冷链设备要建立档案卡及设备维修记录。

(4) 冷链设备专室摆放，符合要求，做到专物专用。

(5) 认真做好每日上午、下午各一次的冷链设备温度记录，并完整填写温度记

录表。

(6) 生物制品的运输必须有运输温度记录，交接时，必须索要本次运输温度记录，温度监控信息可追溯。

1.4　免疫接种管理制度

(1) 做好流动儿童的免疫预防接种管理工作。

(2) 掌握辖区内人口情况及接种对象的变化情况，积极与外来人口管理办公室、公安、工商、居委会等部门了解流动人口动态。

(3) 指导基层做好预防接种电子信息卡、证、册的管理。

(4) 做好接种率监测分析工作。

1.5　针对疾病管理制度

(1) 各级各类医疗卫生机构在发现免疫规划针对疾病的疑似病例疫情，均应按时限要求向疾病预防控制中心报告。

(2) 列入被消灭、消除或重点控制的疾病（脊髓灰质炎、新生儿破伤风、麻疹等）除按上述要求进行疫情报告外，还应按国家卫生行政部门和业务主管部门的要求进行专项报告和管理。

(3) 接到传染病个案报告应将患者姓名、性别、年龄、地址、发病时间、报告单位、报告人、报告时间等有关内容进行登记，并及时转达主管人员。

(4) 区疾病预防控制中心在接到免疫规划针对疾病的疫情报告后，应规定时限内进行病例个案调查，核实诊断，采取疫情控制措施。

(5) 市、区疾病预防控制中心接到多发、暴发疫情报告后，应立即组织人员到达现场开展调查工作，核实诊断，采取疫情控制措施，撰写暴发疫情调查报告和总结。疫情及其处理情况及时上报区卫生健康主管部门和市疾病预防控制中心。

(6) 对年度内有病例的相关疾病，撰写年度流行病学总结。

1.6　例会、考核、宣传、培训制度

(1) 市疾病预防控制中心根据需要及时召开区疾病预防控制中心免疫规划科（组）长专业例会；区疾病预防控制中心每月召开基层免疫预防专业会议。

(2) 利用专业例会及时传达上级工作要求，及时总结、布置工作，交流工作信息。

(3) 专业会议应有时间、地点、参加人员、内容等详细记录。

(4) 各级疾病预防控制中心每年对下级单位免疫规划工作进行年度考核，同时对日常工作不定期检查、指导，结果以简报形式反馈。

(5) 按期深入基层进行业务指导，对薄弱单位或薄弱环节进行重点检查、督导，及时向主管领导及上级卫生健康主管部门反映重点问题，汇报工作进展，及时发现、分析、解决问题，反馈工作信息。

(6) 利用每年“4 月 25 日全国儿童预防接种日”开展预防接种主题的宣传活动。疾病预防控制中心的免疫预防及健教部门要密切配合，做好媒体免疫预防知识的宣传。

(7) 每年逐级对辖区内各单位从事免疫预防的人员进行全员培训，并组织考试。利用各种形式，开展疫苗应用新知识、新进展介绍，提高专业知识水平。

1.7　报表与信息化管理制度

(1) 报表要真实、准确、完整、及时。

(2) 报表报出前，负责人要对报表进行审核并签字。

(3) 手工报表要存档，网络报表要备份。

(4) 用于信息化管理的计算机和网络要有专人管理。

(5) 计算机应配置不间断电源；配置杀毒软件，及时更新，查杀病毒。

(6) 计算机要保持清洁，远离高温、高湿、高污染、强震动的环境。

(7) 计算机和网络要保持正常运行，发生故障要及时检修。

(8) 定期备份网络信息化管理的数据、文件。

1.8　档案管理制度

(1) 免疫规划档案应设专人管理，并均需经过档案基本知识培训后方可上岗。

(2) 管理人员应具有高度的责任心、严谨的工作态度和一定的业务水平。

(3) 管理人员应相对稳定，以有利于熟悉业务，保证档案资料的质量。

(4) 对各基层档案工作在业务上进行指导、监督和检查。

(5) 及时收集免疫规划资料，保证数据资料的准确性、内容完整性、时间的连续性。

(6) 注意维护资料的完整与安全，不得擅自转移、分散和销毁任何资料。

(7) 档案可按卷、册或盒等形式存柜存放，做安全、完整、系统和使用方便。

(8) 因工作需要更换管理人员时，应做好交接工作。

2　基层免疫预防工作管理制度

2.1　门诊硬件管理制度

(1) 按规范化门诊标准将门诊设于医院适当位置，道路指引牌的路线指引清晰易找。

⑵保持门诊日服务时间标志醒目和接种实施流程指导图简明易懂。

⑶门诊面积、房间设置、接种台设置等符合规范化门诊标准。

⑷保持门诊地面平整、墙壁光洁、环境整洁、光线明亮、空气流通。

⑸保持门诊卫生设施、冷暖设备、电教设施、计算机、桌椅等各种设施运转良好。

⑹免疫规划宣传画、相关规章制度和操作规范等材料要张贴上墙。

2.2　免疫服务人员管理制度

⑴接种门诊至少配备 1 名公共卫生医师。①免疫接种人员应持有执业医师证、执业助理医师证或护士证书；②同时需经过区卫生行政部门组织的预防接种专业培训并通过考核，取得免疫规划上岗证书。

⑵从事免疫服务工作时随时佩戴上岗证，保持良好的职业道德和工作责任心。

⑶免疫接种服务人员每年须参加上级部门组织的业务培训。

⑷新上岗人员须接受岗前培训，取得免疫规划上岗证前不可独立从事免疫预防工作。

⑸无免疫规划上岗证的人员不可从事免疫预防工作。

⑹调离免疫预防岗位时免疫规划上岗证须及时上交、注销。

⑺免疫规划上岗证过期、遗失或损坏的，应立即申请补办。

2.3　疫苗管理制度

⑴所有疫苗有专人管理，做好疫苗领发登记，按规定接收、运输、储存、使用疫苗。

⑵及时正确地制定下一年疫苗需要量计划。

⑶每次接种完成后清理疫苗使用数和耗损数，按月上报疫苗使用情况，做到日清月结、账物相符，疫苗信息可追溯。

⑷疫苗的运输、储存和使用等各个环节按要求做好温度记录，做到疫苗监控信息可追溯。

⑸保证疫苗存放的冷链设备和位置正确，疫苗按效期长短、进库先后使用。

⑹接种单位应建立疫苗定期检查制度，对存在包装无法识别、储存温度不符合要求、超过有效期等问题的疫苗，采取隔离存放，设置警示标志等措施，及时上报至区疾病预防控制中心并按规定销毁。

⑺非免疫规划疫苗必须执行自费自愿原则，且应在告知书上签字。

2.4　冷链管理制度

⑴冷链应有专人管理，并经过专业培训。

(2) 按要求建立冷链设备档案，做到账物相符、专物专用。

(3) 各种冷链设备配备充足并保持良好的运转状况。

(4) 冷链设备的使用、维修、报废和更新严格按上级规定执行。

2.5 接种器材与药品管理制度

(1) 配备足够的消毒设备与药品、体检设备、接种器材、急救设备与药品等。

(2) 保持各种设备与器材运转良好，及时更新过期接种器材与药品。

(3) 使用合格的一次性注射器，三证要齐全。

(4) 做好各种接种器材与药品的领取和使用登记。

2.6 免疫接种服务管理制度

(1) 合理安排接种门诊周期和门诊日接种工作量。

(2) 及时建卡建证，及时预约接种通知，并宣传免疫规划知识。

(3) 接种前进行现场消毒，接种时穿戴工作装、帽和口罩，佩戴上岗证。

(4) 掌握各种疫苗接种操作技术和注意事项。所有预防用生物制品接种前应向受种者或其监护人进行告知，签署知情同意书。对有接种禁忌者，应向受种者或其监护人提出医学建议，并如实记录医学建议情况。接种时严格进行“三查七对”，进一步确认受种者、预防接种证和疫苗信息相一致，同时增加“一确认”环节，即在接种前请受种者或其监护人验证疫苗种类、有效期等信息，确认无误后方可实施接种。确认无误后方可实施接种。

(5) 接种后，要留观 30 分钟，若发现疑似预防接种异常反应，应立即开展处置和报告。

(6) 防止各种预防接种差错与事故的发生，一旦发生要及时报告、调查和处理。

(7) 卡介苗专日接种。

(8) 优先接种免疫规划疫苗，不与其他疫苗联合免疫，保持正确的时间间隔。

(9) 现场疫苗要符合冷链要求，按相关规定处理一次性注射器。

2.7 接种监测制度

(1) 及时统计和上报常规接种月报表，每月评价疫苗接种情况。

(2) 开展常规查漏补种和外来儿童强化查漏补种活动，做好数据统计与上报。

2.8 针对疾病管理制度

(1) 按要求进行病例报告登记，并及时上报疫情。

(2) 开展或协助上级开展病例调查、标本采集和疫源地处理。

(3) 按要求开展重点疾病（AFP、麻疹和新生儿破伤风）的主动监测工作。

(4)针对疾病发病数和死亡数按要求进行年统计汇总。

2.9　宣传培训、检查考核与档案管理制度

(1)经常向儿童家长开展多种形式的免疫规划知识宣传。

(2)经常对免疫服务人员进行多种形式的免疫规划培训。

(3)定期对免疫服务人员的工作进行检查和考核。

(4)免疫规划档案设专人管理，按年份装订成册，且项目齐全和内容完整。

第 22 章　北京市预防接种服务技术规范

北京市预防接种服务一直参照国家《计划免疫技术管理规程》(卫疾控发[1998]第 50 号)中第四章“接种的组织与实施”相关要求。为配合《疫苗流通和预防接种管理条例》的贯彻实施，2005 年卫生部在《计划免疫技术管理规程》基础上，组织编写了《预防接种工作规范》，并将第四章更名为“预防接种服务”。北京市疾病预防控制中心在“预防接种服务”一章基础上，结合本市预防接种工作实际情况制定了《北京市预防接种服务技术规范》，并收入《北京市预防接种工作技术规范》中。2016 年国家卫健委修订了《预防接种工作规范(2016 年版)》，部分内容有所调整，而且 2019 年 6 月 29 日出台的《中华人民共和国疫苗管理法》对预防接种服务提出了新的要求，鉴于此北京市对《北京市预防接种服务技术规范》(2014 年版)进行修订，形成本方案。

1　预防接种服务基本要求

1.1 预防接种门诊基本条件和设置原则参照《北京市预防接种门诊管理办法(2017 版)》。

1.2 免疫预防服务人员数量和资质参照《北京市预防接种门诊设置标准(2017 版)》。

2　预防接种服务流程

见图 22-1。

3　预防接种前的准备工作

3.1　确定受种对象

(1) 根据北京市免疫规划疫苗的免疫程序、群体性预防接种、应急接种或补充免疫方案等，确定受种对象。

(2) 受种对象包括：本次受种对象、上次漏种疫苗者和流动人口等特殊人群中的未接种者。

(3) 及时清理北京市免疫规划信息管理系统中的儿童预防接种个案信息，根据预防接种记录核实受种对象。

(4) 开展查漏补种工作，通过多种途径[如村(居)委会、流动人口管理办公室、计划生育办公室、集贸市场管理办公室等]主动搜索受种对象。

3.2　通知儿童监护人或受种者

通过书面预约、电话联系、手机短信(微信)告知、邮件通知等方式，通知儿童监护人或受种者，告知接种疫苗的种类、时间、地点和相关要求。

3.3　请领或购进疫苗

(1) 接种单位根据各种疫苗受种人数计算请领或购进疫苗数量，做好疫苗领发登记。

(2) 接种单位对疫苗的接收、储存及运输应符合《北京市疫苗使用与管理规范》相关要求(见本书第 13 章)。

(3) 特殊情况下使用冷藏箱(包)运输疫苗的，应根据环境温度、运输条件、使用条件放置适当数量的冰排，运输过程中有温度记录。

冷藏箱(包)中疫苗的放置位置如下：①脊灰减毒活疫苗、含麻疹成分疫苗、甲肝减毒活疫苗、乙脑减毒活疫苗等放在冷藏箱(包)的底层。②卡介苗放在中层，并有醒目标记。③百白破疫苗、白破疫苗、乙肝疫苗、脊灰灭活疫苗等严禁冻结，要放在冷藏箱(包)的上层，不能直接接触冰排。④其他疫苗按照使用说明书规定的温度，参照上述要求放置。

3.4　准备预防接种器材

(1) 按受种对象人次数的 1.1 倍准备相应规格的注射器材。

(2) 注射器使用前要检查包装是否完好并在有效期内使用。

3.5　准备药品、器械

准备 75%乙醇、镊子、棉球杯、无菌干棉球或棉签、治疗盘、体温表、听诊器、压舌板、血压计(配有儿童袖带)、1∶1000 肾上腺素、注射器毁型装置或安全盒、污物桶等。

4　预防接种时的工作

4.1　预防接种场所要求

参照《北京市预防接种门诊设置标准(2019 版)》。

4.2 核实与确认受种对象

(1) 预防接种工作人员应进行“三查七对一确认”，确认本次受种对象、接种疫苗的品种。三查：检查受种者健康状况和接种禁忌证，查对儿童预防接种个案信息与儿童预防接种证，检查疫苗、注射器外观与批号、效期；七对：核对受种对象姓名、年龄、疫苗品名、规格、剂量、接种部位、接种途径，做到受种者、预防接种证和疫苗信息相一致，确认无误后方可实施接种。

(2) 预防接种工作人员发现原始记录中受种者姓名、出生日期、联系方式等基本信息有误或变更的，应及时更新。

(3) 对不符合本次预防接种的受种者，向儿童家长或其监护人做好说服解释工作。

(4) 对因有预防接种禁忌而不能预防接种的受种者，预防接种人员应对受种者或其监护人提出医学建议，并在预防接种证、儿童预防接种个案信息上记录。

4.3 预防接种前告知和健康状况询问

(1) 预防接种工作人员在实施预防接种前，应当告知受种者或其监护人所接种疫苗的品种、作用、禁忌、可能出现的不良反应及注意事项，并如实记录告知情况。

(2) 预防接种工作人员在实施预防接种前，应询问受种者的健康状况及是否有预防接种禁忌等情况，并如实记录询问的内容；当对受种者的健康状况有怀疑时，应建议其到医院进行检查后，决定是否预防接种。

(3) 受种者或其监护人自愿选择预防接种免疫规划疫苗同品种的非免疫规划疫苗时，接种单位应当告知费用承担、预防接种异常反应补偿方式及接种疫苗的品种、作用、禁忌、可能出现的不良反应及注意事项。

4.4 预防接种现场疫苗管理

(1) 预防接种前将疫苗从冷藏设备内取出，尽量减少开启冷藏设备的次数。

(2) 核对接种疫苗的品种，检查疫苗外观质量。凡过期、变色、污染、发霉、有摇不散凝块或异物、无标签或标签不清、疫苗瓶有裂纹的疫苗一律不得使用。

(3) 疫苗使用说明规定严禁冻结的疫苗，如百白破疫苗、乙肝疫苗、白破疫苗等，冻结后一律不得使用。

检查含吸附剂疫苗是否冻结的方法：将被检和正常对照的疫苗瓶同时摇匀后静置竖立，如被检疫苗在短时间(5～10 分钟)内与对照疫苗相比，出现分层现象且上层液体较清，即可判断被检疫苗曾被冻结。

(4) 接种现场使用冷藏箱(包)短时存放疫苗，应注意查看冷藏箱(包)内的温度显示，一旦超出规定的温度标准，应及时更换冰排。无包装盒的疫苗和稀释液禁止直接接触冰排。群体性接种时，如果需要在桌面上放置冰排的，冰排上方应有消毒治疗盘，盘中应铺放消毒治疗巾，并注意及时更换冰排。

(5)门诊结束后应将未开启的疫苗存入冰箱内，下次接种日应优先使用。

4.5　预防接种操作

4.5.1　预防接种前工作

预防接种工作人员在预防接种操作前再次进行“三查七对”，确认无误后予以预防接种。

4.5.2　注射剂型疫苗的使用

(1)将疫苗瓶上部疫苗弹至底部，用 75%乙醇棉球消毒开启部位。

(2)在乙醇挥发后将注射器针头斜面向下插入疫苗瓶的液面下吸取疫苗。

(3)吸取疫苗后，将注射器的针头向上，排空注射器内的气泡，直至针头上有一小滴疫苗出现为止。

(4)采用预充式注射器分装的疫苗，按其使用方法进行注射。

(5)使用含有吸附剂的疫苗前，应当充分摇匀。使用冻干疫苗时，用一次性注射器抽取稀释液，沿疫苗瓶内壁缓慢注入，轻轻摇荡，使疫苗充分溶解，避免出现泡沫。

(6)开启减毒活疫苗的疫苗瓶和注射时，切勿使消毒剂接触疫苗。

(7)多人份疫苗瓶开启后应尽快使用。如不能立即用完，应盖上无菌干棉球冷藏。当疫苗瓶开启后，活疫苗超过半小时、灭活疫苗超过 1 小时未用完，应将剩余疫苗废弃。

4.5.3　接种部位皮肤消毒

(1)确定接种部位。接种部位要避开疤痕、炎症、硬结和皮肤病变处。

(2)用无菌棉签蘸 75%乙醇，由内向外螺旋式对接种部位皮肤进行消毒，涂擦直径≥5cm，待晾干后立即预防接种。

4.5.4　接种方法

(1)口服法。①适用疫苗：口服脊灰减毒活疫苗等。②操作方法：a. 液体剂型疫苗直接将规定剂量的疫苗滴入儿童口中。b. 糖丸剂型疫苗用消毒药匙送入儿童口中，直接服下或用凉开水送服。对于小月龄儿童，喂服糖丸剂型时可将糖丸放在消毒容器内，用药匙碾碎或加少许凉开水溶解成糊状服用。

(2)皮内注射法。①适用疫苗：卡介苗。②接种部位：上臂外侧三角肌中部略下处。③操作方法：a. 监护人固定儿童，露出儿童接种部位。b. 用1ml注射器吸取1人份疫苗，排尽注射器内空气，皮肤常规消毒，待乙醇干后，左手绷紧注射部位皮肤，右手以平执式持注射器，食指固定针管，针头斜面向上，与皮肤呈10°～15°角刺入皮内。再用左手拇指固定针栓，注入疫苗，使注射部位形成一个圆形隆起皮丘，皮肤变白，毛孔变大，注射完毕，将针管顺时针方向旋转180°角后，迅速拔出针头。

(3) 皮下注射法。①适用疫苗：麻疹疫苗、麻风疫苗、麻腮风疫苗、乙脑疫苗、A群流脑多糖疫苗、A群C群流脑多糖疫苗、钩体疫苗等。②接种部位：上臂外侧三角肌下缘附着处。③操作方法：a. 监护人固定儿童，露出儿童接种部位。b. 预防接种人员用相应规格注射器吸取1人份疫苗后，排尽注射器内空气，皮肤常规消毒，左手绷紧皮肤，右手持注射器，针头斜面向上，与皮肤成30°～40°角，快速刺入皮下，进针深度1/2～2/3，松左手，固定针管，回抽无回血，缓慢推注疫苗，注射完毕后用消毒干棉球或干棉签轻压针刺处，快速拔出针头，并将消毒干棉球或干棉签按压片刻。

(4) 肌内注射法。①适用疫苗：百白破疫苗、白破疫苗、乙肝疫苗、脊灰灭活疫苗、甲肝灭活疫苗、出血热疫苗等。②接种部位：上臂外侧三角肌、大腿前外侧中部肌肉。③操作方法：a. 监护人固定儿童，露出儿童接种部位。b. 用相应规格注射器：吸取1人份疫苗，排尽注射器内空气，皮肤常规消毒，左手将注射肌肉部位绷紧，右手持注射器，与皮肤呈90°角，将针头快速垂直刺入肌肉，进针深度约为针头的2/3，松左手，固定针管，回抽无回血，缓慢推注疫苗，注射完毕后用消毒干棉球或干棉签轻压针刺处，快速拔出针头，并将消毒干棉球或干棉签按压片刻。

4.5.5 安全注射

(1) 预防接种工作人员应穿戴工作衣、帽、口罩。

(2) 对每名受种者操作之前均要保证手部清洁，可使用手消毒剂。

(3) 预防接种前方可打开或取出注射器材。

(4) 在注射过程中防止被针头误伤。如被污染的注射针头刺伤，应按照有关要求处置。

(5) 注射完毕后应将注射器具直接投入安全盒或防刺穿容器内，按照《医疗废物管理条例》统一回收销毁。

(6) 使用后的注射器不得双手回套针帽，或用手分离注射器针头。

4.6　预防接种记录、观察与预约

(1)预防接种后及时在预防接种证、儿童预防接种个案信息记录接种疫苗品种、规格、疫苗最小包装单位的识别信息(或批号)、时间等。预防接种记录书写工整，不得用其他符号代替。

(2)告知儿童监护人，受种者在预防接种后留在预防接种现场观察 30 分钟。如出现不良反应，及时处理和报告。

(3)与儿童监护人预约下次接种疫苗的种类、时间和地点。

(4)产科接种单位在为新生儿预防接种第 1 剂乙肝疫苗和卡介苗后，应填写“新生儿首剂乙肝疫苗和卡介苗疫苗预防接种记录单”，告知儿童监护人在 1 个月内到居住地的接种单位建立预防接种证和儿童预防接种个案信息档案；产科接种单位也可直接在预防接种证记录首剂乙肝疫苗和卡介苗预防接种情况。

5　预防接种后的工作

5.1　清理器材

(1)清洁冷藏设备和操作台。

(2)使用后的自毁型注射器、一次性注射器及其他医疗废物严格按照《医疗废物管理条例》的规定处理，临时接种时应将所有医疗废物带回集中处理。

(3)镊子、治疗盘等器械按要求灭菌或消毒后备用。

5.2　处理剩余疫苗

记录疫苗的使用及废弃数量，剩余疫苗按以下要求处理。

(1)废弃已开启疫苗瓶的疫苗，并按照《医疗废物管理条例》的规定处理。

(2)冷藏设备内未开启的疫苗做好标记，放冰箱保存，于有效期内在下次预防接种时首先使用。

5.3　核实和预约逾期未种儿童

清理核对预防接种通知单和儿童预防接种个案信息，确定需补种的人数和名单，下次预防接种前补发通知。

5.4　预防接种情况统计和上报

统计本次预防接种情况和下次预防接种的疫苗使用计划，并按规定上报。

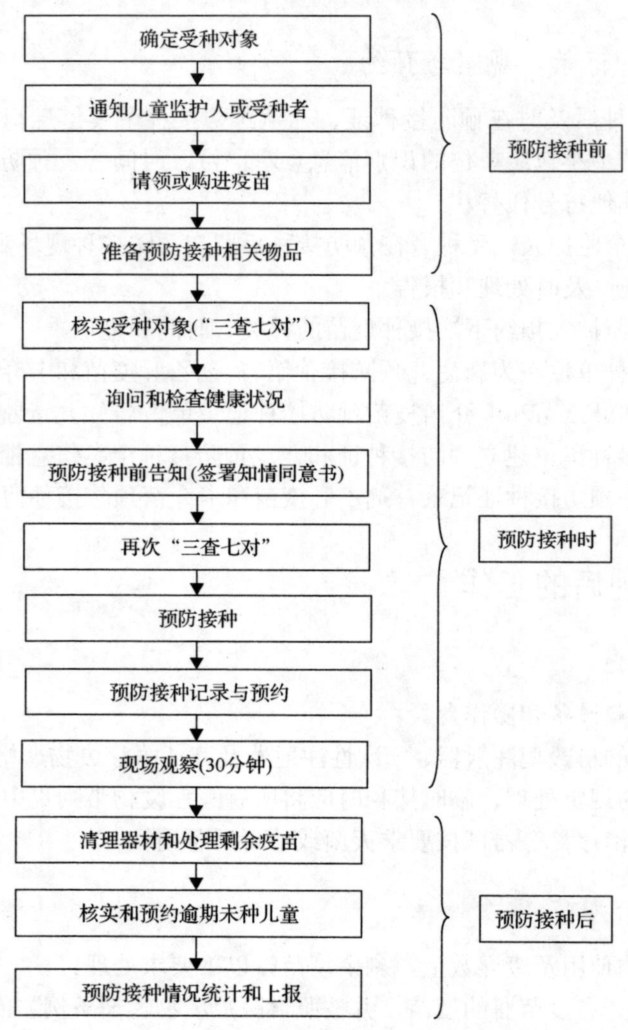

图 22-1　预防接种服务流程

第23章　北京市免疫预防资料存档规范

免疫预防资料存档是免疫预防的核心工作之一，它能够全面反映和概括免疫预防活动的工作内容及水平，对促进北京市免疫预防工作的发展起着非常重要的作用。北京市2007年依据卫生部国家免疫预防工作的相关规定，参照《中华人民共和国档案法实施办法》，结合北京市实际情况而制定《北京市免疫预防资料存档规范》。2014年根据《北京市预防接种工作技术规范》相关要求，进行修订并印发。现根据《中华人民共和国档案法实施办法》(2017年版)和《预防接种工作规范(2016年版)》，对《北京市免疫预防资料存档规范》(2014年版)进行再次修订，形成本规范。

1　免疫预防资料实行分级管理

一级：北京市疾病预防控制中心免疫预防所负责。

二级：区疾病预防控制中心免疫预防科(组)负责。

三级：预防接种单位负责。

2　免疫预防资料管理要求

(1)统一标准的资料案卷皮(册、盒)。

(2)资料中所有报表按全市统一格式。

(3)资料文件可用计算机打印，也可用钢笔或签字笔填写，禁止使用复写纸、铅笔或圆珠笔。

(4)纸张使用A4纸。

(5)每卷(册、盒)内文件要附有卷内目录和备考表，并认真填写。

(6)建立检索目录，将成卷(册、盒)的资料按要求编号并填写总目录，以方便查证。

(7)每年第一季度要将上一年度资料按要求装订成册。

(8)资料应有纸质版本、电子版存档(目前国家档案机构未要求取消纸版)。

(9)区疾病预防控制中心需上报市疾病预防控制中心的资料应在规定的时间范围内及时报出。

3 免疫预防资料管理内容

3.1 一级管理

3.1.1 文书资料

(1) 行政文件包括：①上级卫生健康主管部门文件；②本级卫生健康主管部门文件；③国家疾病预防控制中心疾病预防控制中心文件；④本级疾病预防控制中心上报文件；⑤本级疾病预防控制中心下发文件；⑥管理制度。

(2) 工作计划、总结。

3.1.2 基本资料

(1) 行政区划。①北京市区划图及各区区划图。②各区乡、街道、村(居)委会一览表。

(2) 人口资料。①来源于北京市统计局及国家免疫预防系统上报的各区分年龄、性别统计表。②北京市各区出生人数、出生率、死亡人数、死亡率、自然增长率统计表。③北京市各区托幼园所、在校学生(小、中、大、专业技校等)统计表。

(3) 组织机构。①北京市从事免疫预防工作人员一览表。②各区、乡(镇、街道)从事免疫预防工作人员一览表。③北京市各区接种单位(门诊)数、接种周期及免疫服务形式。

3.1.3 专业总结分析

(1) 相关疾病总结分析。

(2) 免疫成功率监测分析。

(3) 人群抗体水平监测分析。

(4) 预防接种不良反应分析。

(5) 接种率监测、接种率调查、查漏补种数据分析。

(6) 疫苗滴度监测分析。

(7) 免疫预防工作检查考核、总结、分析等。

3.1.4 疫情资料

(1) 免疫规划疫苗针对传染病疫情资料(疾病预防控制中心统计信息资料)。

(2) 疫情处理调查报告(个案、暴发、突发)。

3.1.5　免疫接种

(1) 北京市接种率监测、接种率调查、查漏补种报表。

(2) 北京市报表。

3.1.6　疫苗管理

按照《北京市疫苗使用与管理规范》要求填写下表(见本书第 13 章)。

(1) 北京市免疫规划疫苗______年度需求计划表(通用)。

(2) 北京市______年____月免疫规划疫苗使用量统计月(年)报表(通用)。

(3) 北京市疫苗销毁工作记录表(通用)。

3.1.7　简报

市疾病预防控制中心简报材料。

3.1.8　培训宣传

(1) 市级举办的各类免疫预防相关培训班(每期一册)。收集内容：通知、教材、课程表、签到表、考试题、考核成绩、培训小结。

(2) 宣传。

a. 按项目填写下表。

宣传情况统计表(按次统计)

项目	
宣传形式	
宣传时间	
接受宣传的人数	
宣传内容	
资料份数	
领导参与	
经费	

b. 宣传资料备份。

3.1.9　规范化门诊

(1) 北京市规范化门诊申请表。

(2) 北京市规范化门诊验收考核评分表。

(3) 复验考核记录。

3.1.10　杂文

(1) 如数量大可按内容分类装册；如数量小也可合为一册。

(2) 通知类保留一年销毁。

3.2　二级管理

3.2.1　文书资料

(1) 行政文件包括：①上级行政部门文件。②本级行政部门文件。③上级疾病预防控制中心下发文件。④本级疾病预防控制中心上报文件。⑤本级疾病预防控制中心下发文件。⑥管理制度。

(2) 工作计划、总结。

3.2.2　基本资料

(1) 行政区划。①各区行政区划图。②各区、乡(镇、街道)、村(居)委会一览表。

(2) 人口资料。①来源于区统计局及免疫预防系统上报的分年龄、性别统计表。②出生人数、出生率、死亡人数、死亡率、自然增长率统计表。③各乡(镇、街道)托幼园所、在校学生(小、中、大、专业技校等)统计表。

(3) 组织机构。①各区从事免疫预防工作人员一览表。②乡(镇、街道)、村(居)委会防保部门从事免疫预防工作人员汇总表。

3.2.3　专业总结分析

(1) 免疫规划疫苗针对传染病总结分析。

(2) 免疫成功率监测分析。

(3) 人群抗体水平监测分析。

(4) 预防接种不良反应分析。

(5) 接种率监测、接种率调查、查漏补种数据分析。

(6) 免疫预防工作检查考核、总结、分析等。

3.2.4　疫情资料

(1) 免疫规划疫苗针对传染病疫情资料(疾病预防控制中心统计信息资料)。

(2) 疫情处理调查报告(个案、暴发、突发)。

(3) 个案流调表(按病种分类)。

3.2.5　免疫接种

(1) 本级常规免疫接种率监测、接种率调查、查漏补种报表。

(2) 强化免疫报表。

3.2.6　疫苗管理

按照《北京市疫苗使用与管理规范》要求填写下表(见本书第 13 章)。

(1) 北京市免疫规划疫苗____年度需求计划表(通用)。

(2) 北京市非免疫规划疫苗____年度购买计划表(通用)。

(3) 北京市______年____月免疫规划疫苗使用量统计月(年)报表(通用)。

(4) 北京市______年____月非免疫规划疫苗使用量统计月(年)报表(通用)。

(5) 北京市疫苗销毁工作记录表(通用)。

3.2.7　冷链管理

按照《北京市疫苗储存和运输管理规范》要求填写下表(见本书第 14 章)。

(1) 北京市冷链设备现况年报表。

(2) 北京市冷链设备档案表。

3.2.8　简报

区疾病预防控制中心免疫预防简报材料。

3.2.9　培训宣传

(1) 参加市级、本级举办各类免疫预防相关培训情况。

(2) 对基层免疫服务人员的业务培训情况。

收集内容：通知、教材(目录)、课程表、签到、考试题、考核成绩、培训小结(每期一册)。

(3) 宣传。

a. 按项目填写下表。

宣传情况统计表(按次统计)

项目	
宣传形式	
宣传时间	
接受宣传的人数	
宣传内容	
资料份数	
领导参与	
经费	

b. 宣传资料备份。

3.2.10　规范化门诊

(1)北京市规范化门诊申请表。

(2)北京市规范化门诊验收考核评分表。

(3)复验考核记录。

3.2.11　杂文

(1)如数量大可按内容分类装册；如数量小也可合为一册。

(2)通知类保留一年销毁。

3.3　三级管理

3.3.1　文书资料

(1)行政文件包括：①上级行政部门、疾病预防控制中心文件。②本级行政部门文件。③预防接种单位管理制度。

(2)工作计划、总结。

3.3.2　基本资料

(1)行政区划和组织机构：①辖区行政区划图。②辖区免疫规划工作网示意图。③辖区从事免疫预防工作人员一览表。

(2)人口资料：①辖区内人口数(本市、外地人口分开)、户数。②辖区内分年龄、性别统计报表。③辖区内出生人数、出生率、死亡数、死亡率、自然增长率统计。④辖区内新生儿按月统计。⑤辖区内托幼园所、在校学生(小、中、大、专业技校等)自管单位情况表。⑥辖区内预防接种儿童迁入、迁出情况表。⑦与预防接种有关的人口动态(按现管卡片分、按户籍分)。

3.3.3　专业总结分析

(1)免疫规划疫苗针对传染病总结分析。

(2)疑似预防接种异常反应分析。

(3)接种率监测、接种率调查、查漏补种分析。

(4)疫情处理调查报告或小结(个案、暴发)。

(5)免疫预防工作检查考核、总结、分析等。

3.3.4　疫情资料

(1)辖区内免疫规划疫苗针对传染病发病记录。

(2)流行病学个案调查表(按病种分类)。

(3)脊髓灰质炎/AFP/疫情主动监测记录。

(4)麻疹疫情主动监测记录。

(5)免疫规划疫苗针对传染病疫情报告记录。

3.3.5　免疫接种

(1)预防接种汇总表。

(2)常规免疫接种率监测报表。

(3)查漏补种报表。

(4)疑似预防接种异常反应接报记录和个案调查表。

(5)强化免疫报表。

(6)学生预防接种登记册、统计报表。

(7)学龄前儿童预防接种登记册(地段医生保存)。

(8)学龄前儿童建卡、建证情况统计。

(9)幼儿园、中小学校查验接种证等相关报表。

3.3.6　疫苗管理

按照《北京市疫苗使用与管理规范》要求填写下表(见本书第 13 章)。

(1)北京市免疫规划疫苗______年度需求计划表(通用)。

(2)北京市非免疫规划疫苗______年度购买计划表(通用)。

(3)北京市______年____月免疫规划疫苗使用量统计月(年)报表(通用)。

(4)北京市______年____月非免疫规划疫苗使用量统计月(年)报表(通用)。

(5) 北京市疫苗销毁工作记录表(通用)。

3.3.7 冷链管理

按照《北京市疫苗储存和运输管理规范》要求填写下表(见本书第 14 章)。

(1) 北京市冷链设备现况年报表。

(2) 北京市冷链设备档案卡。

3.3.8 简报

免疫预防相关简报。

3.3.9 培训宣传

(1) 参加各级举办免疫预防相关培训的次数、人次数、考核成绩。

(2) 对本辖区内自管单位及村(居)委会防保人员的免疫预防培训情况。

收集内容：通知、教材(目录)、课程表、签到表、考试题、考核成绩、培训小结(每次一册)。

(3) 宣传。

a. 按项目填写下表。

宣传情况统计表(按次统计)

项目	
宣传形式	
宣传时间	
接受宣传的人数	
宣传内容	
资料份数	
领导参与	
经费	

b. 宣传资料备份。

3.3.10 规范化门诊

(1) 北京市规范化门诊申请表。

(2) 北京市规范化门诊验收考核评分表。

(3) 复验考核记录。

3.3.11　各类杂文

(1) 如数量大可按内容分类装册；如数量小也可合为一册。

(2) 通知类保留一年销毁。

北京市免疫预防各级资料存档目录

1	文书资料	
		(1) 行政文件
		(2) 工作计划、总结
2	基本资料	
		(1) 行政区划
		(2) 人口资料
		(3) 组织机构
3	专业总结、分析	
4	疫情资料	
5	免疫接种	
6	疫苗管理	
7	冷链管理	
8	简报	
9	培训宣传	
10	杂文